刘健从脾治痹验案效方

刘 健 孙 玥 主编

科学出版社

北京

内 容 简 介

本书整理了刘健教授治疗风湿痹病的大量验案效方,并借助现代数据挖掘技术和分子生物学技术对刘健教授的用药规律进行详细解读。为了便于读者理解,全书依次记录了刘健教授研读中医经典,通过数据挖掘总结出"从脾治痹"的思想,然后巧妙运用于临床,形成健脾化湿通痹系列成方,再进一步探寻药物发挥治疗作用可能机制的整体过程,以期较为完整地体现本团队在中医风湿病诊疗方面的独特模式。本书不仅记录了刘健教授对痹证病因病机的理解和治疗过程中对中医理论的灵活运用,而且展现了刘健教授从事现代中医风湿病科学研究的思路和愿景。相信本书对发掘与总结中医风湿病诊疗的临床资料,提高临床医师的思维水平大有裨益。

本书适合于临床中医师、中西医结合医师及中医院校的本科生、研究生阅读参考。

图书在版编目(CIP)数据

刘健从脾治痹验案效方 / 刘健,孙玥主编. —北京:科学出版社,2024.1
ISBN 978-7-03-077988-5

Ⅰ. ①刘… Ⅱ. ①刘… ②孙… Ⅲ. ①痹证-中医疗法-医案-汇编-中国-现代 Ⅳ. ①R255.6

中国国家版本馆 CIP 数据核字(2024)第 009883 号

责任编辑:陆纯燕/责任校对:谭宏宇
责任印制:黄晓鸣/封面设计:殷 靓

科学出版社 出版
北京东黄城根北街 16 号
邮政编码:100717
http://www.sciencep.com

南京文脉图文设计制作有限公司排版
苏州市越洋印刷有限公司印刷
科学出版社发行 各地新华书店经销

*

2024 年 1 月第 一 版　　开本:B5(720×1000)
2024 年 1 月第一次印刷　　印张:18
字数:342 000

定价:100.00 元
(如有印装质量问题,我社负责调换)

《刘健从脾治痹验案效方》
编委会

主　编

刘　健　孙　玥

副主编

黄　旦　方妍妍　陈瑞莲

编　委

（按姓氏拼音排序）

鲍丙溪　曹云祥　陈晓露　谌　曦　丁　香　范海霞　葛　瑶
贺明玉　黄传兵　姜　辉　刘　磊　刘天阳　刘晓闯　龙　琰
孙广瀚　孙艳秋　万　磊　汪　元　王　杰　王　馨　王桂珍
文建庭　忻　凌　张　颖　张皖东　张先恒　周　琴　纵瑞凯

跋涉三十年　奋斗正当时

时光荏苒,岁月如梭。

从 1990 年跨入安徽省中医院至今,我在这里已经工作了整整三十个年头。三十年来,祖国在强大,医院在发展,我也从一个青涩的毛头小伙成长为一个服务人民健康的资深中医工作者。对于我来说,这是成长的三十年、前进的三十年,更是努力奋斗的三十年、艰苦跋涉的三十年。抚今追昔,思绪万千,令人感慨,难以忘怀。

一、跋涉历程

(一)艰难起步(1990~1999 年)

我于 1990 年硕士研究生毕业后分配至当时的安徽省中医院中医内科工作,打下了扎实的中医大内科临床基础。根据国家三级甲等医院的建设要求,1996 年中医内科分为 5 个三级科室,我被分配在普内科,其后来改为内分泌风湿科,是风湿病科的雏形。那时候的情况:专业人员少,就我一人明确从事风湿病专业;专业病床少,两个专业总共 25 张床;住院患者少,最少时只有 3 个住院患者;专业设备少,基本没有专业设备和仪器。在这样艰难的状况下,我在硕士研究生导师孙弼纲教授、医院院长韩明向教授的指导下,进行了类风湿关节炎中医证候学研究,开展了中医药治疗风湿病的临床观察;在医院有关领导、部门的支持下,研制出治疗类风湿关节炎的院内制剂新风胶囊,获批省自然科学基金课题和省教育厅课题,风湿病科在科研的引领下,跟跟跄跄、跌跌撞撞,艰难起步了。

(二)艰苦前行(2000~2008 年)

2000~2003 年,我在北京中医药大学攻读博士学位的三年,丰富了阅历,增长了见识,提高了学术,增强了信心和力量。学成回到医院后,我克服各种困难,排除各种干扰,抵制各种诱惑,在中医药治疗风湿病的道路上开始了艰苦的前行。病床少,我就增加门诊次数扩大门诊量;影响小,我就到医院的各个科室进行宣传;患者少,我就发挥自己"写手"的优势,多写科普文章,骑着自行车到各报社游说,争取发表以扩大影响。2002 年成为硕士研究生导师,我带领研究生开展了中医药治疗风湿病的系统的临床与实验研究。没有动物房,就蹭经络研究所的动物饲养室;没有科研经费,就用自己的稿费垫付实验费、试剂费;没有实验室,就利用寒暑假期,见缝插针借用别的实验室;不会写论文,就到学报编辑部请教编辑老师;学术影响小,就积极参加国内各种学术会议,争取大会发言交流,向学术前辈求教。"山重水复疑无路,柳暗花明又一村",经过不懈努力、砥砺前行,渐渐地,学科有了一定的社会影响,受到患者的信任和认可,在业界也有了一定的知名度。2006年我受聘为湖北中医学院博士研究生导师,2008年获批安徽中医内科应用基础与开发省级实验室,这些都为今后的医教研协同发展奠定了坚实的基础。

(三) 艰辛攀登(2009~2015 年)

2008年11月,医院内科大楼正式启用,风湿病科正式独立,编制床位45张,一批风华正茂的风湿病专业科班学子组成了朝气蓬勃的年轻风湿病团队,从此,我作为学科带头人,带领团队开始了艰苦攀登的征程。我们强调突出自身的中医药优势特色,在原有的新风胶囊基础上,针对风湿病寒、热证候,又研制了五味温通除痹胶囊、黄芩清热除痹胶囊,进一步体现中医辨证论治的精髓。我们以提高临床疗效为核心,以解决临床难题为导向,围绕临床做科研,针对患者写论文,服务患者出成果,医教融合育人才,学科屡上新台阶。2009年中医痹病学学科成为国家中医药重点学科,免疫学实验室成为国家中医药科研三级实验室。2010年医院风湿病科成为中华中医药学会风湿病专业委员会副主任委员单位、安徽省中医药学会风湿病专业委员会主任委员单位。2013年,我被聘为安徽中医药大学首批博士生导师,同年,安徽省中医药科学院风湿病研究所成立,安徽省中医院风湿病科也获批国家临床重点中医专科、国家药物临床试验专科。这些高层次学术平台的搭建,不仅确保了科研项目的实施,也培养了大批优秀人才,增强了攻坚能力,提高了团队的水平,也初步品尝到"无限风光在险峰"的乐趣和喜悦。

(四) 艰险跨越(2016~2020 年)

2015年6月,医院中医临床研究基地大楼正式启用,风湿病科扩大为两个病区,编制床位100张,为学科发展提供了更大的空间。自此,我开始带领团队进行充满艰险的跨越征程。中医药必须关注风湿病患者的生命全周期、研究风湿病发病的全过程、服务风湿病诊疗的全流程。我们建立了临床患者标本库、临床病历数据库、临床分子检测数据库、中医特色文献数据库;承担了科技部中医药现代化重大科技研发项目、国家自然科学基金项目、安徽省重大科技计划项目和对外科技合作项目,并与安徽省对外科技交流中心、芬兰阿尔托大学联合签署了三方国际科技合作协议;还自主研发了临床病历数据挖掘分析系统,利用现代信息技术,对海量的中医药治疗风湿病的临床病历进行大样本数据挖掘分析,明确真实世界的中药用药规律和确切疗效。我们审证求因查病根,扶正祛邪破密码,利用现代系统生物学转录组、蛋白质组技术手段,筛选检测风湿病的关键差异基因和蛋白质表达谱,确定发病的分子基础和特色制剂的作用靶点,用现代科学的语言讲好中医故事。我们的学科建设水平迅速提升,中医痹病学重点学科成为国家中医药管理局优秀重点学科,中医风湿病专科通过国家中医药管理局的国家临床重点专科验收。我作为主要成员编制了中华中医药学会风湿病分会类风湿关节炎、骨关节炎、痛风等疾病的病症结合诊疗指南,作为副组长编制了国家药品监督管理局类风湿关节炎临床研究指导原则。我所带领的风湿病团队被安徽省委组织部评为省"115"产业创新团队,我们的科研成果"健脾化湿通络法治疗类风湿关节炎机制研究"荣获安徽省自然科学奖二等奖,风湿病学科的跨越式发展受到国内外学术界的普遍好评和广泛关注。

二、 跋涉成果

经过三十年艰苦的跋涉和团队的努力,学科从过去的"四少"变成了现在的"四多"。博士多:学科现有 18 位博士,2 位博士后;床位多:两个院区共有风湿病科 3 个病区,150 张编制床位;制剂多:现有内服、外用的专科制剂 9 种;项目多:先后获得国家级建设项目 4 项,省级项目 5 项,极大支撑着学科的发展。三十年来,我以第一作者或通讯作者发表科研论文 645 篇,其中 SCI 收录 36 篇,Medline 收录 77 篇;发表科普论文 82 篇,主编出版学术专著 29 部。荣获省级科技成果 36 项、省部级以上科技奖励及证书 40 项,主持承担省部级以上科研课题 27 项,授权发明专利 3 项及软件著作权 1 项;培养博士研究生 14 名、硕士研究生 59 名。

三、 跋涉心路

(一)扑下身子潜心做临床

我们要视临床如命根,视患者如亲人,视生命如天大。我们必须扑下身子、放下架子、潜下心来,把全心全意为患者服务作为毕生的追求。

(二)全神贯注专心做科研

科研工作是神圣的、高尚的、严肃的,我们必须专心致志、全神贯注,严谨求实、严肃认真,才能不辱使命、不负众望,取得创新成果。

（三）牢记使命痴心做学问

不忘初心,痴心不改,要把读书做学问作为人生的不懈追求;牢记使命,学海泛舟,要永远保持活力青春的那么一股劲、那么一种革命热情、那么一种拼命精神。

（四）感恩时代静心看得失

人生的旅途曲曲折折是常态,事业的进程螺旋式上升是规律。我们要感恩时代,不计得失,人生得失永远是动态平衡的,有多少付出就会有多少收获。

（五）期待未来诚心育英才

人才是事业的希望、学术的未来,我们要不负韶华,只争朝夕,诚心诚意育人才、全心全意为人才、真心实意教人才,使我们的事业兴旺发达、蓬勃发展。

虽已跋涉三十年,而今奋斗正当时。

青春因磨砺而出彩,人生因奋斗而升华!

刘　健

前 言

吾师刘健教授系安徽省中医药领军人才,安徽省江淮名医,安徽省名中医,从事中医临床三十余载,长期致力于风湿病的临床与实验研究。吾师平素勤思笃学,兢兢业业,对难治性疾病必穷源究委,注重临床疗效,用药不尚精贵,平淡之处寓深意,每每出奇制胜,疗效显著。本人因仰慕刘健教授高尚的医德、精湛的医术而于2011年拜于门下,跟随学习。回首十载,感触良多,刘健教授每于低谷时倾听抱怨,于困顿时指点迷津,于成功时分享喜悦,助我在中医风湿病领域扬帆起航。

刘健教授在新安医学固本培元理论指导下,提出了"脾虚致痹"的观点,提出了类风湿关节炎的中医病机为脾胃虚弱、湿浊内生,气血不足,营卫失调,痰瘀互结、脉络阻滞;治疗原则是顾护脾胃、调补后天,扶助正气、益气养血,祛痰化湿、通络止痛;创制了特色制剂新风胶囊(XFC)、黄芩清热除痹胶囊(HQC)和五味温通除痹胶囊(WWT),临床应用疗效显著;提出了痹证内治与外治结合、扶正与祛邪结合、整体调节与局部治疗结合的综合疗法,该疗法临床疗效显著,具有改善患者的生活质量,减少不良反应等优势特色。

学高为师,身正为范。刘健教授严谨的治学态度、丰富渊博的学识、敏锐的学术思维、精益求精的工作态度及诲人不倦的师者风范,是我终身学习的楷模,教授高深精湛的造诣与严谨求实的治学精神,将永远激励着我。吾师一直教导我们要扑下身子潜心做临床、全神贯注专心做科研、牢记使命痴心做学问、感恩时代静心看得失。刘健教授还告诫我们要努力奋斗,生命不止、奋斗不息,青春因磨砺而出彩,人生因奋斗而升华!

本书共分五章对刘健教授的从医之路进行概述,全面总结刘健教授从理论思想的形成到临床应用,并启发科研探索的学术理念。刘健教授研读岐黄治痹经典,借古言今,总结出"从脾治痹"的临证辨治思路;运用于临床屡获奇效,除选择了部分代表性的医案外,也借助现代数据挖掘技术对用药规律进行详细解读;进而创制"新安健脾通痹方"运用于临床;同时利用现代系统生物学研究方法,探究脾虚致痹的"病根"(病理机制),从而从多角度破解从脾治痹的作用机制"密码"。

本书深刻剖析刘健教授的临证辨治思路及组方用药特点,使读者能理解吾师学术思想之精髓。为避免整理者的主观臆测,每篇医案刘健教授都亲自批阅,以便真实地呈现他的辨治思路。我辈学识疏浅,如有不足之处,诚请各位同道斧正。

谨以本书向刘健教授致以最诚挚的感谢和最崇高的敬意!

安徽中医药大学第一附属医院风湿病科

孙 玥

目 录　　　　　　　　　　CONTENTS

第一章

研读岐黄治痹经典

痹证是以脏腑功能失调,正气亏虚,致风、寒、湿、热、燥等外邪侵入机体,痰浊瘀血滞留,引起痹阻不通,出现肢体关节肌肉的肿痛、畸形或累及脏腑等临床表现。本病相当于现代医学的类风湿关节炎、骨关节炎、强直性脊柱炎、干燥综合征等风湿性疾病。

传承好中医药,就要深入挖掘中医药宝库中的精华。历代医家在《黄帝内经》痹病理论基础上不断充实与发展,对痹证的病名、病因病机、辨证论治进行了大量的论述,在不断的临床治疗中积累了大量治疗经验。如《素问·痹论》云:"痛者,寒气多也,有寒故痛也。"痛势较甚,痛有定处,遇寒加重为痛痹的临床特征。《金匮翼》曰:"痛痹者,寒气偏胜,阳气少,阴气多也。夫宜通而塞则为痛,痹之有痛,以寒气入经而稽迟,泣而不行也。"表明寒气侵入经络停着,闭塞不通则痛。《景岳全书》云:"寒气胜者为痛痹,以血气受寒则凝而留聚,聚则为痛,是为痛痹,此阴邪也。"气血受寒,寒性凝滞,寒客血脉,则气血津液易凝结,经脉阻滞,聚而为痛。程国彭云:"寒气胜者为痛痹,筋骨挛痛也。"治以散寒疏风燥湿,并参以补火之剂。后世研究者不仅要收集、整理中医药理论文献中的理法方药和知识精髓;而且要弘扬中医药核心价值,创新中医药技术方法。如何在经典的学术思想、经验传承的基础上进一步升华、提高,是需要长期思考的战略任务。

经方的数据挖掘主要通过选读历代名医医案医著,录入病、证、方、药等数据信息,包括记录处方的编号、方名、功效,处方中的药物组成、名称、种类、性味、归经、功效、应用等;通过标注及计算目标关键词频次,得到关键词一维表格;计算两者同时作为关键词出现的频次,获取二维表格;根据提取到的痹证用药情况,与词典库中的性味归经数据关联,最终获取关键中药的四气、五味、归经规律。不仅可以拓宽临床治疗本病的范围,提高疗效;还可总结该医家的用药特色,借鉴于临床实际;有助于我们更好地把握辨证论治,对医家治疗思想的提炼和痹证的中医治疗推广均提供了极好的参考,具有积极意义。

其中,中药词库均依据国家颁布的各种中医药标准及医学院校教材建立。根据《中华人民共和国药典》(2015年版)和全国高等中医药院校"十二五"规划教材《中药学》对中药名称、药性、药味、归经统一;如"杏仁""杏泥"规范为"苦杏仁","全归""须归"规范为"当归","苡仁"规范为"薏苡仁","苓皮""云苓"规范为"茯苓"等。一些炮制方法未注明的药物,如"石膏""附子""白术""甘草"等均视为生品。其他某些特殊情况,如张仲景在《伤寒论》中对于芍药没有明确论述,关于是赤芍还是白芍的问题,医学界也多有探究。大多数学者认为,张仲景在《伤寒论》中所使用的芍药为白芍,故"芍药"的性味归经以"白芍"为准。

由此,对中药药名进行规范化分组以实现后续的检索、合并、计算。其中药性涉及寒、热、温、凉、平、微温、微寒、大热,共8类;药味涉及酸、苦、甘、辛、咸、涩、淡、微苦、微甘,共9类;归经涉及心、肺、脾、胃、肝、胆、肾、膀胱、大肠、小肠、三焦、心包,共12经。并根据中药名将其药性药味及功效进行关联。

因历代经典医著中对痹证病名的记载、阐述、范围不一致,为规范定义,在数据挖掘时仅纳入治痹篇章中搜集的相关医案及处方,其他病症的医案中伴有痹证的不予涉及。满足如下具体条件者方予以纳入:属于痹证医案,且有相关临床表现描述,有病因病机论述,临床用药记录完备。排除不合格医案:非痹证医案,或虽有"痹"字但无相应临床表现、不符合痹证病机,或方药缺失,或无配伍意义的单方,或组成不明确的中成药或自拟成药,或信息不全面、有疑问、有争议者。

通过标注及计算目标关键词频次,得到关键词一维表格,计算两两同现关键词的频次,获取二维表格,据提取到的痹证用药情况,与词典库中的性味归经数据关联,获取关键中药的四气、五味、归经规律。

首先从经典古籍中找出所有的高频方药,对使用频数较高的药物进行聚类分析,即系统聚类法。通过聚类分析把数据中相似程度大的数据归为一类,把相互疏远的归为不同的一类,从而寻找出该位医家或著作中治疗痹证的临床组方用药规律,较为简单、直观地总结出喜用的药对配伍。

同时,对治疗痹证的药物使用频次较多的药物依次赋值后("有"取值定为1,"无"取值定为0),通过关联规则计算方法进行关联规则分析,其中的支持度反映了关联规则发生的频率,置信度反映了关联规则的可信程度。将最小支持度设置为10%,最小置信度设置为80%,最大前项数为1等为条件,挖掘数据库中的潜在组合,找出治疗痹证方剂中关联度较大的药对,从而得到关联的核心中药组合。所有关联组合提升度均>1,具有统计学意义。结果提示该药对配伍的使用频率及疗效明显高于其他药对,因此也为该位医家或著作中治疗痹证的常用核心药物配伍。

其中涉及的统计学方法主要采用SPSS 22.0统计软件中进行数据处理,采用频数分析药物的使用频率,采用SPSS Clementine 11.1进行药物关联规则分析,采用 SPSS Modeler 18.0 建立关联规则数据流,同时采用 Apriori 关联规则算法分析药物间的配伍关系。

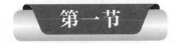

张仲景《伤寒论》治疗痹证的用药规律探讨

张仲景,汉,生于东汉桓帝元嘉、永兴年间(公元 151～154 年),死于建安最后几年(公元 215～219 年)。南阳郡涅阳(今河南省邓州市穰东镇张寨村,另说河南南阳市)人,相传曾举孝廉,做过长沙太守。张仲景从小嗜好医学,经过多年的刻苦钻研和临床实践,刻苦学习《黄帝内经》,广泛收集医方,著有传世巨著《伤寒杂病论》。晋代名医王叔和对其加以整理,分别成册《伤寒论》《金匮要略》。《伤寒杂病论》乃集秦汉以来医药理论之大成,是第一部从理论到实践、确立辨证论治法则的医学专著,是中国医学史上影响最大的著作之一,受到历代医学家的推崇。

《伤寒论》被称为方书之祖,对于临床难治性疾病往往能取得明显的疗效。其对于痹证虽没有明确的定义,但从痹证的症状出发,则多有论述,且分布广泛,为后世治疗本病奠定了坚实的辨证基础。

1. 《伤寒论》治疗痹证用药的规律分析

《伤寒论》中没有明确提出痹证的定义,通过对痹证定义的理解,输入"疼""重""麻""屈伸不利""活动障碍"等词以对 398 条原文进行相关检索统计,发现共有相关词汇 23 种,符合痹证特征的描述包括"身疼痛""骨节痛""四肢疼""四肢沉重疼痛""支节烦疼""身体烦疼""难以屈伸""掣痛不得屈伸""手足厥寒",合计出现 43 次;其中"身疼痛""身重""骨节痛"出现频次最高,分别出现 15 次、9 次和 4 次。同时发现《伤寒论》中提及痹证相关词汇多集中在"太阳病"篇。

通过筛选《伤寒论》中治疗痹证的条文,结合现代辨证、辨病思路,总结发现相关方剂 29 首。它们分别为桂枝汤、桂枝加葛根汤、麻黄汤、葛根汤、桂枝加附子汤、桂枝加芍药生姜各一两人参三两新加汤、芍药甘草汤、芍药甘草附子汤、桂枝附子汤、桂枝附子汤去桂加白术汤、五苓散、桃核承气汤、茯苓桂枝白术甘草汤、甘草泻心汤、白虎加人参汤、大青龙汤、桂枝二越婢一汤、小青龙汤、小柴胡汤、柴胡桂枝汤、大柴胡汤、柴胡加龙骨牡蛎汤、四逆汤、真武汤、附子汤、麻黄细辛附子汤、麻黄附子甘草汤、四逆散及当归四逆汤。其中太阳病篇方剂 13 首,阳明病篇方剂 5 首,少阳病篇 4 首,少阴病篇 6 首,厥阴病篇 1 首。

进一步对上述所提29首方剂进行统计分析,发现张仲景在治疗痹证时多选用桂枝汤加减。且仲景用药精简明了,1首方中药味数量最少为2味,最多不超过13味。

将29首方剂的药物进行统计,共计中药163味。去除重复最后归纳得出29首方剂中共使用中药35味,其中使用最为频繁的5味药分别为甘草(21次)、桂枝(16次)、大枣(15次)、白芍(15次)、生姜(14次);其次为辛温发散作用的附子(9次)、麻黄(8次);如人参(7次)、白术(5次)、茯苓(5次)等健脾补中类药物也使用频繁;其他如半夏(5次)、柴胡(5次)、杏仁(2次)、枳实(2次)等调节气机、化痰散结类药物也常被使用。

在上述筛选出使用频次较高的前13味中药基础上进行其归经和药物性味的归纳。所筛药物的性味和归经以《中药学》为准。发现张仲景在治疗痹证时所选中药性味多辛、甘、温、苦。在前13味中药中,温性药物所占比例最高,达到38.5%。若将这13味中药按照寒凉与温热划分,"热""温""微温"属于温热药(8味,61.5%),"寒""微寒"为寒凉药(3味,23.1%)。这也体现了张仲景治疗伤寒疾病"重阳气"的学术思想。五味属性中,甘、辛、苦排前3位,占比分别为33.3%、28.6%、19.0%。甘能补、能和、能缓,可补益和中,亦能缓急止痛、调和药性;辛能散能行,可发散解表,亦能行气活血止痛;苦则能燥能泄,可清热泻火,清热燥湿。结合药性分析,发现张仲景运用辛温、苦温、甘温、苦寒之品治疗痹证居多。辛温可发散风寒,亦能行气活血;苦温可燥湿;甘温可补中益气;苦寒可泄热。其重用甘温之剂亦体现出张仲景治病保脾胃之气的思想。

张仲景治疗痹证所用的中药归经涉及10条,对较常用的13味中药的归经进行归纳发现,归脾经的药物较多,有10味中药;其次归肺经的中药也达到了9味。可见仲景多从脾、肺论治,脾为气之源,肺为气之根,调理脾肺则气血有源,且流通顺畅,通则不痛。

2.《伤寒论》治疗痹证用药的聚类分析

对前13味中药进行聚类分析,发现可聚成三类。第一类包括茯苓、黄芩、柴胡、半夏、白术,主要功效为益气健脾、和解少阳;第二类包括麻黄、人参、附子,主要功效为益气助阳解表;第三类包括大枣、白芍、生姜、桂枝、甘草,主要功效为解肌发表、调和营卫。聚类后可见,桂枝汤在仲景治疗痹证中的重要地位。桂枝汤历来被称为群方之冠,具有解肌祛风、调和营卫、滋阴温阳等功效。其中桂枝可温通营气,解肌祛风以治卫强,其配伍甘草可辛甘化阳以鼓动阳气,以恢复卫气的功能;白芍可除血痹,尚能通经络,其配和甘草可酸甘化阴;生姜辛散,可助桂枝散邪;大枣甘温,不仅可以助白芍以养阴,尚能配生姜以鼓舞胃气,气血营卫生源旺盛,则可抵御外邪(图1-1)。

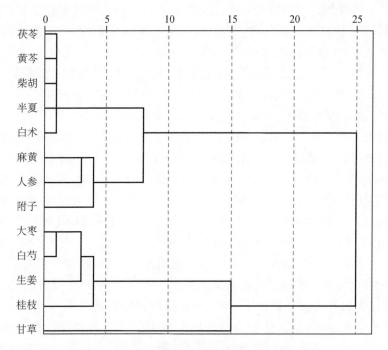

图 1-1　《伤寒论》治疗痹证用药的聚类分析

顶端横坐标为距离,左边纵坐标为变量,从右向左进行解读。于距离为 25 处开始出现两条横线,在此处画一条竖线连接,每一条横线的左侧为一类,这样可把样本划分为两类(即以距离≥20 为界分割,将中药分为两类)。第一类:茯苓至附子的 8 种中药;第二类:大枣至甘草的 5 种中药。继续向左解读,距离为 15 时出现了第三条横线,在此处画一条竖线,距离约为 8 处出现第四条横线,在此再画一条竖线,以此类推。最终根据具体情况,自右向左选定以距离≥5 为界,由此将样本划分为三类。第一类:茯苓、黄芩、柴胡、半夏、白术。第二类:麻黄、人参、附子。第三类:大枣、白芍、生姜、桂枝、甘草(甘草与此类中其他药物性味功效相近,且多为佐使,故归为一类)。

总　结

张仲景治疗痹证,除了调和营卫、解肌发表以外,尚能甘温补助正气。如桂枝加芍药生姜各一两人参三两新加汤,在调和营卫的同时益气养营,可治疗营血亏虚、筋脉失养所致的身疼痛。除此以外,当痹证累及少阳时,张仲景尚能和解少阳,如柴胡桂枝汤,其亦在调和营卫的同时和解少阳,治疗太少合病所致的支节烦疼。

张仲景治痹证以温性药为主,辛开苦降,宣通三焦气机,使痹阻肢体关节之气血得以流通则痹证自除,且甘温之剂尚能缓急止痛以治疗其症。根据数据挖掘分析结果,温性药可散寒、温里、助阳,用于不管是外寒还是内寒引起的痹证,均有明显的疗效。不仅如此,其中寒性药也占有一定的比例。可见张仲景用药辨证准确,寒温并用,寒以清热,温则祛寒调脾胃,为后世辨证治疗痹证提供理论参考。脾为后天之本,气血生化之源,脾胃功能失调则生化乏源,气血亏虚则营卫失和,外邪易于入侵。不仅如此,脾虚则水湿内停、痰浊内生,日久更易致痰瘀互结,阻滞经络。从肺的生理功能看,肺主气,气具有推动血行、抗御外邪等作用,尤其是卫气具有明显的防御作用,而肺又主宣散卫气。故肺的功能失调,则卫外不固,病邪侵袭而发为痹。肺在体和皮,风寒湿外邪侵袭最先累及皮毛,且肺为娇脏,不耐风寒湿诸邪侵袭,这些为痹证的形成提供了病理基础。在痹证的治疗中,张仲景很早就意识到了脾、肺的重要性,谨守病机,在运用药物时内外兼顾,在外发散风寒调和营卫以治肺,在内温补脾胃,燥湿行气,运用灵活且技巧得当,标本兼顾。

脾为后天之本,气血生化之源,脾胃功能失调则升化乏源,气血亏虚则营卫失和,外邪易于入侵。不仅如此,脾虚则水湿内停、痰浊内生,日久更易致痰瘀互结,阻滞经络。从肺的生理功能看,肺主气,气具有推动血行、抗御外邪等作用,尤其是卫气具有明显的防御作用,而肺又主宣散卫气。故肺的功能失调,则卫外不固,病邪侵袭而发为痹。肺在体和皮,风寒湿外邪侵袭最先累及皮毛,且肺为娇脏,不耐风寒湿诸邪侵袭,这些为痹证的形成提供了病理基础。在痹证的治疗中,张仲景很早就意识到了脾、肺的重要性,谨守病机,在运用药物时内外兼顾,在外发散风寒调和营卫以治肺,在内温补脾胃,燥湿行气,运用灵活且技巧得当,标本兼顾。

张仲景治疗痹证,标本同治,补泻兼施,药物寒温并用,气血同治。诸药共用使气血有源,正气得复,促进痹阻之气血得以顺利流通则痹证得消。

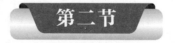

第二节

陈言《三因极一病证方论》治疗痹证的用药规律探讨

陈言(1121~1190年),南宋名医。青田(今属浙江景宁县鹤溪)人,字无择,号鹤西道人。聪敏好学,精于方脉,治病多效。长于医理,善执简驭繁。创立"三因极一"学说。认识到"医事之要,无出三因;辨音之初,无逾脉息",并且归纳病因为内、外、不内外三因,并根据此论述内、外、妇、儿各科疾病,从因辨证,详列主治,选集方剂,撰有《三因极一病证方论》(一作《三因极一证方论》或《三因极一病源方粹》),18卷,近24万字,录医方1 050余首,文辞典雅,理致意赅,后人多沿袭之。此外编有《依源指治》,集注《脉精》。

早在《黄帝内经》中,就提出了六淫、七情致病说;《诸病源候论》中又在病源病证方面的总结使中医的病因、病机学说达到了理论上的确立。而陈言提出的"三因极一"的本义则是更明确地指出"医事之要,无出三因""倘识三因,病无余蕴"。陈言所说的三因,分为内因(七情所伤,发自肺腑,形于体外)、外因(六淫为病,起于经络,合于脏腑)、不内外因(饮食饥饱,呼叫伤气,以及虎狼毒虫、金疮压溺等)。这三种致病因素,既可单独致病,又可相兼为病。这为后世医家针对病症的选方用药提供了重要的参考依据,使选方用药更有针对性,体现了"因脉而识病,因病而辨证,随证以施治,则事能毕矣"的学术特点。

1. 《三因极一病证方论》治疗痹证用药的规律分析

通过筛选《三因极一病证方论》中治疗痹证的条文,总结发现相关方剂 29 首。《三因极一病证方论》中分为 180 门,收方 1 050 余首,叙痹门载方 25 首,治疗肾虚为致病关键的有杜仲酒、青娥丸、立安丸、安肾丸,功效为温补肝肾,强腰膝;治疗肾气不足,外感风寒湿的有附子汤、黄芪五物汤、黄芪酒、肾著汤、鹿角丸、神应丸、桃仁酒、桂枝附子汤、防己黄芪汤、白术茯苓干姜汤、芍药知母汤、独活寄生汤,功效为温补肾气,祛风胜湿,祛寒止痛,以温补为主,祛邪为辅;治疗外感寒湿,脾胃气虚致痹者有五积散,功效为解表温里,散寒祛湿;治疗肾伤风毒的有牛膝酒,功效为舒筋止痛;治疗瘀阻经脉的有熟大黄汤、橘子酒,功效为祛瘀通经;治疗寒湿痛的有渗湿汤、麻黄白术汤、乌头汤、附子八物汤,功效为散寒祛湿止痛。

治疗痹证药物的总使用频次为 145 次,统计其中使用频次前 25 味中药可以看出,白术使用频次最多,计 11 次,其次为桂心(9 次),茯苓、白芍(各 8 次),干姜、附子(各 7 次),黄芪(6 次),麻黄(5 次);其他如当归、陈皮、杜仲、人参、川芎、防风、牛膝等也出现有 4 次之多。

进一步对使用频次较高的前 25 味中药按功效分类,并按归经和药物性味进行归纳发现:温肾健脾、益气补中类药物使用较多,如白术、人参、当归、熟地黄、白芍、黄芪、杜仲、续断、补骨脂(共计 44 次),其次即为附子、干姜、肉桂、茴香、丁香(共计 19 次)等温中散寒之品;麻黄、桂枝、防风、苍术、生姜、白芷、细辛(共计 21 次)等发散风寒药,生地黄、黄芩、地骨皮、大黄(共计 5 次)等清热燥湿、凉血除蒸药。

此外,川芎、桃仁、牛膝等(共计 11 次)活血化瘀药物;独活、乌头、木瓜、秦艽、防己、海桐皮、五加皮(共计 11 次)等祛风除湿类药物;茯苓、薏苡仁、萆薢(共计 10 次)等利水渗湿药也出现频繁。且不乏枳壳、陈皮、川楝子等理气导滞之品。可见陈言辨证极为周全,不仅涉及寒热清温,而且兼顾调气活血。

2. 《三因极一病证方论》治疗痹证用药的聚类分析

采用聚类分析方法录入各药方的组成药物并统计、分析,然后按功效相似分为多个类别,以讨论各个类别的功效特点。该书治疗痹证主要以温阳补气类药的使用频次较高(占 30.2%),且能明确看出《三因极一病证方论》中以温阳补气配以祛湿散寒活络的用药规律。使用聚类分析把使用频率前 25 味中药分为五类。第一类:白芷、肉桂、川芎、生姜、威灵仙,功效为温阳散寒通络、祛风行气止痛;第二类:防己、陈皮、苍术,功效为健脾利水、燥湿化痰;第三类:桃仁、杏仁、麻黄,功效为活血化瘀、宣肺通便;第四类:续断、补骨脂、杜仲、当归、防风、牛膝、黄芪,功效为益肾健脾,益气养血;第五类:白芍、人参、附子、茯苓、干姜、白术、桂心,功效为健脾补中,温阳渗湿,养阴柔肝(图 1-2)。

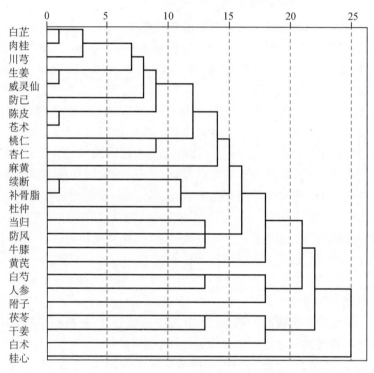

图 1-2　《三因极一病证方论》治疗痹证用药的聚类分析

3.《三因极一病证方论》治疗痹证用药的关联规则分析

通过关联规则发掘核心药对,关联规则分析结果显示:干姜与白术,干姜与茯苓,麻黄与白芍,附子与白芍,麻黄与附子 5 种药对的配伍频率明显较多。以支持度降序排列,2 味中药药对中支持度由高到低依次是白芍→附子、附子→白芍,支持度为 34.783%,干姜→白术、干姜→茯苓、麻黄→白芍、麻黄→附子,支持度为 21.739%;以干姜→白术、干姜→茯苓、麻黄→白芍三组的置信度最高;以干姜→茯苓的提升度最高。由此可见陈言治疗痹证喜用药对:白芍与附子、干姜与白术、干姜与茯苓、麻黄与白芍。虽与仲景解肌祛风、调和营卫、滋阴温阳不尽相同,但其寒温并用、气血同调的理念异曲同工(表 1-1)。

表 1-1　核心药对的关联规则分析

前项	后项	支持度/%	置信度/%	提升度
干姜	白术	21.739	80.0	2.300
干姜	茯苓	21.739	80.0	2.629
麻黄	白芍	21.739	80.0	2.300
附子	白芍	34.783	62.5	1.797
白芍	附子	34.783	62.5	1.797
麻黄	附子	21.739	60.0	1.725

总　结

《三因极一病证方论》介绍了关于痹证的主要病因理论,包括纪用备论、三因论和外所因论。纪用备论主要认为风淫对于痹证的发生有着首发影响,风夹寒湿合而为痹,这与秋冬气候痹证容易发病有着密切联系。三因论和外所因论中言"夫人禀天地阴阳而生者,盖天有六气,人以三阴三阳而上奉之",简而言之,人是在天地三阴三阳中孕育而生,在生命进程中人体的三阴三阳必然顺应天气的改变,人体禀赋正常,正气充足,正气存内,邪不可干,能顺应天气变化而不发痹证,否则正如"外则气血循环,流注经络,喜伤六淫;六淫者,寒暑燥湿风热是;然六淫,天之常气,冒之则先自经络流入,内合于腑脏",卫气不固,腠理疏松,六淫自经络流入,犯其皮肉筋骨关节,出现痹证,若治疗不当,病情日久内合脏腑,累及脏腑出现并发症。

陈言《三因极一病证方论》论述痹证:"内外所感,皆由脾气虚弱而湿邪乘而袭之。"在痹证的分类上云:"大抵痹之病,寒多则痛,风多则行,湿多则著。"以上均强调脾虚湿盛在痹证发病中的重要作用。脾气不足既可使湿从外受,也可因运化功能低下而令湿从内生。对湿邪的作用更为重视。其认为本病的发病病机为正气虚衰,风寒湿等诸邪趁机侵袭,寒湿互结,导致气血运行不畅,正气不达四肢,筋骨关节失于温煦及濡养,不通则痛。同时久病后气滞血瘀,导致骨关节屈伸不利。而陈言认为六淫邪气当中,寒邪最为首见,其次因为个人体质差别,出现寒湿凝滞或湿热壅阻。寒为阴邪,其性凝滞,易伤阳气,尤以脾肾阳气亏虚为主,该理论与其以温阳补气配以祛湿散寒活络的用药规律前后呼应。《三因极一病证方论》中以温阳补气配以祛湿散寒活络的用药规律为后世在寒湿痹证的治疗上颇具指导意义。且陈言尤为强调脾肾阳气亏虚是痹证发病的重要病机。以温补肝脾肾、祛风胜湿通络之法治疗痹证值得借鉴。

张从正《儒门事亲》治疗痹证的用药规律探讨

张从正（1156～1228 年），字子和，号戴人，睢州考城人，金元四大家之一。张氏私淑刘完素的学术观点，他用药也以寒、凉为多。他认为风、寒等是天之邪气，雨露等是地之邪气，最容易使人染病。饮食的酸苦甘咸等是水的各种邪气，也是致病的原因，认为这些病因都不是人体内所应有的，一经致病，就应当祛除体外。祛除方法采用汗、下、吐三法为要，凡风痹不仁，结于皮肤之间，可用汗法；凡风寒痼冷等所致，疾病在下，可用下法；凡风痰宿食所致，可用吐法。对于汗、吐、下三法的运用有独到的见解，积累了丰富的经验，扩充了三法的运用范围，形成了以攻邪治病的独特风格，为祖国医学的病机理论和治疗方法做出了贡献，被后世称为金元四大家之一，又称为"攻下派"。所著《儒门事亲》，秉"唯儒者能明其理，而事亲者当知医"的思想而命名，主要论述了张子和攻邪的学术主张及独特的治疗理论。张氏祛邪三法中，以下法最多，不论杂病、伤寒，皆有使用。金元以前，下法主要是指用导泻的药物荡涤肠胃燥结之法。而经过张子和的演绎，下法的治疗机制扩展至"下者，推陈致新也"，即通过祛除机体的陈腐以达到生新的目的，"陈腐去而肠胃洁，癥瘕尽而荣卫昌"。

笔者在其代表著作《儒门事亲》中共收集到关于论治痹证的方剂 92 首，共涉及中药 278 味。分别从性味归经分析、常用高频药物组合、关联规则分析和聚类分析等方面对《儒门事亲》进行数据挖掘，从而客观分析张从正治疗痹证的用药规律和学术思想。

1.《儒门事亲》治疗痹证用药的规律分析

经过数据筛选，共纳入符合标准方剂 92 首，涉及中药 278 味，其中以泻下药使用 179 次，为最多，其次为理气药，共使用 72 次，其他使用较多的有活血止痛药 10 次、健脾渗湿药 9 次、温里药 8 次。进一步统计出现频率较高的 15 味中药，归纳发现：第一类为泻水逐饮药，如甘遂（使用 69 次）、牵牛子（使用 46 次）、大黄（使用 45 次）、大戟（使用 31 次）、芫花（使用 30 次）、芒硝（使用 14 次）、郁李仁（使用 13 次）、泽泻（使用 2 次），性味多寒、苦，主要归肺、肾、大肠经。第二类为理气健脾药，如陈皮（使用 31 次）、木香（使用 20 次）、青皮（使用 17 次），性味多温、辛、苦，主要归脾、胃、肝、胆经。第三类为活血止痛药，如当归（使用 15 次）、乳香（使用 3 次）、没药（使用 3 次）、白芍（使用 2 次），性味多温、甘、辛，主要归心、肝、脾经。

筛选《儒门事亲》中治疗痹证使用频数前 15 位药物进行性味归经统计。寒性(使用频率 46.7%)使用频率最高,其次为温性(使用频率 40.0%)、平性(使用频率 13.3%);苦味(使用频率 33.3%)使用频率最高,其次为甘味(使用频率 22.2%)、辛味(使用频率 8.3%)使用频率最高。对于药物归经,以归属于脾、大肠、肝经药物为主,其次是肺、肾、胃、心经。

2.《儒门事亲》治疗痹证用药的聚类分析

选取使用频数前 15 味中药进行系统聚类分析,共可聚为四类:甘遂为一类,功可逐水消肿;大黄、牵牛子为一类,攻可泻下攻积;泽泻、白芍、乳香、没药、芒硝、郁李仁、当归、木香、青皮为一类,功可行气止痛、活血化瘀;陈皮、大戟、芫花为一类,功可健脾利水(图 1-3)。

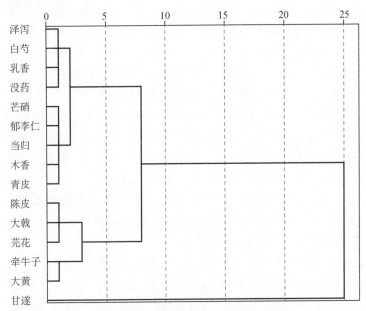

图 1-3 《儒门事亲》治疗痹证用药的聚类分析

3.《儒门事亲》治疗痹证用药的关联规则分析

根据关联规则结果,可以总结出张子和治疗痹证关联度较高的 10 个药对:青皮与陈皮、青皮与芫花、木香与陈皮、木香与芫花、芫花与大黄、大戟与大黄、牵牛子与大黄、大戟与牵牛子、芫花与牵牛子、甘遂与大黄。可见《儒门事亲》中主要以泻水逐饮药、理气健脾药、活血止痛药为主。药物性味前 3 味为寒性、温性和平性,苦味、辛味和甘味,归脾、大肠、肝经药物使用较频繁。其中治疗痹证常用药物一般分为三类:泻水逐饮药、理气健脾药、活血止痛药。药物之间关联规则分析提示泻水逐饮药、理气健脾药、活血止痛药是相互关联的。核心药物组体现:大黄分别与牵牛子、甘遂、芫花、大戟关联度较高,牵牛子分别与大戟、芫花关联度较高,陈皮分别与青皮、木香关联度较高,芫花分别与青皮、木香关联度较高。

总结

《儒门事亲》畅论"汗下吐赅尽治病诠",提出"逐湿"之法对当世治疗痹证具有重要意义。张从正的学术理论传承于《黄帝内经》《难经》《伤寒论》及河间之学,但其尊古而不泥古,勇于创新,精于辨证,尤擅治疗湿痹。

张从正在"下者推陈致新也"思想指导下,逐邪不拘于结粪,将汗吐二法之外的一切攻邪之法,都涵盖在下法的范围之内。在《儒门事亲》中下法的应用是最为广泛的,尤其对于痹证的治疗。在《儒门事亲》中共收集到符合要求的方剂92首,共涉及中药278味。分别从性味归经分析、常用高频药物组合、关联规则分析和聚类分析等方面进行数据挖掘,从而客观分析张从正治疗痹证的用药规律和学术思想,发现张从正临证擅用泻水逐饮药治疗痹证。《儒门事亲》创见性地提出"痹病以湿热为源,风寒为兼,三气合而为痹",强调"湿热"与"风寒"是引发痹证的共同原因,而以"湿热"为主,与临床疾病活动期的病机高度契合。

此外,痰浊瘀血留滞,引起经脉气血不通不容,出现以肢体关节疼痛、重着、麻木、肿胀、屈伸不利,甚至关节变形、肢体痿废等,故《儒门事亲》中常用当归、乳香、没药、白芍等活血止痛药配伍治疗痹证,且常用陈皮、木香、青皮等理气健脾药配伍治疗痹证。张从正主要用甘遂、牵牛子、大黄、大戟、芫花、芒硝、郁李仁、泽泻等药物治疗湿痹,以期攻逐湿痹患者体内水肿,进而改善患者肢体关节重着、肿胀、麻木不仁等症状,书中益胃散单以甘遂为主方,更是体现其下法不拘于结粪,尽显"推陈"以达"致新"的治疗特色。

张从正通过汗、吐、下三法从理论到实践的运用,建立了开玄府逐邪气、吐之令其调达、下者推陈致新的理论框架,达到开外、上达、下通、流通表里上下、使经络气血通达的功效,而邪气尽去,正气自复。其学术思想纠正了当时社会滥用温补的不良风气,促进了中医理论与实践的结合。

第四节

李杲《脾胃论》治疗痹证的用药规律探讨

李杲(1180~1251年),字明之,真定(今河北省正定)人,晚年自号东垣老人。他是中国医学史上"金元四大家"之一,为"补土派"代表人物,从师于张元素,尽得其传而又独有发挥,提出"内伤脾胃,百病由生"的观点,形成了独具一格的"脾胃内伤"学说。其是中医"脾胃学说"的创始人,历代医家有"内伤法东垣"之说。在五行当中,脾胃属于中央土,因此他的学说也被称作"补土派"。李杲强调脾胃在人身的重要作用,认为脾胃气虚,元气不足,阴火内盛,升降失常是产生多种内伤病症的病机。他认为脾胃与元气的关系极为密切,"人之一身,脾胃为主""元气之充足,皆由脾胃之气无所伤,而后能滋养元气",而"脾胃之气既伤,而元气亦不能充,而诸病之所由生也"(《脾胃论·脾胃虚实传变论》)。进而提出了他的著名论点,即"内伤脾胃,百病由生"。李杲将补脾胃,升清阳,泻阴火,调整升降失常作为其治疗大法。

李杲一生著书颇丰,对风湿痹病的治疗尤有心得。关于论治痹证(风湿病)的内容在《脾胃论》《兰室秘藏》《内外伤辨惑论》等著作中均有记载,其中的理法方药对临床上论治风湿痹病有重要的意义。笔者借助中医传承辅助平台,对《脾胃论》中论治风湿痹病的方剂进行挖掘统计,分析其常用药物频次、药对和核心组合等,总结李杲组方用药规律,探讨其科学内涵,以期为痹证的治疗提供思路。

1.《脾胃论》治疗痹证用药的规律分析

通过对《脾胃论》治疗痹证处方的核心用药和配伍规律分析,总结了其遣药组方特点,共纳入符合标准方剂 12 首,包含 35 味药物,出现频次共 123 次。使用较频繁的中药主要分为五类:健脾化湿药、祛风除湿类、理气健脾类、活血通络类、清热解毒类。其中以健脾化湿药使用 25 次为最多,其次为祛风除湿类药,共使用 14 次。

进一步统计使用频率前 20 味中药,依次归纳分类。第一类是健脾化湿药:茯苓(5 次)、白术(6 次)、猪苓(3 次)、泽泻(5 次)、苍术(5 次)、人参(6 次)、黄芪(5 次)、甘草(5 次),性味多甘、淡、温,主要归脾、胃、肾经。第二类是祛风除湿药:藁本(4 次)、羌活(5 次)、独活(3 次)、防风(2 次)、生姜(6 次),性味多辛、苦、温,主要归膀胱、肾经。第三类是健脾疏肝药:橘皮(7 次)、升麻(1 次)、五味子(1 次),性味多甘、酸、辛、温,主要归脾、胃、肝、肾经。第四类是活血养血药:当归(4 次)、白芍(2 次),性味多辛、温,主要归心、肝、脾经。第五类是清热解毒类药:黄柏(5 次)、柴胡(2 次),性味多苦、寒,主要归脾、胃、肾经。

2.《脾胃论》治疗痹证用药的关联规则分析

挑选置信度较高的前 20 味中药进行关联规则分析,其中具有代表性的、置信度较高的三组药对:甘草与陈皮(89.5%)、甘草与人参(89.3%)、茯苓与白术(89.3%)。此外,如升麻与防风(86%)、茯苓与泽泻(85.3%)、橘皮与白术(85%)、藁本与羌活(84.5%)都是常配伍使用的药对。

3.《脾胃论》治疗痹证用药的聚类分析

选取使用频次前 20 味中药进行系统聚类分析,共可聚为四类:升麻、甘草为一类,功可补中益气;生姜、白芍、五味子为一类,功可敛阴合营;茯苓、泽泻、猪苓、苍术、白术、当归身、橘皮、黄芪、黄柏、人参为一类,功可健脾化湿、活血化瘀;羌活、藁本、防风、柴胡、独活为一类,功可祛风止痛。聚类分析显示《脾胃论》治疗痹证的组方多以补气药配伍辛散升阳药为主,佐以苦寒沉降之品(图 1-4)。

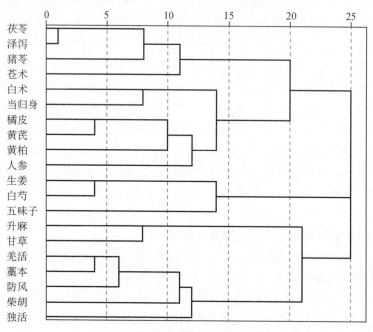

图 1-4 《脾胃论》治疗痹证用药的聚类分析

总 结

李杲治痹独重脾胃,以甘温益气药为主。他认为脾胃为气血生化之源,阴阳升降之枢纽,强调升降失常是脾胃发病的核心,其治疗本《黄帝内经》,擅长益气泻火,升清降浊。他认为:"阳明为十二经之海。主经之气,诸经皆禀之。"若脾胃虚弱,阳气不能上行充实于皮毛,散布于百脉,致风寒湿之邪乘虚侵袭,致经气被遏,郁而不行,不通则痛。证见痹证初起,在上在表之候。因此治疗时善用辛散升阳之"风药",如升麻、柴胡和羌活等气味辛薄、药性升浮、具有发散上升作用的药物,使用频次也较高。同时风药又能除湿,湿除则经气流通,其病可瘥。代表方如除风湿羌活汤、羌活胜湿汤、通气防风汤。从方剂的组成、配伍看,用羌活、独活、防风、川芎等风性药物与炙甘草、人(党)参、白术、黄芪等温阳补气药配伍,共成辛甘发散之剂,既能补益脾胃,升引清气,敷布达经,又能发散卫表,使微微汗出,祛邪外出。从其所诊治医案看,寒热补散并用,标本兼治,调理脾胃,吸取轻清,升发元气。

《脾胃论》中记载治疗痹证使用频次最高的药物是甘温益气药炙甘草。张元素在其《医学启源·药类法象》中提到:"甘草,气味甘,生大凉,火炙之则温,能补三焦元气。"李杲强调"人以脾胃中元气为本",之所以高频次地使用炙甘草,则是取其甘温之性以补脾胃中元气。正如李杲在其《内外伤辨惑论·饮食劳倦论》中所论:"心火乘脾,须炙甘草之甘温以泻火热而补脾胃中元气。"甘温益气药白术使用频次也较高,占50%。李杲在《内外伤辨惑论·饮食劳倦论》中提出:"脾胃一虚,肺气先绝。"即脾胃受损,土虚不能生金,也会引起肺的病变,可取黄芪、人参和白术等甘温药,既能补中益胃,又能固表补肺,达培土生金之功。关联规则也发现甘草与陈皮(89.5%)、甘草与人参(89.3%)在《脾胃论》中治疗痹证使用率较高。

李杲还首提脾虚肝火而致痹证。《脾胃论·胃虚脏腑经络皆无所受气而具病论》记载:"以五脏论之,心火亢甚,乘其脾土曰热中,脉洪大而烦闷……且心火大盛,左迁入于肝木之分,风湿相搏,一身尽痛,其脉洪大而弦,时缓,或为眩运战摇,或为麻木不仁,此皆风也。脾病,体重即痛,为痛痹,为寒痹,为诸湿痹,为痿软失力,为大疽大痈。"同时也非常强调脾胃虚弱内生痹病,认为"脾全借胃土平和,则有所受而生荣,周身四肢皆旺,十二神守职,皮毛固密,筋骨柔和,九窍通利,外邪不能侮也",否则"脾病体重节痛,为痛痹,为寒痹,为诸湿痹,为痿软失力",进一步丰富了痹证的病因学说。

《脾胃论》中治疗痹证时沉降下行的药物出现频率也较高,如淡渗利水的茯苓及苦寒沉降的黄柏。李杲认为脾胃是气机升降之枢纽,若脾胃气机升降失常,则百病由生。其在《脾胃论·天地阴阳生杀之理在升降浮沉之间论》中曰:"损伤脾胃,真气下溜,或下泄而久不能升……或久升而不降亦病焉。"李杲治疗痹证时在强调升发脾阳的同时,也擅用沉降下行之品使气机升降协调,治疗各种证型的风湿痹证。如"升阳益胃汤"在黄芪、人参、炙甘草、白术、羌活、独活、柴胡和防风等益气升阳药的基础上,又用茯苓、泽泻利水渗湿,陈皮、半夏行气化湿,黄连苦寒沉降燥湿,达到升清降浊并举。《脾胃论》中的"升阳益胃汤""清暑益气汤""清神益气汤""强胃汤"等,皆是本着这一原则组方。

综上,李杲开升阳蠲痹之先河,常用升阳风燥药以辛香开泄,体现了升阳蠲痹的治疗特点。善用"风药"升脾阳、散阴火和除湿邪。李杲认为凡病首辨外感和内伤,风湿痹证亦同。外感者他推崇"风能胜湿",认为"诸风药,皆是风能胜湿也",如羌活、防风、荆芥穗等,不仅可祛风除湿,而且具有升腾向上、疏通气机的功能,其辛散之性恰合脾之升运的特点,代表方如《内外伤辨惑论》羌活胜湿汤;内伤者则尤重阳气,若为脾胃不足,外邪乘虚而侮,则在羌活、独活、防风等诸风药的基础上,加用人参、白术、苍术、猪苓、甘草、砂仁等补中益气、健脾利湿之药;若脾胃元气衰弱,阴火亢盛者,则易用升麻、葛根来引脾胃中的清气行于阳道,主张升阳散火,代表方如《兰室秘藏·腰痛门》的拈痛汤等。以上分析也印证了《脾胃论》治痹证组方多以补气药配伍辛散升阳药为主,佐以苦寒沉降之品,且并非无原则滥用。

正如李杲在《内外伤辨惑论·重明木郁则达之之理》言："但宜补之以辛甘温热之剂,及味之薄者,诸风药是也,此助春夏之升浮者也,此便是泻……但言泻之以酸苦寒凉之剂,并淡味渗泄之药,此助秋冬之降沉者也。"

第五节

朱丹溪《丹溪心法》治疗痹证的用药规律探讨

朱丹溪(1281～1358 年),字彦修,名震亨,元代著名医学家,婺州义乌(今浙江义乌)人。其学宗法刘河间,旁通于张子和、李杲二家之说,认为"学医之要,必本于《素问》《难经》,而湿热相火为病最多"。朱丹溪的医学成就,主要是"相火论""阳有余阴不足论",并在此基础上,确立"滋阴降火"的治则,创立丹溪学派,倡导滋阴学说,针对杂病创气、血、痰、郁的辨证方法。其他如恶寒非寒、恶热非热之论,养老、慈幼、茹淡、节饮食、节情欲等论,大都从养阴出发,均对后世有深远影响。后人将他和刘完素、张从正、李杲一起誉为"金元四大家"。

朱丹溪弃"痹""历节""白虎"之名而另立"痛风"病名。《丹溪心法·痛风六十三》对痹证有较为具体的论述。对痛风的描述为四肢百节走痛是也,他方谓之白虎历节风证,但是此"痛风"病名并非现代医学所说之痛风,而是对痹证的统称。"痛风"是外受风寒湿、暑热等侵袭,内因饮食失节、情志抑郁而化热耗伤阴血所致。机体血虚血热,内外合邪导致气血流通不畅,痰浊瘀血阻滞筋脉,表现为肢体骨节疼痛,或有关节红肿,甚者全身骨节走注掣痛,且疼痛剧烈如虎咬,所以又称白虎历节风。这相当于现代医学的痛风性关节炎、类风湿关节炎、强直性脊柱炎等以四肢、关节疼痛等为主要临床表现的风湿性疾病。此类疾病发病率逐年增加,临床疗效局限,故探索更好的治疗手段有利于为临床治疗此类疾病提供依据和参考。本文选取《丹溪心法·痛风六十三》治疗"痛风"的方剂进行整理分析,探讨及总结其治疗"痛风"的方法和科学内涵。

1.《丹溪心法·痛风六十三》治疗"痛风"病的方剂

《丹溪心法·痛风六十三》中治疗"痛风"的方剂共 6 首,分别是上中下痛风方、臂痛方、二妙散、四妙散、趁痛散及八珍丸。其中治疗痛风湿热证的方剂有 3 首(50%),分别为臂痛方、二妙散、四妙散,主要为健脾清热利湿之法;治疗瘀血证的方剂有 2 首(33%),分别为趁痛散、八珍丸,主要为祛风除湿、通络止痛之法;还有治疗上中下疼痛的方剂 1 首(17%),为上中下痛风方,为健脾化湿、清热通络之法。

2.《丹溪心法·痛风六十三》治疗"痛风"用药的规律分析

《丹溪心法·痛风六十三》治疗"痛风"的 6 首方剂中,共涉及中药 30 味,使用频次共为 45 次。主要可分为健脾化湿类(8 种)、清热燥湿类(6 种)、祛风除湿类(6 种)、活血通络类(7 种)、化瘀止痛类(6 种)。由此可见,朱丹溪治疗"痛风"喜用药物主要以健脾化湿、活血通络类药物为主。

对朱丹溪治疗"痛风"所使用的中药进行性味归经的频数统计,共涉及寒、热、温、凉、平 5 种药性,以温、平为主;药味涉及苦、甘、辛、酸、咸、淡 6 类,以苦、辛、甘为主;归经涉及脾、胃、肝、胆、肾、膀胱、心、小肠、肺、大肠、心包、三焦 12 经,以脾、肝、胃 3 经为主,并依次归纳分类。第一类为健脾化湿药:苍术(使用 4 次)、白术、陈皮、茯苓、薏苡仁、神曲(各使用 1 次)、半夏、甘草(各使用 2 次),性味多温、甘、苦,主要归脾、胃经。第二类为清热燥湿药:黄柏(使用 3 次)、黄芩(使用 1 次)、龙胆草(使用 2 次)、知母(使用 2 次)、升麻(使用 4 次)、连翘(使用 2 次),性味多寒、甘、辛、苦,主要归脾、胃、肺经。第三类是祛风除湿药:羌活、胆南星(各使用 2 次)、威灵仙、川乌、草乌、白芷(各使用 1 次),性味多热、辛、苦,主要归脾、肾、膀胱经。第四类为活血化瘀药:牛膝、桃仁、红花、乳香、没药、香附(各使用 2 次)、川芎、当归、地龙、全蝎(各使用 1 次),性味多温、平、甘、辛,主要归心、肝、脾经。

统计分析发现,《丹溪心法·痛风六十三》中治疗"痛风"运用的 30 味中药中,按照寒凉与温热划分,四气属"温"性的使用频次最高(13 味,43.3%),可见朱丹溪治"痛风"以温性药为主,温性药可散寒、温里、助阳,用于不管是外寒还是内寒引起的"痛风",均有明显的疗效;其次为平性药(7 味,23.3%)、寒性药(6 味,20.0%),这说明朱丹溪用药辨证准确,寒温并用,寒以清热,温则祛寒调脾胃,为后世辨证治疗"痛风"提供理论参考。30 味药物五味属性中,苦、辛、甘排前 3 位,分别占比 33.3%、31.4%、23.5%。苦则能燥能泄,可清热泻火,清热燥湿;辛能散能行,可发散解表,亦能行气活血止痛;甘能补、能和、能缓,可补益和中,亦能缓急止痛、调和药性。结合药性分析,发现朱丹溪运用苦温、辛温、甘温之品治疗"痛风"居多。苦温可燥湿;辛温可发散风寒,亦能行气活血;甘温可补中益气。其虽偏好苦、辛等攻伐之品,但也重用甘、温补益之剂,体现出丹溪既善祛湿热之邪,又不忘扶助胃气的特点。

朱丹溪治疗"痛风"所用的中药归经涉及 12 条,归脾、肝经的药物较多,有 18 味中药,占比达 60.0%;其次归胃经的中药也达到了 10 味,占比达到 33.3%。从肝的生理功能看,肝主疏泄,调畅气机,推动血的运行和津液的输布,同时促进脾胃的运化功能;肝主藏血,若肝藏血功能失常,不能濡养于筋,则产生筋脉拘急、肢体麻木、屈伸不利等"痛风"症状。在"痛风"的治疗中,朱丹溪很早就意识到了脾胃的重要性,谨守病机,在运用药物时滋阴与健脾同用,运用灵活且技巧得当。

3.《丹溪心法·痛风六十三》治疗"痛风"用药的关联规则分析

挑选支持度＞40％、置信度＞95％且提升度＞1的药对共19对进行关联规则分析。其中具有代表性的、置信度较高的前3个药对：黄柏与苍术、红花与甘草、没药与红花。此外，如红花与天南星、牛膝与红花、红花与羌活、乳香与红花、桃仁与红花、红花与半夏、香附与红花、红花与苍术、天南星与甘草等都是常配伍使用的药对。可见朱丹溪用于治疗"痛风"尤重活血化瘀、行气化痰。

总 结

与今之痛风病不同，朱丹溪以"痛风"概括命名痹证，突显出了痹证关节肿痛的临床特征。《丹溪心法·痛风六十三》一文中提出，"痛风"的病因主要是外受风寒暑湿，内伤饮食情志。病机主要是不通则痛、不荣则痛，证型以湿热证为主，治则以健脾化湿清热通络为主。

朱丹溪治疗痹证的方法为健脾化湿清热通络法，大致可归为健脾化湿药、清热燥湿药、祛风除湿药、活血通络药及化瘀止痛药五类，具体用药善苦温、辛温、甘温之剂，以归脾、肝、胃经为主，体现出朱丹溪善祛湿热邪气与温扶胃气并用的观点。

朱丹溪治疗痹证的主导思想是滋阴清热、活血通络，重点在阴分，分别列举了"兼虚""夹痰""湿热"等痛风的治疗。养血清热，活血通络，气血共调：痹证由阴血虚而有热，复感外邪，闭阻经络所致，故治痹之法，总不离养血滋阴，清热通络。

朱丹溪擅从调血论治痹证。例如，常用补血滋阴之当归、白芍、龟甲、熟地黄、四物汤等；清热药之黄柏、黄芩、滑石、赤芍、龙胆草等。其尤喜用黄柏泻火而补阴，合四物汤养虚扶正，多次以黄柏煎四物汤调下，命之"潜行散"，以求清热养血之功；或常以桃仁、红花、牛膝、五灵脂为用，若痹证日久，病在血分，瘀阻脉络，疼痛剧烈，固定不移者，则加大活血通络力度，常拟"趁痛散"治之，以乳香、没药、当归、地龙、牛膝、五灵脂、桃仁、红花等活血通络配伍香附行气，更嘱以酒送服；血分病情顽固，用药宜久，以增活血化瘀之效。《格致余论·痛风论》载案用此方"三四十帖""数十帖"乃安。朱丹溪论治血病，亦善从气血关系调和气血，瘀阻必气滞，补血活血之剂中多加理气之陈皮、香附、枳实、木香。如拟加味四物汤治"白虎历节风"证，方由四物汤加桃仁、牛膝、陈皮、茯苓、甘草、白芷、龙胆草组成，调理气血、通经活络、祛风胜湿。痹证日久，血病及气，则配以补气调气之品。如痹证麻木，认为"麻是气虚，木是湿痰死血"（《丹溪治法心要·手足麻木》），"风湿热下陷入血分阴中，阳道不行"（《丹溪手镜·麻木》），遂在补气祛邪中加升麻、柴胡、葛根等升阳举陷治之。

通过分析《丹溪心法·痛风六十三》治疗"痛风"的药物，可以归纳朱丹溪治疗"痛风"的用药规律：治疗方法为健脾化湿清热通络法，科学内涵可能为健脾化湿清热通络药物通过调节免疫、控制炎症反应、调节高凝状态而改善"痛风"患者症状。此为临床治疗"痛风"类疾病提供了依据。

第六节

吴鞠通《温病条辨》《吴鞠通医案》治疗痹证的用药规律探讨

吴鞠通(1758～1836 年),名塘,字配珩,江苏淮阴安楚州人,清代著名温病学家。吴鞠通毕生勤于医学、刻苦钻研、医术精湛,对温病学的发展产生了重大的影响。

在继承先贤的基础上,吴鞠通对于痹证的治疗有着自己独特的认识和见解,其中《温病条辨》中对湿热病的治疗有独到的见解,既注重心理疗法治疗痹证,又注重阴阳虚和三焦辨证来治疗痹证。治痹自成一派,独具一格。还认为祛风湿药多辛散,特别注意养胃气,以及通络法的运用,如温络法,补络法,广为后人效仿。因此本研究通过整理归纳治痹方中的中药,采用数据挖掘方法对《温病条辨》关于治痹方的用药规律进行分析,探讨其辨治思路,为临床治疗痹证提供参考。

1. 《温病条辨》《吴鞠通医案》治疗痹证用药的规律分析

本研究共纳入《温病条辨》治疗痹证方剂 4 首,共涉及中药 16 味,可分为健脾除湿药、祛风通络药、清热解毒药、发汗解表药和利水渗湿药。根据药性归纳,以寒性(8 味,50%)、温性(7 味,43.75%)为主;药味归纳发现,以甘味(8 味,50%)、辛(6 味,37.5%)、苦(5 味,31.25%)为主;归经方面则以肺经(10 味)、胃经(9 味)、脾经(7 味)为主。共纳入《吴鞠通医案·痹篇》治疗痹证 76 张处方,包括药物 75 味,药物频次统计结果显示,使用频次>10 次的药物共有 16 味。依次为桂枝(49 次)、防己(40 次)、茯苓(40 次)、杏仁(37 次)、生姜(36 次)、半夏(33 次)、赤小豆(27 次)、滑石(26 次)、厚朴(24 次)、石膏(20 次)、通草(19 次)、白豆蔻(19 次)、蚕沙(15 次)、栀子(12 次)、竹叶(10 次)、连翘(10 次)。

进一步归纳发现:第一类为健脾化湿药,如茯苓、半夏、白豆蔻、厚朴,性味多辛、淡、温,主要归脾、胃、肺经。第二类为祛风通络药,如防己、蚕沙,性味多辛、苦、寒,主要归脾、肾、膀胱经。第三类为清热解毒药,如滑石、连翘、栀子、竹叶、石膏,性味多甘、辛、苦、寒,主要归心、肺、胃经。第四类为发汗解表药,如桂枝、生姜、杏仁,性味多辛、微温,主要归心、肺、大肠经。第五类为利水渗湿药,如赤小豆、通草,性味多甘、淡、微寒,主要归心、肺、小肠经。

2. 《温病条辨》《吴鞠通医案》治疗痹证用药的关联规则分析

为了进一步研究中药处方中的药对,使用关联规则分析处方中药物的搭配关系,关联规则最小置信度设为 50%,最小支持度设为 50%。对《温病条辨》中治痹药物进行关联规则分析得出具有代表性的、置信度较高的药对为杏仁与防己、通草与滑石、滑石与连翘、通草与茯苓、连翘与茯苓、连翘与栀子、半夏与厚朴,其均为强关联。

同理设定最小支持度为10%,最小置信度为80%。对《吴鞠通医案·痹篇》中治痹药物进行关联规则分析得出具有代表性的药对有防己与桂枝、茯苓与滑石、杏仁与石膏、枳实与茯苓、防己与石膏、桂枝与杏仁、防己与陈皮、桂枝与杏仁、茯苓与薏苡仁、防己与杏仁。

3.《温病条辨》治疗痹证用药的聚类分析

对《温病条辨》中治疗痹证的药物进行系统聚类,当聚为三类时取得良好的聚类效果。生姜、厚朴、半夏、赤小豆、蚕沙、栀子为一类,功可健脾除湿、祛风通络、清热解毒;防己、杏仁、桂枝、石膏为一类,功可祛风通络、发汗解表、清热解毒;滑石、通草、白豆蔻、茯苓、竹叶、连翘为一类,功可清热解毒、健脾除湿(图1-5)。

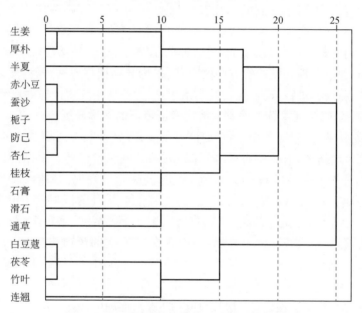

图1-5 《温病条辨》治疗痹证用药的聚类分析

总 结

吴鞠通虽以温病大家著称于世,但在痹证治疗上也颇有造诣。

吴鞠通在《温病条辨》中载"湿温"而类及湿热痹。吴鞠通认为,痹有寒、热两类,不能只见寒痹而不顾热痹存在的事实。《温病条辨·中焦篇》第65条自注曰:"经谓风寒湿三者合而为痹,《金匮》谓经热则痹,盖《金匮》诚补《内经》之不足。痹之因于寒者固多,痹之兼乎热者亦复不少。"第68条汪昂亦注曰:"痹证有周、行、著之分,其原有风、寒、湿、热之异,奈古方多以寒湿论治,且多杂用风药,不知湿家忌汗,圣训昭然。寒湿固有,热湿尤多。"警示后人寒湿痹和湿热痹临床表现各异。寒湿痹关节疼痛,多无灼热红肿;湿热痹多有关节的灼热肿痛,需加以鉴别。《温病条辨·中焦篇》第 65 条原文说:"湿聚热蒸,蕴于经络,寒战热炽,骨骱烦疼,舌色灰滞,面目萎黄,病名湿痹。"此处湿痹当为湿热痹,吴鞠通云:"舌灰目黄,知其为湿中生热;寒战热炽,知其在经络;骨骱疼痛,知其为痹证。"湿热痹既可由感受外界的湿热病邪而致,也可由寒湿痹日久不愈,邪气化热而致。吴鞠通根据自己的观察和实践经验,得出痹证"热湿尤多"的结论是符合临床实际的。现代临床每见关节病变,有初起即有关节红肿热痛;有初起虽未见局部红肿,只有痛、麻或发冷感,但随着病情迁延,热象渐显,出现关节肿大、痛热、口干、舌红、苔腻等症;有因生活环境、工作条件等的长期影响,形成湿热性体质,其患痹亦以湿热痹为多。

　　吴鞠通认为湿聚热蒸,乃成湿热痹。湿热痹的形成,可以因为感受湿热邪气所致,也可因寒湿痹日久,或误用温热药,或痰饮兼痹日久,或误汗误下,或痰饮湿邪,日久化热等转为湿热痹。湿热二邪相合,是导致湿热痹形成的最主要原因。两邪可以停聚于经络,也可以停聚于内脏。

　　吴鞠通擅用苦辛凉通法治疗痹证。在《温病条辨》中,第 65、66 条论述的是湿热痹,其中第 65 条使用宣痹汤治疗,吴鞠通指出此方属于苦辛通法;第 66 条使用薏苡竹叶散治疗,吴鞠通指出此方属于辛凉淡法,湿热痹的治法可以概括为苦辛凉通淡法。苦能泄能燥,指的是清热和燥湿的方法;辛能散能行,指的是发散和芳香化浊除湿的方法;凉次于寒,指的是清热的方法;通指的是通经活络的方法;淡能渗能利,指的是渗湿利水的方法。所以说,苦辛凉通淡法包括清热、燥湿、淡渗、通络、发散、芳化等方法。

　　吴鞠通擅用补益脾胃法治疗痹证。吴鞠通认为脾胃虚弱是痹证形成的重要原因。痹证之成因,主要在两个方面:外邪所感,内伤体虚。《黄帝内经》云"正气存内,邪不可干",还曰"邪之所凑,其气必虚",邪气的侵入,必然因为患者本有体虚之故。《素问·痹论》曰"逆其气(营卫之气)则病,从其气(营卫之气)则愈,不与风寒湿气合,故不为痹",指出营卫之气不调是痹证发生的内因,用以引发后人之思:正气不存是多方面的原因,不仅仅是营卫不调一个方面。脾胃为后天之本,气血化生之源,脾胃之气不足则营卫之气不足,不能固护于外,故外邪可侵;另外,胃为巨阳,主一身之表阳,连于督脉和任脉,约束诸阳,胃气虚则阳气不足,阳气不足则感受风寒湿邪气,故成为痹;此外,脾胃虚日久,则先天之本必虚,而致脾肾阳虚,寒湿杂感而成痹。在《吴鞠通医案》中,患者以泄泻、卧床不起,两足蜷曲不伸,饮食少进,兼之疝痛为特点,吴鞠通指出其治疗方法为止泻、开胃、伸痹、补脾胃,其中脾胃虚弱是本病发生的内在原因。

　　吴鞠通治疗痹证中,非常重视痰瘀这两个病理因素的作用,注重活血化瘀、蠲痰化饮。瘀血是痹证过程中常常出现的病理产物,也常常是导致痹证形成或加重的重要原因。吴鞠通在治疗时多用当归、桃仁、苏木等活血化瘀之品,通其经络,破其败血,疼痛立止。此外,活血药多为辛温之品,其有发散走窜之特性,能助气血周流,消散湿邪,使阳气敷布,诸症俱消。如医十五,患者痹证日久夹痰饮,伴肾水上泛及肝郁气滞,故急则治其标,以"去宛陈莝法,两头尖三两,半夏五钱"之法,呕吐病症缓解则病情好转。

吴鞠通在痹证治疗上还注重肺脾同调。以"诸痹独取太阴"为法,临床施治应时时注意顾护脾胃,以益气养血濡养四肢筋骨。若以为四肢筋骨痹阻不通而一概攻伐气血、苦寒消炎,必将损及脾胃,则肌肉筋骨之痛复起。随着社会经济的发展和生活习惯的变化,痹证背后的深层原因是脾胃乃至整个消化系统的损伤和衰退。因此,预防痹证并不仅仅只是进行相应的颈部肌肉锻炼活动,更重要的是注重对脾胃功能的保护。节饮食、慎起居,才是防治痹证的上策。

第七节

叶天士《临证指南医案》治疗痹证的用药规律探讨

叶天士(1666～1745 年),名桂,字天士,号香岩,别号南阳先生,江苏吴县(今苏州市)人。叶天士除精于家传儿科、温病之外,可谓无所不通,并在许多方面有其独到的见解和方法。在整个中国医学史上,叶天士都是一位具有巨大贡献的伟大医家。后人称其为"仲景、元化一流人也"。

叶天士汲取中医多部典籍之精华,临床辨证准确,用药精当,其所著《临证指南医案》至今为后世所借鉴,堪称对前人学术继承与创新的楷模。《临证指南医案》涉及病证 86 种,收载医案 2 000 余例。笔者应用数据挖掘技术,总结《临证指南医案》痹证病案的用药规律,分析药物性味归经情况,并探讨其现代科学内涵,为进一步学习叶天士的临床经验提供思路。

1.《临证指南医案》治疗痹证用药的规律分析

《临证指南医案·痹证》共记载 55 例痹证医案,方剂 79 首,使用中药 122 种,用药总频次 560 次。基于中药性味归经理论进行统计,根据出现频率温性药(246 次,43.93%)和寒性药(180 次,32.14%)出现较为频繁,根据出现频率甘味药(297 次,53.04%)和苦味药(274 次,48.93%)出现较为频繁。对于药物归经,以归属于肺、脾、肝经为著。

其中使用频次前 20 味中药依据药物功效可进一步归纳。第一类为健脾化湿药:茯苓(29次)、白术(25次)、薏苡仁(17次)、半夏(8次)、甘草(11次),性味多甘、淡、温,主要归脾、胃、肺经。第二类为补益气血药:黄芪(13次)、人参(9次)、当归(24次),性味多甘、微苦、微温,主要归肺、脾、心经。第三类是祛风除湿药:防己(18次),蚕沙、羌活(各9次),独活、防风、海桐皮、桑枝(各8次),性味多辛、苦、微温,主要归肝、脾、膀胱经。第四类是清热解毒药:蒺藜(12次)、石膏(12次)、羚羊角(9次);性味多甘、辛、苦、寒,主要归心、肺、胃经。第五类是解表温里药:桂枝(28次)、片姜黄(8次),性味多辛、温,主要归心、肺、肝经。

2.《临证指南医案》治疗痹证用药的关联规则分析

对《临证指南医案》中治痹药物进行关联规则分析得出具有代表性的、置信度较高的药对为白术与当归、白术与茯苓、桂枝与苦杏仁、白术与黄芪。其次如当归与桂枝、海桐皮与桑枝、独活与防风也为强关联,常可配伍使用。

3.《临证指南医案》治疗痹证用药的聚类分析

选取《临证指南医案》治疗痹证方剂中使用频次较高的中药进行系统聚类分析,当聚为四类时取得良好的聚类效果:羚羊角、桑枝、甘草、半夏、黄芪、蒺藜、海桐皮、蚕沙、羌活、人参、防风、独活、石膏为一类,功可健脾除湿、祛风通络、清热消肿;薏苡仁、防己、苦杏仁为一类,功可化湿止痛,祛风消肿,降气止咳;白术、当归为一类,功可健脾益气、养血活血;桂枝、茯苓为一类,功可健脾除湿、温经通络(图1-6)。

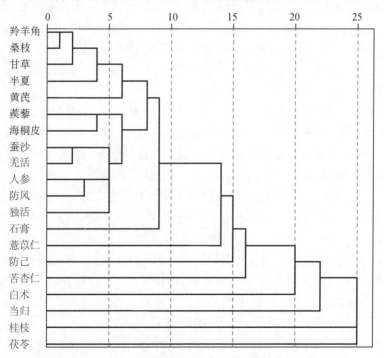

图 1-6 《临证指南医案》治疗痹证用药的聚类分析

总 结

根据《临证指南医案·痹证》所载 55 例痹证医案,原文分为"风寒湿热痹""肝痹""虚痹""肢体痹"4 种。分析发现,使用较频繁的主要是健脾药、补气血药、祛风除湿药、清热药、温通药,其中茯苓、白术、黄芪、人参、防己、羌活、石膏、桂枝等为叶天士辨治痹证的常用药物。茯苓味甘淡性平,甘则能补,淡则能渗,既可祛邪,又可扶正,祛湿而不伤正气,实为祛湿消肿之要药,可治寒热虚实各种痹证;白术性味甘、苦、温,主归脾、胃经,以健脾、燥湿为主要作用,被前人誉为"脾脏补气健脾第一要药";桂枝性味辛、甘、温,为祛风寒湿、温通止痛之要药。以上均为治疗痹证的常用药物。茯苓、白术、薏苡仁、黄芪等药的高频运用体现了叶天士重视从脾胃论治痹证的学术观点。叶天士因受东垣学说影响颇多,故注重脾胃对于人体的重要作用。

对药物的性味归经进行了统计,显示痹证多以寒证为主,《素问·痹论》曰:"所谓痹者,各以其时重感于风寒湿之气也。""不与风寒湿气合,故不为痹。"温性药物可以使气血流通,经脉疏通而缓解寒性疼痛。另外,寒性药物主要治疗热痹,清热解毒、镇静安神而缓解热性疼痛。甘味药和苦味药出现较为频繁,由于甘味药能补、能和、能缓,对痹证具有补益气血、调和寒热、缓急止痛的作用,苦味药能泄、能燥,对痹证具有清热泻火或苦温燥湿的作用。对于药物归经,以归属于肺、脾、肝经为多。肺主气司呼吸,主宣发与肃降,在体合皮,其华在毛;脾为后天之本,为气血生化之源,主肌肉、四肢;肝为罢极之本,主藏血,主筋。这与其他古今医家治疗痹证强调肝肾论治稍有不同。

《黄帝内经》中"正气存内,邪不可干""邪之所凑,其气必虚",指出正气亏虚是疾病发生的重要内因。叶天士深刻认识到正虚邪侵是导致痹证发生的重要病机,提出扶正补虚、祛除外邪是本病的核心治法。因此,叶天士特别重视固护阳气,扶守正气在治疗痹证中的作用,其提出医者必须通晓"病随时变之理"。叶天士还率先提出了"络病"的概念,"初为气结在经,久则血伤入络""百日久恙,血络必伤",并总结出了较完整的络病辨治理论,认为痹的病位在经络,指出了风湿之邪导致痹证,其所侵犯的病位是经络,据此叶天士提出"邪入经隧,虽汗不解,贵乎宣通"的治疗大法,从而提出"久病入络"理论。在络病的基础上,痹证既有外邪直中络脉而致痹,又有病邪久留正虚入络而致痹,因此络病的治疗应分虚实。这一观点在风湿病长程管理和康复体系中更是被广泛阐释。不仅拓展了《黄帝内经》"络"的病理含义,也是仲景络脉病证理论的进一步升华。

由此可窥,叶天士治疗痹证用药特色主要为寒温并用,补泻同施,气血同治,重用甘温缓急止痛,促进肢体关节经脉气血流通而痹痛除。其高频常用药物及药

对是特色用药体现,为临床医生用药提供了参考依据。另外,其现代科学内涵有
待进一步挖掘。

第八节

孙一奎《孙文垣医案》治疗痹证的用药规律探讨

孙一奎(1522~1619 年),字文垣,安徽休宁县人。明朝嘉靖至万历年间著名
医家。所著《赤水玄珠》《孙文垣医案》等,论述内外妇儿各科病症,分述因、证、治
方、附诸家治验。孙一奎对痹证的辨证治疗有其独特的观点,如从五脏按经用药,
重视辨证论治,以及重视肾阳和善用动物药都是其特色。在医案中即含治痹验案
多则,并屡起沉疴。其特色在其中也表现得淋漓尽致。整理《孙文垣医案》的典籍
原文,采用数据挖掘等方法客观总结孙一奎治疗痹证的用药规律,构建包含方剂、
药物属性等数据库,从频数分析和聚类分析角度探讨孙一奎治疗痹证用药规律,
探讨其辨治思路,为临床治疗痹证提供参考。

1. 《孙文垣医案》治疗痹证用药的规律分析

收集《孙文垣医案》有关治痹医案共 27 例,痹案分为 13 类,包括周痹医案
1 例、行痹医案 2 例、虚痹医案 2 例、寒痹医案 1 例、龟背医案 1 例、鹤膝风医案
1 例、风湿热痹医案 1 例、湿热痹医案 8 例、痰湿热痹医案 4 例、杨梅风毒医案
1 例、痢后风医案 1 例、筋痹医案 2 例、中风夹痹医案 2 例,其用药总频数为 607,涉
及中药 110 味,对使用频率前 19 味中药进行统计发现,在治疗痹证药物中共涉及
5 种药性,5 种药味,归属 10 经。药性以寒、温、平为主;药味以甘、苦、辛为主。药
物归经以归脾、胃、肾经为主。

依据功效可将使用频率前 19 味中药分为五类。第一类为健脾化湿药:薏苡
仁、茯苓、陈皮、甘草,性味多甘、淡、温,主要归脾、胃、肺经。第二类为补益肝肾
药:独活、杜仲、狗脊、山药,性味多甘、温,主要归肝、肾经。第三类为祛风通络
药:鸡血藤、威灵仙,性味多辛、苦、微温,主要归肝、脾、膀胱经。第三类是清
热消肿药:蒲公英、白花蛇舌草、豨莶草、泽泻,性味多苦、寒,主要归肺、胃经。
第五类是活血化瘀药:丹参、当归、川芎、红花、桃仁,性味多辛、甘、温,主要归
心、肝经。

2. 《孙文垣医案》治疗痹证用药的聚类分析

进一步基于药物性味功效进行聚类分析,可将前 19 味中药聚为四类:红花、
桃仁、丹参、薏苡仁、杜仲、甘草、陈皮聚为一类,其功效为活血化瘀、祛湿止痛、益

肾强筋;茯苓、威灵仙、山药、狗脊、鸡血藤、独活聚为一类,其功效为健脾益肾、化湿通络、活血止痛;蒲公英、白花蛇舌草、泽泻、豨莶草聚为一类,其功效为清热解毒、利湿消肿;川芎、当归聚为一类,其功效为活血养血,化瘀止痛(图 1-7)。

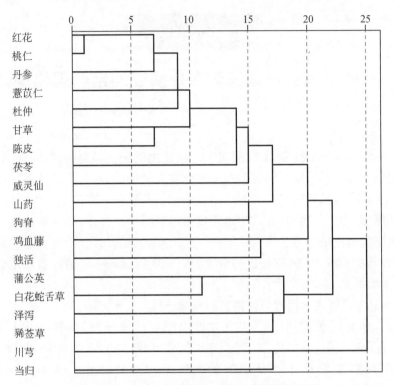

图 1-7　《孙文垣医案》治疗痹证用药的聚类分析

3.《孙文垣医案》治疗痹证用药的关联规则分析

对《孙文垣医案》中治痹药物进行关联规则分析,将关联规则最小置信度设为30%,最小支持度设为50%。得出具有代表性的、置信度最高的药对:陈皮与茯苓,苍术与薏苡仁,威灵仙与牛膝、红花、茯苓,羌活与山药。以上提升度均＞1,提示其常作为组合运用。

总　结

通读《孙文垣医案》,其中湿热痹 8 例,痰湿热痹 4 例,是《孙文垣医案》中治疗痹证医案较多的两种证型。可见孙一奎治疗,以治湿为要,无论是外感之湿,还是内生之湿,或内外夹杂之湿,其阻滞经络,影响气血流行而致诸节疼痛是其病因。根据以上频数分析结果及聚类分析结果,表明孙一奎治疗痹证多从痰湿论治。纵观《孙文垣医案》中有关治疗痹证之法,健脾化湿贯穿痹证治疗始终。

孙一奎治痹侧重"湿痰生热,热生风",认为湿、痰、风、热四者是痹证致病的关键所在,其中"湿"乃其首要。故治痹之要在治湿,治湿首需健脾。健脾非人参、黄芪之甘所能补,亦非肉桂、附子之温所能助,健脾在于化湿,化湿反又健脾,苍术、薏苡仁是孙一奎治痹较常用的两味药物,一为苦温燥湿,一为甘淡渗湿,两药均有健脾的功效,健脾化湿的思想是孙一奎治疗痹证的关键所在。他善于灵活采用祛风除湿、活血化瘀治标,补肝肾、强筋骨、益精血治本之法,急则治标、缓则治本,部分方中还灵活配伍仙茅、鹿角胶、桂心等温热之品以助温煦肾阳;或酌加枸杞子、熟地黄等以资肾阴,体现"阴阳互根互用"思想。

孙一奎遵古却不泥古。针对时医多崇丹溪常将脚气、痿证与痛风混治,认为痛风是血先受热,而后受冷湿致痛,且以夜痛甚;而风、寒、湿三气为病之本,散见于各证之下分治。故孙一奎另立痿门、脚气门、麻木门分治。他提出麻木由湿、痰所致,但气血不足居多。行、痛、着三痹也由虚所致。虚误作风寒湿治,疏风刚燥之剂太过可致气血暗损,或气血先虚而后受邪。治疗时不仅要分辨风寒湿痰,更要注意补虚扶正祛邪的辨治特色。

孙一奎在辨治痹证时多责之于五脏,如在辨治"肩背痛"时认为肩背痛乃肺分野之病。肺主气,肺气滞则血脉泣,肺气虚则不能运行阳道,肺中有痰,流注肩背,皆能作胀疼。因此在治疗用药时多选用归肺经的药物,如所用通气防风散、人参益肺散、防风饮子皆选用防风、羌活为君药或臣药。治疗"着痹"选用的 29 首方剂中有 14 首用到黄芪,7 首方剂黄芪与人参配伍同用,大补脾肺之气,气行则血行,气行则痰湿消,麻木拘挛得除。治"挛"多责之于肝,孙一奎认为,挛皆属肝,所选的 6 首方剂,4 首用到白芍,因白芍可养肝血,敛肝阴,缓急止痛,常与甘草配伍,酸甘化阴,治阴血虚筋脉失养致手足拘挛疼痛。并自创治五脏痹证的加味五痹汤,对肝痹、心痹、脾痹、肺痹、肾痹进行不同的组方、选药,恰当地调整药物剂量。

孙一奎在继承前贤学术思想的基础上,不仅提出了"命门为肾间气"和"三焦相火说",更重要的是运用到临床实践中,认为命门为两肾间动气,为人身生生不息之根,并以命门动气说指导临床。在论治痹证时虽未专篇阐述,但在临床实践中经常应用。如孙一奎治疗阴血虚所致之周痹,治当养血舒筋,祛湿润燥。先以五加皮、苍术、黄柏、苍耳子、当归、红花、薏苡仁、羌活、防风、秦艽、紫荆皮。服20 剂,筋渐舒,肿渐消,痛减大半。又以生地黄、龟甲、牛膝、苍术、黄柏、蚕沙、苍耳子、薏苡仁、海桐皮、当归、秦艽,30 剂肿痛全减。最后用仙茅为君,枸杞子、牛膝、鹿角胶、虎骨、人参为臣,熟地黄、黄柏、蚕沙、茯苓、苍耳子为佐,桂心、秦艽、泽泻为使,蜜丸服百日痊愈。

第九节

李中梓《医宗必读》治疗痹证的用药规律探讨

李中梓(1588～1655年),字士材,号念莪,又号荩凡居士,出身官宦之家。为明末一大医家。一生对中医理论研究十分重视,兼取众家之长。其论述医理,颇能深入浅出。所著诸书,多通俗易懂,最为初学、登堂入室之捷径,因而在吴中医界广为传诵,成为明清间江南一大医家与宗师,在中医学的普及方面作出较大贡献。著有《内经知要》、《药性解》6卷、《医宗必读》10卷、《伤寒括要》2卷、《本草通玄》2卷、《病机沙篆》2卷、《诊家正眼》2卷、《删补颐生微论》4卷、《李中梓医案》等。《诊家正眼》《本草通玄》《病机沙篆》三书,1667年汇刊在一起,署曰《士材三书》。《李中梓医案》共收医案50多则,不分门类,不立标题,大多为内科杂病疑难治案,书中体现出李中梓长于脉诊和辨证,处方灵活,案语明晰。初未刊行,后收入李延昰《脉诀汇辨》中。

1.《医宗必读》治疗痹证用药的规律分析

《医宗必读》中所载有关治疗痹证的方剂共16首,包括治疗风痹9首、脉痹1首、肌痹1首、骨痹1首、肠痹1首、胞痹2首、五脏痹1首。16首方剂中共涉及药物68味,其中频数大于或等于2的常用药物有27味,共计92次,占总用药频数的68.15%。统计按照中药使用数目由高到低排序,基于中医药性理论,所用中药涉及寒、热、温、凉、平5性,其中寒、温性药运用较为频繁,出现频率均在25%以上。基于中医药味理论,所用中药涉及酸、苦、甘、辛、咸、涩、淡7味,其中辛、苦、甘味药运用较为频繁,出现频率均在21%以上。归经涉及6经,以肝、脾、肺、心、胃、肾为主。

依据功效可进一步分为六类。第一类为祛风除湿药:防风(4次),羌活(4次),白芷、麻黄、威灵仙、海桐皮、川乌(各2次),草乌(3次),性味多辛、苦、温,主要归肝、肾、膀胱经。第二类为温阳健脾药:甘草(8次)、茯苓(6次)、肉桂(5次)、白术(3次)、干姜(3次)、黄芪(2次),性味多甘、温,主要归心、脾、肝、肺经。第三类为活血化瘀药:当归(8次)、川芎(6次),性味多辛、温,主要归心、肝、脾经。第四类为搜风通络药:地龙(4次)、白僵蚕(3次),性味多咸、平,主要归肝、脾、胃经。第五类为平肝泻火药:天麻(5次)、升麻(2次)、犀角(2次),性味多辛、凉,主要归心、肺、肝经。第六类为行气止痛药:陈皮(6次)、木香(5次)、白芍(4次)、五灵脂(3次)、桔梗(2次)、麝香(1次),性味多辛、温,主要归脾、胃、心、胆经。

2.《医宗必读》治疗痹证用药的聚类分析

对使用频率较高的前27味药基于药物性味归经进行聚类分析,可聚为四类:海桐皮、天麻、麝香、川乌、防风、羌活、犀角、升麻聚为一类,其功效为清热利湿、消肿祛风、通络开窍;白僵蚕、木香、地龙、威灵仙聚为一类,其功效为搜风通络、行气止痛;草乌、五灵脂、麻黄、陈皮、白芷、桔梗、肉桂、干姜聚为一类,其功效为温经通络、祛风散寒、除湿止痛;白术、茯苓、黄芪、白芍、甘草、当归、川芎聚为一类,其功效为健脾益气,活血养血,化痰通滞(图1-8)。

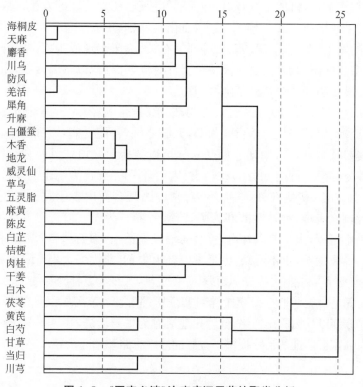

图1-8 《医宗必读》治疗痹证用药的聚类分析

3.《医宗必读》治疗痹证用药的关联规则分析

对《医宗必读》中治疗药物进行关联规则分析,设定关联规则最小置信度为60%,最小支持度为20%。得出具有代表性的、置信度最高的药对为白芍与甘草、茯苓与甘草、地龙与当归、茯苓与当归。

总　结

通过对李中梓所著《医宗必读》中痹证用药规律及其科学内涵进行分析可知,

《医宗必读》中痹证所用中药涉及寒、热、温、凉、平5性,其中,寒、温性药运用较为频繁,出现频率均在25%以上。痹证是以肢体关节、筋骨、肌肉等处发生疼痛、重着、麻木、酸楚,或各关节屈伸不利、僵硬、变形、肿大,以及活动障碍等为主要表现的病证,其发病多与感受风寒湿等外邪有关。《四圣心源》将痹证称为"历节",认为痹证是由于中焦气机运化失常,致全身气机紊乱,在这时如果有外来的邪气侵犯,就会使机体发病,出现肌肉、筋脉的疼痛,这种外来的邪气是病机。脾胃为后天之本,气血生化之源。《脾胃论·脾胃胜衰论》中提出:"百病皆由脾胃衰而生也。"中焦脾胃不足,机体正气减退,外受邪气侵袭,诱发痹证的发生。故李中梓治痹,常用祛风通络药,加以健脾化湿、活血化瘀,堪得其法。

痹证的发生,多与风、湿、寒、热等邪气有关,临床表现或为寒,或为热,或寒热错杂,而"寒热配伍"则是治痹一大特色。针对风寒湿痹,以辛温散寒,伍以苦寒之品,可防温燥伤阴,亦寓"辛开苦降"之意。

在病因病机方面,李中梓《医宗必读》秉承《黄帝内经》对于痹证所述,又提出:"《黄帝内经》论痹,四时之令,皆能为邪,五脏之气,各能受病,六气之中,风寒湿居其半,即其曰杂至,曰合,则知非偏受一气可以致痹。"又曰:"风胜为行痹,寒胜为痛痹,湿胜为着痹。"即需知分邪有轻重,未尝非三气杂合为病也。皮、肉、筋、骨、脉各有五脏之合,初病在外,久而不去,则各因其合而内舍于藏。在外者祛之犹易,入脏者攻之实难;治外者散邪为亟,治脏者养正为先。治行痹者散风为主,御寒利湿,仍不可废,大抵参以补血之剂,盖治风先治血,血行风自灭也。治痛痹者,散寒为主,疏风燥湿,仍不可缺,大抵参以补火之剂,非大辛大温,不能释其凝寒之害也。治着痹者,利湿为主,祛风解寒,亦不可缺,大抵参以补脾补气之剂,盖土强可以胜湿,而气足自无顽麻也。李中梓对痹证所理解,既循于法,又超于外。《医宗必读》中治疗痹证以祛风除湿通络,健脾化湿活血为主要治法,寒热并用,既循于法,又超于外,为临床上痹证的治疗提供了很好的诊疗思路和用药指导。

第十节

林珮琴《类证治裁》治疗痹证的用药规律探讨

林珮琴,生于乾隆三十七年(1772年),字云和,号羲桐,江苏丹阳人,清代著名医学家,晚年总结数十年学医心得和临证经验,将诸多疾病别类分门,著成《类证治裁》。该书具有极高医学价值,故而广为流传。《类证治裁》以《黄帝内经》为本,博采历代医家精论。其书皆宗经立论,取材审慎,并附其验案以作参考,所以对后学在辨识病证,运用治法方药颇有帮助。

林珮琴强调脉证合参治痹证,认为辨证是否正确,是决定施治的关键。如其辨痹证云:"风寒湿乘虚内袭,正气为邪气所阻,不能宣行,因而留滞,气血凝涩,久而成痹。或肌肉顽麻,或肢节挛急,或半体偏枯,或偏身走注疼痛,其不痛者,病久入深也。故在骨则重而不举,在血则凝而不流,在筋则屈而不伸,在肉则麻痹不仁,在皮则皱揭不荣,皆痹而不痛。"

其中,关于痹证有"痹证论治篇",强调治病首在识证与辨证,然后选择治法和方药,方能符合病情而奏效。痹者,闭也,闭塞不通之意,不通则痛,主症为痛。早在《黄帝内经》中就有"痹……其留连筋骨间者疼久"之记载,认为痹证是指以筋骨、关节、肌肉等处发生疼痛、重着、酸楚、麻木,或关节屈伸不利、僵硬、肿大、变形等症状的一类疾病,或为五脏痹、六腑痹和特殊痹等。林珮琴对痹证的认识在基于《黄帝内经》的基础上,博采众家之长,讲究脉证合参,解说详细,方证结合,分类清楚,易于对症选方用药。同时对时医针对痹证用风门通套之剂予以辩驳。今笔者对其认真研读,反复揣摩,兹将林珮琴辨治痹证特色总结分析如下,愿与有志医学者共裁之。

1.《类证治裁》治疗痹证用药的规律分析

总计纳入林珮琴治疗痹证有效方剂 45 首,全部用药种类为 117 种,总用药频次为 400 次。对中药进行频数分析,取使用频数≥5 的 23 味中药进行频数分析。其中,用药频次最高的是当归,为 24 次,其次为甘草、川芎、生姜、防风等。

对林珮琴治疗痹证所使用频数≥5 的 23 味中药进行性味归经的频数统计,共涉及 5 种药性,5 种药味,归属 10 经。具体分析得出药性以寒、平为主;药味以辛、甘、苦为主,辛能发散、行气,甘能和中,苦能泻火、燥湿、下降;药物性味以苦、寒、甘温为主。药物归经涉及膀胱、肾、肝、胆、肺、心、心包、脾、胃、大肠 10 经,以脾、胃、肺经为主。发现常用药物可归为七大类:健脾补虚药(甘草、人参、白术、大枣、黄芪、当归、白芍,共 7 种,占药物种类总数的 30.43%)、益胃解表药(生姜、防风、羌活、升麻,共 4 种,占总数的 17.39%)、祛风除湿药(秦艽、苍术、独活、防己,共 4 种,占总数的 17.39%)、利水渗湿药(茯苓、萆薢,占总数的 8.70%)、活血化瘀药(生地黄、川芎、牛膝,共 3 种,占总数的 13.04%)、理气药(陈皮,占总数的 4.35%)、温里药(川乌、肉桂,占总数的 8.70%)。其中以健脾补虚药和祛风除湿药使用较为频繁。

2.《类证治裁》治疗痹证用药的聚类分析

对林珮琴治疗痹证 45 首方剂中使用频数≥5 的 23 味药物进行系统聚类,结果可聚为五类:牛膝、萆薢、肉桂、防己、独活、川乌、秦艽、生地黄为一类,功可祛风除湿,温经散寒,益肾健骨;苍术、升麻、陈皮为一类,功可燥湿健脾,清热解毒;大枣、黄芪、人参、白芍、白术为一类,功可补中益气,健脾化湿;防风、羌活为一类,功可祛风散寒,胜湿通络;甘草、生姜、川芎、当归为一类,功可祛风活血,养血通络。聚类分析显示林珮琴论治痹证的组方多以祛风除湿药配伍燥湿健脾药为主,佐以清热凉血之品(图1-9)。

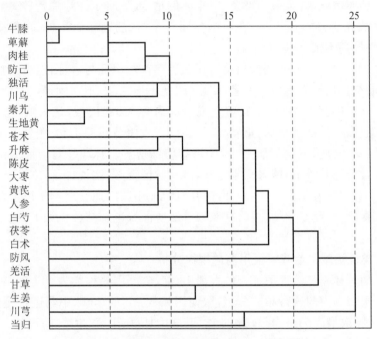

图1-9 《类证治裁》治疗痹证用药的聚类分析

3. 《类证治裁》治疗痹证用药的关联规则分析

对林珮琴治疗痹证45首方剂中使用频数≥5的23味药物进行关联规则分析显示,常用药对共12个。其中,支持度最高的为甘草与生姜(35.56%),置信度较高的为川芎与独活(100%)、当归与生地黄(100.0%),提升度最高的为牛膝与萆薢(6.0)。以上均为补脾益气、祛风除湿、活血化瘀之类药物。

总　结

林珮琴著《类证治裁》"详略轻重之际,妙于剪裁,开卷了然,言弥简而法弥备",同时将平生治案附于症后,颇具参考价值,如"痹脉案"。《类证治裁》云:"良由营卫先虚,腠理不密,风寒湿乘虚而内袭,正气为邪气所阻,不能宣行,因而留滞,气血凝涩,久而成痹。"在内正气亏虚,为其本,外遇盛实之邪,为其标,内外相应,标本相合,痹证乃成。基于痹证的病机,林珮琴治痹时重视补虚药的使用。使用频数≥5的23味中药中补虚药的使用频次达到108次,如黄芪、人参、白术,且重视补益脾气,"四季脾旺不受邪",脾气健运,正气充足,外邪不能侵袭,则无以致痹。总结《类证治裁》的用药规律发现林珮琴治疗痹证常用补虚药、祛风湿药等,而药物能发挥较好的治疗作用可能与其作用机制有关。林珮琴对各种痹证列举了有效处方,如治行痹以散风为主,兼去寒利湿,参以补血,认为血行风自灭,宜用防风汤;治湿痹腿,则拟逐湿通痹法,仿三痹汤为治。对痹证日久不愈者,认为"必有湿痰败血瘀滞经络"。在治疗上,将李中梓治疗观点明朗化,明确提出三痹各有所胜,用药以胜者为主,而兼佐之。林珮琴辨治痹证缓急有序,病势危急而痛甚即以厉剂攻除,正虚邪胜则养正祛邪。

林珮琴认为痹初起,若骤用人参、黄芪、当归、生地黄等,则气郁滞,邪不散,故应以化湿行气药主之。若久而不愈,宜峻补真阴,使气血流行,则病邪随去。对于风药滥用的现象,林珮琴赞同痹证非不有风,然风入阴分,与寒湿互结,扰乱其血脉;如以攻里药皆苦寒,用之则阳愈结,其痹转入诸腑而成死症矣。很好地体现了方证结合的特点。

脾为后天之本,气血生化之源,脾胃功能失调则生化乏源,气血亏虚则营卫失和,外邪易于入侵。不仅如此,脾虚则水湿内停、痰浊内生,日久更易致痰瘀互结,阻滞经络。林珮琴在对各种痹证作鉴别时,强调痹证以正虚为主的同时,更明确指出:"诸痹……良由营卫先虚,腠理不密,风寒湿乘虚内袭,正气为邪气所阻,不能宣行,因而留滞,气血凝涩,久而成痹。"

湿邪侵犯人体后易阻遏气机,引起气行不畅,进而可影响血行而致瘀,湿邪其性黏滞、重着,常停滞于关节肌肉之间,因此痹证反复发作、缠绵难愈,依痹证的特点,林珮琴十分重视祛风除湿,祛风湿药使用次数同样较高,遇痹先除风湿,解外邪之困,如川乌、独活,祛风湿药的使用,重在除寒湿邪,破寒热之积聚。《景岳全书》云:"寒气胜者为痛痹,以血气受寒则凝而留聚,聚则为痛,是为痛痹,此阴邪也。"气血受寒,寒性凝滞,寒客血脉,则气血津液易凝结,经脉阻滞,聚而为痛。程国彭云:"寒气胜者为痛痹,筋骨挛痛也。"治以散寒疏风燥湿,并参以补火之剂。治疗痹证时擅用辛温解表药,如生姜、防风、羌活等。故林珮琴博采众家之长,治痹以辛、甘、苦为主,用药思想上,注重标本共治,外祛风湿之邪,内以益气活血之法化瘀,对现代治痹有一定的借鉴。

第二章

从脾治痹验案效方

中医医案，又称诊籍、脉案、方案、病案，是中医理、法、方、药综合运用的具体反映形式，不仅是医疗活动的真实记述，而且还反映了医家的临床经验及思维活动。历代医家的学术思想和临证经验是中医药学的重要组成部分，而医家学术思想的精华集中反映于医案，故其在中医学术经验传承中具有极其重要的学术地位。中医医案收集分析名医临证的验案效方，为中医的现代化研究提供了极其宝贵的信息资料，是中医临床工作者进行沟通交流、学术探讨的重要途径。随着计算机技术在医案开发、利用方面的应用研究发展，大量医案数据库的建立，与数学、统计学方法相结合，针对医案各项内容进行梳理统计的研究也越来越多，为从医案的探索发掘和中医临床诊疗规律整理提供了高效途径。

刘健教授临床多年，对风湿病的治疗具有丰富的经验。本章所收载的医案均取材于临床实际病例，能较为全面地反映刘健教授的临床经验和学术特色，其中许多临床见解和实际治验都颇具启发性，尤其对青年医师的成长有着很好的指导作用。望以验案经验作为基础，析其病理病机，探其用方药之妙，广其学用之新。

同时本章还列举了一些数据挖掘技术在中医医案整理中的具体应用，给出了数据挖掘技术在医案信息挖掘中的过程，以及应用于医案整理的数据挖掘方法（如描述性分析、聚类分析、关联规则分析等），以期为中医理论和临床研究提供新的灵感、思路。

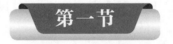

刘健教授从脾治痹验案精撷

一、类风湿关节炎

类风湿关节炎（rheumatoid arthritis，RA）是以对称性多关节炎为主要临床表现的一种慢性全身性免疫疾病，并伴有组织纤维化，细胞增殖、分化及凋亡异常等的常见难治性自身免疫性疾病。类风湿关节炎的发病机制目前尚不明确,基本病理表现为滑膜炎、血管翳形成,并逐渐出现关节软骨和骨破坏,最终导致关节畸形和功能丧失,可并发肺部疾病、心血管疾病、恶性肿瘤及抑郁症等,严重影响生活质量,无论对患者本人还是其家庭都有极大影响,同时也给国家和社会带来巨大的经济负担。目前现代医学对于类风湿关节炎的病理机制尚不完全明确,所涉及的细胞周期、信号通路、细胞因子、氧化应激等均为发病重要环节。

中医因其典型的关节病变归属于"痹证""尪痹"范畴。根据疾病不同症状特点,历代又有"历节病""白虎病""鹤膝风"等别名。在类风湿关节炎疾病活动期,患者大多有关节红肿热痛的症状,故多以"实证""热证"为主。尤其是许多早期未积极、正规诊治的患者,前来就诊时多表现为全身多关节受累,受累关节红肿热痛明显,病程长者多可见手足多关节畸形、肿胀、僵硬,关节功能下降,关节腔积液,合并伸肌腱腱鞘炎时还可在手背出现囊性肿块和水疱。临床见到的大部分患者可能早在就诊前就长期不正规服用糖皮质激素或非甾体抗炎药,故常见潮热、烦躁、盗汗、低热、消瘦、纳差、胃脘隐痛等症;加之疾病本身的皮肤与血管改变,可见手足雷诺现象,以及肌肤甲错、瘀斑等痰瘀互结之象。此外,如肺脏、心脏等重要脏器受累者临床均屡见不鲜,故必须顾及全面,综合治疗。

对于类风湿关节炎的治疗,现推荐早期且长程的干预进而达到"达标治疗"的目的。目前临床常用的如非甾体抗炎药、糖皮质激素、传统的改善病情抗风湿药及越来越多的生物制剂类药物等均取得了一定的疗效,但仍面临患者异质性、对不同症状无法有效兼顾,且长期应用后易发生药物不良反应等问题,远期疗效亦不明确,因此中医药目前在治疗类风湿关节炎中发挥了不可替代的重要作用。中医药治疗在类风湿关节炎病程任何阶段的及时介入均能帮助患者正确面对疾病,有助于患者提高肌力、维护关节功能、延缓病程进展。

刘健教授从事中医痹证的临床及科研工作多年,立足经典,秉承新安,辨证论治,在类风湿关节炎的治疗上,遵从《黄帝内经》的学术思想,提出了"从脾论治"的思想及"健脾化湿通络"的治则,且结合各家学派的观点,更是根据患者异质性、疾病进程,以及地域、气候特点等综合分析,综合患者素体阴虚、年老体虚、邪郁化热、久痹伤阴及滥用激素类药物等因素影响,辨证论治,圆机活法。刘健教授对其进行分期治疗、综合治疗、标本兼治、内外合治、中西结合治疗、辨病与辨证相结合,运用于临床收效甚广。

(一)运用健脾化湿、清热通络方治疗类风湿关节炎急性活动期案

● 病案

徐某,男,62岁,2017年5月28日初诊。患者8年前就诊于安徽某医院,确诊为类风湿关节炎,具体服药史不详。

主诉:反复四肢大小关节肿痛10余年,加重1周。

刻下症:双手、双膝关节红肿热痛,喜冷拒按,指间关节变形,皮下硬结,晨僵,活动受限,潮热盗汗,口干,夜寐不安,胃脘胀满,食欲减退,小便黄赤,大便干结,口唇紫暗,舌暗红,有瘀斑,苔黄腻,脉细涩。查尿素氮(BUN)8.5 mmol/L,类风湿因子(RF)328 IU/mL,红细胞沉降率(ESR)44 mm/h,超敏 C 反应蛋白(hs-CRP)41 mg/L。

中医诊断:尪痹(湿热痹阻证)。西医诊断:类风湿关节炎。

治法:健脾化湿,清热通络。

方药:黄芩10 g,地骨皮10 g,知母10 g,黄柏6 g,薏苡仁15 g,茯苓10 g,陈皮10 g,山药10 g,半夏9 g,厚朴6 g,鸡血藤15 g,桃仁10 g,红花5 g,威灵仙10 g,甘草3 g。7剂,水煎服,每日1剂,早晚分服(饭后服)。同时配合芙蓉膏、消瘀接骨散外敷。

二诊:2017年6月4日,患者自诉服药后无明显不适,疼痛有些许减轻,拟初诊方加泽泻10 g健脾化湿;银柴胡6 g清虚热,除骨蒸;全蝎3 g息风止痉,通络止痛。

三诊:2017年6月11日,再服7剂,患者关节肿痛大减。

随后患者复诊时随证加减,若口干、燥热明显,加芦根;若湿邪加剧,关节不利,加猪苓、路路通、豨莶草;若血瘀较甚,加丹参;若神疲乏力、气血亏虚,加太子参、当归;待患者燥热、盗汗改善,则去地骨皮、知母、芦根;待关节肿痛减轻,去全蝎;待舌质瘀斑、瘀点改善,去鸡血藤。

就诊半年后,患者自诉服药后无任何不适,现双手、双膝关节热痛缓解,指间关节变形改善,皮下硬结减少,偶有晨僵、胃脘胀闷,寐安,纳可,二便自调,口唇青紫,舌质红,苔黄腻,脉细数。查 hs-CRP 10.63 mg/L,ESR 25 mm/h,RF 268 IU/mL。后患者继续于门诊随诊,组方用药原则与前类似。现四肢大小关节红肿、疼痛基本缓解,夜寐安,纳食可,无潮热、盗汗、口干、咽燥等症,二便自调。

● 按语

本案患者虽就诊时燥热之象较明显,但病程长达8年,若只用清热除湿、活血化瘀之药,恐邪去复来。脾胃亏虚,气血不足为其本。新安医家叶天士论述痹证时强调脾气亏虚,阴液生成不足,化生内风而成痹,"中气不足,脾气下陷,致阴火内炽,耗伤阴血,化生内风,走窜周身之经络而成痹"。

刘健教授认为,本病的发生与脾胃亏虚密切相关。故在整个治疗过程中,刘健教授一直注重运用薏苡仁、茯苓、陈皮、半夏等益气健脾药。患者病程较长,湿热邪气侵犯,且湿邪日久,郁而化热,两者相互影响,加重湿热之证,方中运用黄柏、黄芩、薏苡仁等清热除湿之药,再加知母、地骨皮等养阴清热之品,以顾护正气,扶正祛邪。随后就诊时患者虚热之证明显,加银柴胡、芦根等清虚热。现代药理研究发现,黄芩、黄柏等清热解毒药具有解热、抗炎作用,有一定的抗菌或抑菌作用,能抑制免疫反应和炎症反应。另外,根据患者就诊时常感胃脘胀闷不适、食欲减退的特征,还选用薏苡仁、茯苓、陈皮、半夏等健脾除湿药物。运用上述两类药物,可达清热除湿、益气健脾之功效,脾旺则不受邪,脾气健运,内湿可除。研究表明,薏苡仁等健脾除湿药能明显促进胃排空、胃肠蠕动,改善肠道消化吸收功能。陈皮还具有一定的抗炎、止痛作用。湿热外邪侵犯关节、筋骨,不通则痛,加之病程日久,不荣则痛,患者出现关节疼痛、肿胀,药用威灵仙、路路通、豨莶草等通络止痛,减轻患者疼痛。研究发现,威灵仙、路路通等通络止痛药具有明显的镇痛作用,能减轻患者的炎症反应。患者病程较长,痰浊、瘀血互生,气血运行不畅,出现口唇青紫,瘀斑、瘀点,药用鸡血藤、桃仁等活血通经,散瘀止痛。现代药理研究发现,桃仁、鸡血藤等活血化瘀药能明显改善微循环障碍、促进造血,还可以提高患者免疫力。再配以茯苓、半夏等健脾化湿药,既消痰涤浊,又防止辛烈药物伤及胃黏膜。诸药合用,调肝和脾,祛风散寒,通络止痛,标本同治。

● 刘健教授治疗用药特点

刘健教授认为,本病内外合邪而发病,脾虚为先,脾虚生湿,湿聚成痰,痰凝气滞,气滞则血瘀;脾虚易致风寒湿热等外邪侵袭,痹阻筋脉骨节,不通则痛,外邪留滞,影响气血津液运行而致痰瘀生成;脾为生痰之源,脾虚致痰湿内生,阻滞经络关节肌肉,致血流不畅而为瘀,痰浊瘀血在疾病过程中起着关键作用;类风湿关节炎急性活动期的主要病因病机不外乎内因与外因两种:内因即素体亏虚,且以脾胃虚弱为主,外因责之于风寒湿热等外邪。

1. 急则治其标——祛邪为主,扶正为辅

刘健教授认为,类风湿关节炎急性期主要表现为关节的红肿热痛,屈伸不利,晨僵,潮热盗汗,夜寐难,大便干,舌质红,苔黄腻,脉滑数。刘健教授提出,患者素体脾虚,精微难化,则生痰湿,日久郁而化热,精微不足,气血不足,加之风湿热外邪侵犯人体,闭阻经脉筋骨,血脉不通,酿久成瘀,痰湿、瘀血互结,造成上述症状。在治疗时,要以清热解毒、通络止痛为主,辅以健脾化湿之药。常用药物有石膏、知母、大黄、黄芩、生地黄等清热药,独活、细辛、威灵仙、路路通等通络止痛药。另外,还需配伍薏苡仁、半夏、泽泻、茯苓、陈皮等健脾化湿药。刘健教授提出,类风湿关节炎急性期患者已存在正虚于内的情况,若单纯使用祛邪药物可能导致邪去而复来,遂祛邪与扶正并举,方能增强祛邪药物的功效。

2. 缓则治其本——益气健脾为主

刘健教授认为,类风湿关节炎缓解期主要以脾虚为主,主要症状有关节肿胀变形,或有皮下结节,活动受限,四肢乏力,纳少,便溏,口唇青紫,舌暗红,有瘀斑,

苔薄白,脉涩。素体脾虚,正气不足,精微难化,气血津液亏虚,脏腑功能失调,痰浊、瘀血互生。正气不足,外邪易侵入机体,留于筋骨、经脉,气血阻滞,脉络瘀阻。在治疗上,刘健教授认为"四季脾旺不受邪",主要以益气健脾为主,辅以活血祛瘀、通络止痛之法。常用药物有黄芪、山药、厚朴、熟地黄等益气健脾药,桃仁、红花、鸡血藤、丹参等活血化瘀药,威灵仙、路路通、赤芍等通络止痛药。

刘健教授还提出,在组方用药时,要善于运用药对。陈皮归脾、肺经,功擅理气健脾;半夏行水湿,降逆气,开胃健脾。两者合用,顺气道、除痰饮。正如丹溪所言:"气顺则一身之津液亦随气而行。"

(二) 运用健脾化湿、清热凉血除蒸方治疗类风湿关节炎阴虚燥热证案

● **病案**

患者,女,21 岁,2016 年 1 月 25 日初诊。

主诉:四肢大小关节反复疼痛 10 余年,加重 1 月余。

刻下症:双手掌指关节疼痛肿胀、屈伸不利、僵硬变形、麻木不仁,盗汗燥热,面赤颧红,口咽干燥,心烦失眠,腹胀便溏,纳呆食少,关节肌肤紫暗,局部瘀斑等,舌红苔腻,脉数。

辅助检查:ESR 34 mm/h,RF 118 IU/mL,hs-CRP 11 mg/L,免疫球蛋白 A(IgA)8.78 g/L,抗环瓜氨酸抗体(抗 CCP 抗体)965 IU/mL。

中医诊断:尪痹(阴虚燥热证)。西医诊断:类风湿关节炎。

治法:健脾化湿,清热凉血除蒸。

方药:黄柏 20 g,知母 20 g,青蒿 20 g,地骨皮 20 g,法半夏 15 g,陈皮 15 g,茯苓 20 g,山药 20 g,薏苡仁 15 g,泽泻 15 g,车前草 15 g,丹参 20 g,桃仁 15 g,红花 15 g,威灵仙 20 g,川厚朴 10 g,甘草 6 g。10 剂,水煎服,每日 1 剂,早晚分 2 次服用。

二诊:2016 年 2 月 4 日,服用上述药物 10 剂后,关节肿痛症状较前好转,仍有燥热,加法半夏 15 g,黄芩 15 g,地骨皮增至 25 g,以清虚热、燥湿。

三诊:2016 年 2 月 8 日,上方服用 4 剂后,燥热有所改善,夜间盗汗仍存在,将地骨皮增至 30 g 以清热除蒸,薏苡仁增至 30 g,以健脾化湿、清热除痹。

四诊:2016 年 2 月 18 日,上方服用 10 剂后,关节肿痛明显好转,燥热症状基本已除,去地骨皮,加路路通 15 g,以祛风湿、通经络。

后患者在刘健教授门诊处治疗 1 年余,治疗期间,患者一直坚持口服或外用中药,症状有很大改善,其间因受天气变化、劳逸不当等因素影响,症状变化,即来复诊。患者经过刘健教授 1 年余的辨证治疗,关节疼痛得以缓解,关节肿胀程度减轻,活动逐渐恢复。

2017 年 3 月 16 日复查,结果显示:ESR 14 mm/h,RF 15.5 IU/mL,hs-CRP

3.29 mg/L,IgA 2.95 g/L,抗 CCP 抗体 141 IU/mL。各种检查指标回归正常,症状得到持续缓解,诸症悉愈,随访至今无复发情况出现。

● **按语**

长期临床观察发现,大多数类风湿关节炎患者均可呈现出一定程度阴虚燥热的证候,或为兼证,或为主证。故临床治疗当辨证论治。或主以健脾化湿,辅以滋阴清热;或主以滋阴清热,辅以健脾化湿。

本案患者系青年女性,幼年发病,禀赋不足;病程缠绵,反复发作,多种传统抗风湿治疗方案疗效不佳。辨证以阴虚燥热的证候为主,兼有脾虚湿盛及瘀血痹阻的证候表现,故刘健教授以滋阴清热为治疗大法,并辅以健脾祛湿、活血通络之法。病程虽长,但就诊时仍处于急性活动期,抗 CCP 抗体、RF 等免疫学指标均呈阳性,提示预后不良。亟须积极治疗,控制症状,防止类风湿关节炎的并发症。

该患者先前过量久服激素,激素乃温燥之品,燥易伤阴,耗伤阴液,故患者初诊时,盗汗燥热、面赤颧红、口咽干燥、心烦失眠等阴虚燥热的症状显著,故用大队滋阴、清虚热药,如黄柏、知母、青蒿、地骨皮。《本草新编》云:"欲退阴虚火动,骨蒸劳热之症,用补阴之药,加地骨皮或五钱或一两,始能凉骨中之髓,而去骨中之热也。"该患者患类风湿关节炎多年,脾胃本虚。脾虚生湿,湿聚为痰,故用法半夏、陈皮理气健脾、燥湿化痰,寓有"治痰先治气,气顺则痰消"之意;用茯苓、山药健脾除湿,此所谓"土强可以胜湿,而气足自无顽麻也";用薏苡仁、泽泻、车前草利水渗湿。上药健脾利水,以绝生痰之源。这都体现了刘健教授"从脾论治"的思想。痹证日久,气血运行不畅,瘀血闭阻经脉,致关节肿痛,僵硬变形,屈伸不利,故用丹参、桃仁、红花活血化瘀,通络止痛,此寓有"治风先治血,血行风自灭"之意。

《古今医统大全·湿病皆为脾虚所致》云:"内外所感,皆由脾气虚弱,而湿邪乘而袭之。"湿邪日久则化痰化瘀,故方中予以茯苓、薏苡仁等健脾化湿,陈皮、厚朴等行气化痰。湿邪与瘀血两者常相互影响,湿可阻碍气机运行,加之脾虚气血无力运行,化为瘀血,瘀血又痹阻脉络,影响水液输布,化为痰湿,所以方中予以桃仁、红花等活血化瘀之品,同时,因患者为青年女性,且方中多为祛邪之药,易伤正,故后期随访复诊时,还可酌加黄芪、当归等益气养血、扶正固本之品。除了口服药物的治疗,刘健教授应用中药外敷,从局部改善关节血液循环,更强调生活方式的调整,在急性期嘱患者注意休息,少食肥甘厚味,多食瓜果蔬菜等清淡之品。经过多次中医辨证施治,患者情况一直好转,实验室各项指标均平稳下降。类风湿关节炎发病原因较为复杂,尤其是在急性期,大多临床医家在活动期多抓住表象,以清热通络祛邪为主,往往会忽视脾虚这一重要病机,刘健教授在临证中以脾虚为关键,在祛邪的同时,多加用健脾类药物,收效良好,可供临床医家参考。

● 刘健教授治疗用药特点

刘健教授认为类风湿关节炎病机为脾虚湿盛、阴虚燥热及痰瘀互结，临床上呈现虚实夹杂的特征。《素问·痹论》曰："其热者，阳气多，阴气少，病气胜，阳遭阴，故为痹热。"其中"阳气多，阴气少"之说，蕴含"阴虚"之意。《素问·逆调论》云："阴气少而阳气盛，故热而烦满也。"《素问·疟论》曰："阴虚则阳盛，阳盛则热矣。"此都说明了阴虚会产生热象的证候表现。阴虚燥热证的病机为阴虚阳亢，阴虚燥热是由于阴虚不能制阳而使阳气相对偏盛而出现燥热的表现，刘健教授认为主要与患者的先天禀赋、年老体虚、久病及滥用激素类药物等因素有关，临床除关节疼痛外可见心烦失眠、颧红盗汗、五心烦热、口燥咽干、舌红少津、脉细数等症状。究其病因可能涉及以下三方面。

1. 素体阴虚，年老体虚

《素问·调经论》言："阳虚则外寒，阴虚则内热。"根据阴阳相互制约的理论，若患者素体阴虚，阴虚则无以制阳，阳气相对偏亢，会出现一派虚热证的表现。《素问·阴阳应象大论》曰："年四十，而阴气自半也。"因年老体虚，房事不节等因素影响，耗损精血，真阴耗伤。阴液不足，一者阴虚生内热，产生阴虚燥热之象；二者易致经络涩滞，生痰生瘀。

2. 邪郁化热，久痹伤阴

《素问·阴阳应象大论》言"阳盛则热，阳盛则阴病"，直接感受风湿热邪，邪热伤阴，形成阴虚燥热之证；《类证治裁》曰"初因风寒湿邪郁痹阴分，久则化热攻痛"，即因感受风寒湿邪郁久化热，热易伤阴，形成阴虚燥热证。

3. 滥用激素类药物

糖皮质激素是肾上腺皮质所分泌的一种激素，从中医学角度理解，其具有"纯阳"之性。如果把激素看作一种"中药"，则其"药性偏阳，归属肾经"。《素问·评热病论》曰"阴虚者，阳必凑之"，过服或久服激素，化燥伤阴，暗耗阴液，亦可导致阴虚燥热证的产生。

综上，基于类风湿关节炎以正虚为本、邪实为标的病因病机，刘健教授认为在治疗时应遵循急则治其标、缓则治其本的原则。在疾病急性期，强调祛邪与扶正并举，以清热解毒、通络止痛为主，健脾化湿为辅；在疾病缓解期，则以益气健脾为主，活血祛瘀、通络止痛为辅。

（三）运用健脾化湿、补气生血方治疗类风湿关节炎合并消化道穿孔案

● 病案

何某，女，51岁，2007年8月12日初诊。

患者曾于外院行相关检查，明确诊断为"类风湿关节炎"，予西药治疗后出现

胃肠穿孔,胃肠功能差,每服用西药即出现胃脘部不适。

主诉:四肢大小关节肿痛20余年。

刻下症:就诊时主要以双手近端指间关节、双腕关节肿痛为主,活动功能受限,伴有气短声低,精神疲软,倦怠乏力,面色及口唇、爪甲颜色淡白,伴咽痛,食欲减退,偶有腹泻,夜寐尚可,舌质淡,苔薄白,边有齿痕,脉细。

中医诊断:尪痹(脾胃虚弱,气血不足证)。西医诊断:类风湿关节炎合并消化道穿孔。

治法:健脾化湿,补气生血。

方药:黄芪20 g,党参20 g,白术20 g,山药20 g,法半夏15 g,青皮、陈皮各15 g,猪苓、茯苓各15 g,薏苡仁20 g,藿香、佩兰各15 g,鸡血藤20 g,丹参15 g,甘草6 g。14剂,水煎服,每日1剂,早晚分服(饭后服)。

二诊:2007年8月27日,患者诉双手小关节、双腕关节肿痛症状缓解,贫血貌有所改善,怕冷,食欲仍减退,并伴有胃脘部隐痛。继予初诊方,山药增至30 g,加用桂枝10 g,炒麦芽、炒谷芽各15 g,以益气健脾养血、行气消食。

三诊:2007年9月12日,再服15剂,患者诉双手小关节疼痛症状明显好转,关节活动功能尚可,贫血貌明显改善,无咽痛,二便正常,胃脘部疼痛症状明显改善,偶有腹胀。拟前方去藿香、佩兰,加用威灵仙20 g,海桐皮20 g,厚朴15 g,并将鸡血藤增至30 g,以活血通经止痛,降气除满。

四诊:2007年9月27日,更服15剂,患者诸关节肿痛渐消,关节活动功能可,面色红润、口唇及爪甲颜色淡红,无胃脘部不适,纳可,二便正常。

守方继服1个月,后关节肿痛消失,关节活动可,无其他不适,复查各项指标明显下降,后一直门诊随访,近10年来,患者一直坚持服用中药,诸症均基本缓解,一般情况良好。

● **按语**

类风湿关节炎合并消化系统受累的病因和发病机制相当复杂,可能与疾病本身导致的血管炎有关,同时也可能涉及幽门螺杆菌感染、胃酸和胃蛋白酶的作用等多个方面。此外,长期服用糖皮质激素或非甾体抗炎药等也是临床极为常见的诱因之一。刘健教授认为类风湿关节炎合并消化道穿孔患者仍以脾胃亏虚为发病基础,痰浊瘀血阻络是发病关键,食积药邪为发病的诱导因素。

本案患者病程长,且因长期大量服用非甾体抗炎药、免疫抑制剂及激素导致胃肠穿孔,病情较重且复杂。患者就诊时,主要以脾胃虚弱、气血不足为主要表现,并出现一派气血亏虚之象。

刘健教授认为脾胃功能的健全与否,在类风湿关节炎的发生发展及转归中往往起决定作用,类风湿关节炎患者常常需要长期服药,品种繁多,尤其是苦寒克伐有毒之品，易损伤脾胃，使得筋骨肌肉不得濡养，影响患者病情恢复，所以益气健脾对于患者疾病的治疗尤为重要，故在治疗中非常注重扶助正气。黄芪为补气第一要药，其味甘，性微温，归脾、肺经，能够补气健脾，益卫固表，行滞通痹；党参性甘味平，补而不腻，既能补益脾胃，又能生津养血。对于久痹气血不足者，黄芪、党参尤为适宜，两者补气行血，扶正祛邪，既能顾护患者脾胃功能，又可以改善其贫血症状。白术，性味温、甘、苦，归脾、胃经，具有燥湿健脾、行气利水的作用；山药，始载于《神农本草经》，认为"补虚羸，除寒热邪气，补中益气力，长肌肉"。猪苓甘、淡、平，归心、肺、脾、肾经，具有利水渗湿、健脾、宁心安神的作用；薏苡仁甘、淡、微寒，归脾、胃、肺经，功能健脾利湿，舒筋除痹。两者常用于风湿久病者，既能健脾以扶助正气，又能祛除湿气。丹参苦、微寒，活血祛瘀，通经止痛，古有"一味丹参，功同四物"之说；鸡血藤苦、甘、温，活血补血，舒筋活络，《本草便读》中有"凡藤类之属，皆可通经入络"的说法，两者合用能够达到活血养血通络蠲痹之效。半夏辛、温，归脾、胃、肺经，有燥湿化痰、消肿止痛之功；陈皮辛、苦、温，理气健脾，燥湿化痰。两者合用，具有明显益气健脾、化痰祛湿的作用。《本草述》记载："谷麦二芽，俱能开发胃气……使营和而卫益畅，更能腐化水谷，且脾主湿，血和而湿行，湿行而脾运……"谷芽、麦芽均是消导积滞的常用药物。本案患者脾胃气血亏虚明显，关节症状相对而言较轻，故拟方时重用益气健脾养血之品，鲜用祛风湿通络之品，结合本案患者病史及病情，上述药物合而用之，能够起到脾胃兼顾、气血同治、阴阳并调的作用，全方共奏益气健脾、养血通络之效。

● 刘健教授治疗用药特点

刘健教授认为《临证指南医案》提出"胃痛久而屡发，必有凝痰聚瘀"。痰浊犯胃，痰瘀互结是胃痛屡次复发的原因。类风湿关节炎合并消化系统受累的发生发展与痰、瘀联系紧密，人体因感外邪，或七情内伤，或饮食不节等致病因素，引起脏腑功能不和，气血失调，水湿内停，聚而成痰；痰性黏滞，影响血液运行，久而成瘀。章虚古云："故湿热之邪，始虽外受，终归脾胃。故湿热相搏，干扰胃腑，气机阻滞而致胃痛，此湿热外侵也。"而食积药邪为发病的诱导因素。"饮食自倍，肠胃乃伤。"暴饮暴食，食积中焦，使脾胃气机壅滞，造成胃脘胀痛，拒按。若常饮食不节，饥饱无常，食无定时，损伤脾胃，则胃虚不能腐熟水谷，脾虚不能输布精微，稍不慎则会导致脾胃升降失常，而饮食停滞，胃脘胀痛，多有嗳腐酸臭。药邪是引起消化道穿孔的另外一个原因，非甾体抗炎药、慢作用抗风湿药、糖皮质激素的长期使用，与胃黏膜接触，可诱发消化性溃疡及消化道穿孔，本病因毒起，毒生热，毒热蕴结于胃而胃脘痛，毒热不解，久致热盛毒腐成痈。

针对类风湿关节炎消化道受累患者的病因病机及临床特征，刘健教授根据多年临证经验,对其进行辨证论治,临床疗效显著。

1. 脾气亏虚证

症见关节肿胀、酸痛,绵绵不休,食少纳呆,食后腹胀,大便或溏或硬,体倦乏力,少气懒言,语声低微,面色萎黄,舌质淡,舌体胖或边有齿痕,苔薄白,脉细弱。治宜益气健脾,化湿通络。方选四君子汤加减。药用人参、白术、茯苓、甘草等。人参甘、微温,大补元气、补脾益肺、生津养血;白术甘、温,健脾益气、燥湿利水;茯苓甘、平,利水渗湿、健脾、宁心安神;甘草甘、平,补脾益气、缓解止痛。纳呆食少腹胀者加神曲、厚朴、炒麦芽、炒谷芽理气健脾开胃;脾气亏虚致水湿内停见关节肿胀明显者,加半夏、陈皮、薏苡仁健脾燥湿化痰;气虚及阳致关节冷痛明显、得温则舒者,加用桂枝温阳通络。

2. 气血不足证

症见关节肌肉隐隐作痛,酸痛不适,或活动后加剧,精神疲软,面部、唇甲颜色淡白,心悸气短、自汗等,舌质淡、苔薄白,脉濡细。治宜益气养血,健脾通络。方选当归补血汤加减。药用黄芪、当归等。黄芪甘、微温,补气健脾、生津养血、行滞通痹;当归甘、温,补血活血止痛。心悸气短明显者加瓜蒌、薤白宣痹通阳;气血不足致失眠多梦头疼者,加用酸枣仁、远志等养血安神;血虚日久,气血运行不畅致脉络瘀阻者,加丹参、鸡血藤、桃仁、红花等养血活血、祛瘀通络。

3. 脉络瘀阻证

症见关节肌肉肿痛,甚至刺痛,痛处固定不移,关节屈伸不利,或关节僵硬变形,或肌肉顽麻重着,面色黧黑,眼睑浮肿,舌质紫暗或有瘀斑,舌苔白腻,脉弦涩。治宜活血化瘀,蠲痹通络。方选蠲痹汤加减。药用羌活、独活、桂枝、桑枝、秦艽、海风藤、当归、川芎、乳香、没药、甘草等。羌活、独活均能祛风除湿,通痹止痛,羌活善治肩背肢结疼痛属上部寒湿者,独活善治腰膝、腿足关节属下部寒湿者,两者联用治全身关节疼痛;当归、川芎养血活血、祛风止痛;乳香、没药活血化瘀止痛;桂枝、桑枝、秦艽、海风藤均为藤类药物,通络止痛。瘀血明显,关节肿大、僵硬有结节者,加用丹参、姜黄、延胡索活血止痛;瘀而化热,口渴心烦,盗汗者,加用黄柏、知母、地骨皮、黄芩等滋阴清热生津。

(四) 运用活血清热、健脾燥湿方治疗类风湿关节炎合并过敏性紫癜案

● 病案

王某,男,63 岁,2016 年 10 月 23 日初诊。

主诉:反复腰膝部疼痛 20 年,加重 1 个月。

刻下症:腰膝疼痛,屈伸不利,活动尤甚,皮肤瘙痒,皮下出现瘀点、瘀斑,色泽鲜红,大小不一,未见皮损,平素怕风怕冷,纳食可,夜寐少,二便调,舌暗红,苔白腻,脉数。查体:腰膝部活动明显受限,压痛明显。辅助检查:胸腰椎 X 线示关节

间隙变窄,骨性强直;下肢 X 线示关节周围软组织梭形肿胀、关节间隙增宽。RF 94 IU/mL,α-酸性糖蛋白(α-AGP) 151 μmol/L,hs-CRP 4.69 mg/L,抗 CCP 抗体 334 U/mL。患者前期一直坚持服药,关节肿痛症状缓解中,未有其他不适主诉。

中医诊断:尪痹(血证)。西医诊断:类风湿关节炎合并过敏性紫癜。

治法:活血清热,健脾燥湿。

方药:蒲公英 20 g,白花蛇舌草 20 g,紫花地丁 20 g,薏苡仁 20 g,山药 20 g,陈皮 15 g,茯苓 15 g,川厚朴 15 g,丹参 20 g,桃仁 15 g,红花 15 g,威灵仙 20 g,重楼 15 g,地肤子 15 g,甘草 5 g。10 剂,水煎服,每日 1 剂,早晚分服(饭后服)。

二诊:2016 年 11 月 4 日,患者服上方 10 剂后,诉腰膝部疼痛缓解,活动度增加,皮肤瘙痒好转,紫斑减少,但皮肤仍时发瘙痒,痒感较初诊大为减少,故拟上方加蝉蜕 10 g 以疏散风热,透疹止痒。

三诊:2016 年 11 月 19 日,患者腰膝部疼痛较前缓解,皮肤瘙痒消失,皮下瘀点尚存,大便干,小便黄,拟上方加生大黄 10 g,生石膏 10 g 以清热泻火,通畅二便,大黄又有逐瘀通经之功。

此后,该患者定期就诊,刘健教授根据其病情在首方基础上随证加减化裁,若纳少加炒谷芽、炒麦芽、建神曲等,若腹部胀满加火麻仁、郁李仁等。坚持服药 1 年后于 2017 年 8 月 20 日复查 RF 90.994 IU/mL,抗 CCP 抗体 202 IU/mL,关节肿痛基本缓解,皮肤紫癜未再发作。

● 按语

类风湿关节炎患者,尤其是病程长,既往服用过量糖皮质激素、多种免疫抑制剂等抗风湿药物者,常易出现血液系统受累,如贫血、白细胞减少、血小板功能异常等,紫癜也为常见的临床合并症之一。本案患者病程日久,关节尪羸,畏寒怕冷,已成痰瘀互结、正气亏虚、气血耗损之势。此时若复感外邪,化瘀化热,正虚不能御,风温、湿热之毒蕴于肌表,则致气虚不能摄血,湿热破血妄行,血液溢于脉外而成紫癜,所见瘀斑瘀点、疹色鲜红、肌肤瘙痒等症。正如《证治准绳·疡医》曰:"夫紫癜风者,由皮肤生紫点,搔之皮起,而不痒痛者是也。此皆风湿邪气客于腠理,与气血相搏,致荣卫否涩,风冷在于肌肉之间,故令色紫也。"初起风热伤络,进而血热相搏,久之阴虚火旺、气不摄血。故用药也当祛邪与止血并行,随证灵活变化。且患者炎症指标高,如一味予黄芪、当归等益气养血之品,恐反致邪郁于内,其病复作。

本案患者因长期服用抗风湿西药,属类风湿关节炎疾病缓解期,关节肿痛主症并不典型,此次就诊以皮肤紫癜为主症,故本病以脾胃亏虚为本,痰瘀痹阻,热毒侵袭为标。若迁延日久,反复发作,脏腑气血受损,瘀阻脉络,也可表现为虚证或虚实夹杂。《医宗金鉴》曰："青紫斑点其色反淡,久则令人虚赢。"两者在病因病机上存在很多相似之处,其病机重点可概括为脾胃亏虚、气血不足、湿热与痰瘀痹阻,其病理因素不外湿、热、虚、瘀四者。刘健教授认为,本病的发生与脾胃亏虚密切相关。四季脾旺不受邪,脾气充足,邪不易侵。脾主运化,在体合肌肉主四肢。若脾胃虚弱,运化失职,气血化源不足,筋骨血脉失养,营卫失和,则易感受风寒湿邪,发为痹证,即"邪之所凑,其气必虚"。针对本案患者脾胃虚弱、气血亏虚的特点,治疗用药时顾护脾胃,采用山药、薏苡仁、陈皮、茯苓等健脾助运,利水渗湿,同时充分发挥薏苡仁舒筋脉和解拘挛的功效,以缓解患者痛苦。本案患者自初次起病已历时 20 年,病程较长,疾病迁延反复,久而久之机体受损,脏腑气血虚弱,无力鼓动血运,血滞于经,故表现为血瘀,故用丹参、桃仁、红花活血化瘀止痛,寓有"治风先治血,血行风自灭"之意。清代叶天士《临证指南医案》曰:"大凡经主气,络主血,久病血瘀。"又曰:"初为气结在经,久则血伤入络。"针对湿热痹阻的证候,采用清热利湿药物,常用蒲公英、白花蛇舌草、紫花地丁等清热解毒、利水渗湿。针对患者皮肤瘙痒、紫癜的情况,选用清热解毒、祛风止痒之品,常用重楼、地肤子、蝉蜕等。嘱患者注意休息饮食,保持心情愉快,少食肥甘厚味,多食瓜果蔬菜等清淡之品。本方立足于病因病机,在治疗上主张祛邪与扶正兼顾,以健脾化湿为基本治法,佐以活血祛瘀、清热解毒,以脾胃为本,贯穿始终,临床颇有成效。

● 刘健教授治疗用药特点

刘健教授认为类风湿关节炎合并过敏性紫癜,以脾肾不足、气血乏源为本,湿热痹阻、外邪侵袭为标。《诸病源候论》云:"斑毒之病,是热气入胃,而胃主肌肉,其热夹毒蕴积于胃,毒气蒸发于肌肉,状如蚊蚤所啮,赤斑起,周匝遍体。"外感风热、湿热既可导致痹证,又是过敏性紫癜常见的致病因素。感受风热之邪,湿热内蕴,热毒郁蒸肌肤,与气血相搏,脉络被血热所伤,以致血不循经,渗于肌肤之间,积于皮下而发为紫癜。

《类证治裁》曰:"诸痹……良由营卫先虚,腠理不密,风寒湿乘虚内袭,正气为邪所阻,不能宣行,因而留滞,气血凝涩,久而成痹。"脾虚则气血乏源、痰湿内生、气机升降失常而脏腑、经络皆无以受气而俱病。湿邪是类风湿关节炎发病的重要原因,贯穿于痹证病程的始终。湿邪久留不去,影响气血津液的运行,日久寒凝湿聚痰生,湿热交阻酿毒或痹阻经络、壅滞关节则痛如白虎历节,或流注肌肤则变生皮疹、溃疡,常常缠绵难已。而脾气亏虚,运化无力,气血两虚又能造成血行无力而致血脉痹阻,瘀血蓄积日久,引起血不循经而致皮下出血,从而发为紫癜,而离经之血,又能阻于经络,加重出血,因此脾气亏虚,正气不足是疾病的基础,而瘀血既是致病因素,又是病理产物,在疾病过程中起关键作用。

1. 治病求本，重视脾胃

刘健教授认为，脾虚湿盛是类风湿关节炎病机的特征之一。若脾胃虚弱，则会内生湿浊，且化源不足，气血营卫皆失其常，进而导致痰瘀互结，脉络阻滞而发为痹，而脾虚又会直接影响脾的统血功能，脾失统摄，则会造成血溢脉外而发为紫癜。《素问·灵兰秘典论》曰："脾胃者，仓廪之官，五味出焉。"脾胃为后天之本，气血生化之源，仓廪气血充盛，则运化有源，诸气可生，全身得健。故刘健在治疗本病时，尤其重视后天脾胃之本的顾护，临证注重健脾气、养正气，以求用脾气健运之体化人体内外之邪气，养正以祛邪，达到寓攻于补、攻补兼施的效果，临证常用陈皮、茯苓、薏苡仁、厚朴、炒麦芽、炒谷芽等健脾之品。

2. 祛瘀通络，善行血活血

刘健教授认为，外邪侵袭人体脏腑经络或肌表，气血凝滞，经络痹阻导致功能障碍而发生病变，均可发为痹病。《灵枢·周痹》指出："此各在其处，更发更止，更居更起，以右应左，以左应右……更发更休也。"刘健指出，痹证发病，为风寒湿热侵入血脉中，随血脉流窜，阻碍津液气血的运行，导致经脉瘀阻，故而表现为肌肉酸痛、肿胀、肢体疼痛、屈伸不利、舌暗红或有瘀斑；而紫癜，为离经之血，常易瘀阻于内，瘀血滞留，易致血行障碍，血不归经，可使出血加重或反复出血。因此，瘀血阻滞是本病病机中的重要环节，贯穿于本病的全过程，故在治疗类风湿关节炎时，必须注重活血化瘀这一重要环节，常用丹参、红花、桃仁、鸡血藤等行血消瘀、活血通络以除痹证之痛、消离经之血。

3. 分期论治

刘健教授认为，类风湿关节炎的基本病机是脾胃虚弱，气血不足，痰湿内蕴，瘀血阻络，故在类风湿关节炎的治疗中应以扶正祛邪、标本兼顾为基本治疗大法。治疗上，刘健教授从脾论治，健脾化湿以治本，清热利湿以治标，兼以活血化瘀、除湿通络，标本兼治，攻补兼施。又根据疾病不同发展阶段的病机重点不同，将类风湿关节炎分为活动期和缓解期，并根据合并过敏性紫癜的特点，提出了以健脾化湿为主，清热解毒、祛风除湿、活血通络为辅的治法，临床疗效显著。活动期以外邪留注关节，痹阻经脉为特点，表现为关节红肿疼痛如燎，晨僵，活动受限，皮肤出现较大范围的瘀点、瘀斑等。刘健在治疗上主张以祛风清热利湿、活血化瘀通络为基本治法，临床疗效显著。活动期以邪实为主，《素问·通评虚实论》曰："邪气盛则实，精气夺则虚。"此时治疗须扶正祛邪，标本兼顾，以健脾祛湿为主，清热活血、祛瘀通络为辅。常用人参、白术、茯苓、甘草健脾以健其本、扶正气，山药、薏苡仁、陈皮、茯苓等健脾以助运利湿，蒲公英、白花蛇舌草、紫花地丁等清其热以分消湿热，当归、丹参、桃仁、红花、川芎等行血活血以通其瘀，威灵仙、重楼、防风、秦艽等祛风湿通经络以止其痛。而缓解期则以正虚为本，气血亏虚为特点，表现为肢体诸关节隐痛或酸痛、疲倦、乏力、头晕、记忆力衰退、思想不集中、皮肤出现瘀点甚或瘀斑等,此外还有食欲不振、恶心、呕吐、腹泻、腹胀伴有舌炎等症状,治疗宜补益气血、健脾和胃为主,佐以祛邪通痹。常用党参、白术、黄芪、黄精、山药等补益脾气,陈皮、薏苡仁、厚朴等以助脾化湿,当归、生地黄、赤芍、川芎养血活血,肉桂、独活、防风、秦艽祛风通络止痛。

小 结

刘健教授通过多年临床研究,认为脾胃虚弱是类风湿关节炎发病的内因,而痰湿、血瘀是其病理基础,并贯穿类风湿关节炎的始终。

● 病因病机

中医将类风湿关节炎称为"痹证",刘健教授认为类风湿关节炎的发病分外因和内因,外因为感受风、寒、湿、热邪气,而诸虚、正气不足是其内因,内外因相互联系作用,致使类风湿关节炎的发生。刘健教授对类风湿关节炎患者进行了较为系统的证候学研究,认为类风湿关节炎的中医证候呈现虚实夹杂、痰瘀互结的临床特征。

1. 气血不足,正虚为本

刘健教授认为,类风湿关节炎的发生发展主要责之于素体虚弱,正气亏虚。"正气存内,邪不可干""邪之所凑,其气必虚"。《济生方·痹》亦曰:"皆因体虚,腠理空疏,受风寒湿气而成痹也。"正气亏虚是痹证发生的内因,气血亏虚,腠理疏松,受风寒湿之邪气,加重体内瘀血痰饮的留滞,机体气血津液失于推动温煦,致痰湿瘀血流注关节、凝涩经络而为痹病。《类证治裁·痹证》云:"诸痹……良由营卫先虚,腠理不密,风寒湿乘虚内袭,正气为邪气所阻,不能宣行,因而留滞,气血凝涩,久而成痹。"病之初即可因气血阻滞而成瘀,逐渐加重而致缠绵难愈。

2. 邪实为标,责之六淫

刘健教授提出,在类风湿关节炎的发生发展过程中,痰浊、瘀血起着较为关键的作用,既是致病因素,又是病理产物。本病主要是内外合邪所致,正虚为本,脾虚生内湿,湿聚为痰;邪实为标,外邪侵犯血脉,阻碍气血津液运行,血滞酿久成瘀;脾为生痰之源,脾虚则生内湿,加之病程日久,痰阻血,血行受阻,则生瘀,瘀化水,痰瘀互结,旧病新邪交错,病程缠绵难愈;痰浊、瘀血阻于关节、筋骨,致关节疼痛、肿胀,甚至变形,所以痰浊、瘀血影响着类风湿关节炎的发生发展。

3. 脾失健运,湿浊内生

《素问·太阴阳明论》曰:"四肢皆禀气于胃……今脾病不能为胃行其津液……脉道不利,筋骨肌肉。"刘健教授认为正气不足在类风湿关节炎发生早期已存在,而正虚则以脾虚为先,脾胃虚弱,湿浊内生是发病的关键。脾主运化,主升清,脾胃虚弱,不能升清和运化水谷精微,气血生化无源,筋骨失于濡养,则发为痹证。另外,素体亏虚,脾胃虚弱,则气血不足,营卫不和,关节易受风寒湿邪气入侵,内湿与外湿相合,致脾胃亏虚更重。且四肢为诸阳之末,由脾胃所主,脾胃虚弱,阳气难达四肢,加之外邪侵袭,则致关节肿痛。巢元方在《诸病源候论》中提出痹证主要是由气血亏虚,又感受风湿邪气而致,"由血气虚,则受风湿而成此病"。《脾胃论》中提到:"故脾胃先受之,或身体沉重……或为痹……而木遏于有形中也。"叶天士认为,痹证主要责之于脾胃虚弱,阴液化生不足,内风从生而致,"中气不足……走窜周身之经络而成痹"。故脾胃虚弱与痹证的发生发展密切相关。另外,刘健教授还提出,肝主疏泄,调畅一身之气机。若肝气郁结,则失疏泄,脏腑经络之气闭阻,气血运行不畅,则致关节麻木、屈伸不利,发为痹证。且痹证多缠绵难愈,病程日久,患者易情绪失常,肝气郁滞。

4. 久病入络,痰瘀互结

痰浊和瘀血是痹证的病理产物,也是重要的致病因素。明代王肯堂《医级·杂病》对于痹证的病因病机更是直接指出"痹非三气,患在痰瘀"。痰瘀既成,胶着骨骱,阻滞经络,郁久化毒,损伤筋骨关节,造成肢体关节肿胀、变形,肢体僵硬。痹证日久,脏腑功能受损,脾胃不能运化,则饮食不能化为精微,聚为痰饮,反而聚湿成痰,痰可碍血,血滞为瘀,壅遏邪气,痰瘀交阻,痹于关节经络,导致痹证迁延不愈。临床表现为渐趋加重,疼痛,肿胀,重着等症状突出,局部经脉肌肉由于长期失养,则痉挛肌肉萎缩。疼痛皆瘀血凝滞之故也。痰瘀为阴邪,痰为湿所化,痰瘀为病,故可见肢体重着不适,湿聚生痰,痰瘀互结,停留肌肤,形成硬结。久病入络,气血凝结,不能濡养皮肉筋骨,出现关节僵直拘挛、麻木、屈伸不利。肿胀多因瘀血留阻、津液不行或痰湿瘀血互结所致,其他症状如麻木、皮肤硬化、皮下结节,形成的原因很多,主要是风寒湿侵袭,痰瘀阻滞有关,病机也不外卫虚邪侵,经络阻滞,气血不荣养组织等有关。痰瘀阻止气血运行,不通则痛,并且表现为刺痛,痛处固定,动性疼痛、触之压痛较甚;类风湿关节炎久病必耗伤正气,气血亏虚而郁滞。久病失养,脾胃虚弱,水谷精微不能达四肢引起疼痛,不荣则痛。肢体关节疼痛遇寒更甚。

● 辨证用药特点

基于类风湿关节炎发病本于脾胃亏虚、痰湿血瘀贯穿于类风湿关节炎病程始终的特点,治疗上刘健教授倡用健脾和胃、利湿化痰、活血通络之法。在长期的临床实践中,刘健教授总结出治疗本病的基础经验效方:黄芪15 g,薏苡仁20 g,山药20 g,陈皮15 g,茯苓15 g,法半夏15 g,丹参20 g,桃仁10 g,红花10 g,威灵仙20 g,鸡血藤20 g,甘草6 g。同时刘健教授根据多年的临床实践经验,认为类风湿关节炎临床可分为五型。

1. 风寒湿痹证

刘健教授认为在类风湿关节炎急性活动期仍以标实为主,或由风寒湿邪直接浸淫,或由各种原因导致脾胃虚弱,气血不足,筋脉失养,风寒之邪趁虚侵袭经络关节,闭阻经络,不通则痛。临床常见:肢体关节疼痛剧烈,遇寒加重,得热痛减,遇冷水、阴雨天疼痛加重,关节皮色不红;或肢体常有酸困之感;或关节肿胀、触之不热;舌暗苔白,脉沉细。治疗上以祛风除湿、活血通络为主,兼以健脾散寒。常用川桂枝、片姜黄、细辛、制附片、肉桂、薏苡仁、苍术、半夏、茯苓、陈皮、藿香、佩兰等配伍。

2. 风湿热痹证

本证主要由风湿热邪侵袭人体,或由外邪侵日久,郁而化热,或由素体阴虚阳盛,邪从热化所致。临床常见肢体关节疼痛,痛处焮红灼热,得冷则舒,日轻夜重,关节周围或延及小腿可见红斑结节,多兼见发热,汗出,烦闷不安,口干渴,舌红苔黄,脉滑数。刘健教授治疗以清热利湿、祛风通络为主,酌加养阴之品。常用蒲公英、紫花地丁、豨莶草、黄芩、白花蛇舌草、泽泻、茯苓、猪苓利湿以祛邪,佐以地骨皮、青蒿、生石膏、知母、炒栀子等养阴清热以扶正。

3. 寒热错杂证

类风湿关节炎患者素体本虚,卫外不固,风寒或风热易相杂为病。临床常见肢体关节疼痛,痛处自觉发热,或红肿热痛,全身恶寒怕冷,喜喝热饮;或关节疼痛沉重,得暖则舒,伴身热不扬,口干渴,舌苔黄白相间,脉象紧数。治疗以清热利湿,温经散寒为主,酌加通经活络之品。常用桂枝、羌活、独活、秦艽、防风、川芎、海风藤、片姜黄、白术、知母、附子、生姜、生石膏、薏苡仁、威灵仙等配伍。

4. 痰瘀互结证

痰瘀在类风湿关节炎的形成有两种情况:痹证发生之前,机体可由于某些因素在体内已产生痰瘀为其一;痹证日久,导致痰瘀内生为其二。风寒湿热之邪充斥经络,气血运行不畅,邪恋日久,寒凝津为痰;湿停聚为痰;热炼津为痰。清代林珮琴《类证治裁·痹证》在论述痹证日久不愈时明确指出:"必有浊痰败血淤滞经络。"痰瘀形成后,又阻滞经络,壅遏邪气,痰瘀邪气相搏,经络气血闭阻不通,故证候渐趋加重,疼痛、肿胀、重着等症状突出,局部经脉肌肉由于长期失养,则痉挛、肌肉萎缩。因此,在类风湿关节炎的治疗中,刘健教授根据情况应用化痰搜剔法、活血祛瘀法。常用药物有丹参、赤芍、桃仁、红花、当归等,同时配以健脾利湿之品如薏苡仁、半夏、茯苓、陈皮、藿香、佩兰、白术、白及、白芍、木香等,一方面祛除痰湿,另一方面保护胃黏膜不受辛烈药物的损伤。

5. 气血不足证

《证治准绳》曰:"脾胃者,气血之父也。"脾胃功能强健,可将摄入的水谷精微转化为气血。刘健教授认为在类风湿关节炎中外邪侵袭日久致脾胃功能减弱,精微不足,生化无源,最易出现气血亏虚。同时血虚之体,又易感受风寒湿邪,外邪乘虚而入留滞经络。故临床常出现肢体诸关节隐痛、酸痛不适,疲倦、乏力、头晕、耳鸣、记忆力衰退、思想不集中,此外还有食欲不振、恶心、呕吐、腹泻、腹胀,伴有舌炎等症状。治疗以补益气血、健脾和胃为主,佐以祛邪痛痹。常用药物为党参、白术、黄精、玉竹、白扁豆、山药、鸡血藤、桂枝、黄芪等,既补益气血,又补而不腻。

二、骨关节炎

骨关节炎(osteoarthritis,OA)是以关节软骨破坏、软骨下骨坏死和关节间隙变窄为特征的一种非特异性关节炎症,是最常见的慢性退行性关节炎。其主要特征是关节内软骨细胞的合成与分解代谢的失衡,这种失衡与细胞老化、细胞凋亡、关节内局部炎症因子和压力机制等有关。本病虽预后相对良好,但极易反复发作,且大部分患者都有慢性关节疼痛和功能受限,或继发神经系统受累,甚至小部分患者进一步发展出现肌无力和平衡性差等症状,以及纤维肌痛等共存疾病,因此仍属于临床难治病。

骨关节炎造成的关节疼痛是决定是否就医的关键,也是能力丧失的重要前兆。由于骨关节炎的治疗过程不能逆转,目前仍没有有效的可改变结构性进展的治疗方法。西医治疗目前主要推荐通过改变生活方式、物理治疗和其他疗法、药物治疗、手术替代治疗等来有效控制病情。药物治疗主要以对乙酰氨基酚、非甾体抗炎药、某些可以对抗慢性疼痛的抗抑郁药来控制症状,配合营养关节软骨、改善骨质疏松等对症治疗。因此,中医药治疗成为十分有效的补充或替代。

本病属于中医学"痹证""骨痹""膝痹"等范畴,脊柱的骨关节炎则符合中医"腰痛""肾着"等的范畴。中医认为,骨痹多表现为肢体关节的疼痛、肿胀、麻木甚至畸形,本病的病机为素体禀赋不足或后天失养、内伤七情等导致正气虚弱,逢风、寒、暑、湿、火、痰、瘀、毒等淫邪入侵,蕴积搏结于骨而发为骨关节炎;其基本病理表现为气血运行不利,或与瘀血、痰湿等病理产物互结,阻滞经络。

(一)刘健教授运用健脾益肾、活血化瘀方治疗骨关节炎瘀血阻络证案

● 病案
患者,女,59岁,2017年4月16日初诊。

主诉:颈肩部、双膝疼痛10年余,加重2周。

刻下症:颈肩部及双膝关节疼痛,活动受凉后加重,伴头晕、头痛、心慌,饮食睡眠可,二便正常,舌暗红,苔薄白,脉涩。

辅助检查:ESR、RF、抗链球菌溶血素"O"、hs-CRP均在正常参考范围;抗CCP抗体、葡糖-6-磷酸异构酶、抗角蛋白抗体、血常规均未见明显异常。心脏彩超示左室舒张功能下降。既往颈椎正侧位片示颈椎退行性病变。双膝关节正侧位片示双侧膝关节间隙变窄,部分关节面骨质增生明显,提示双膝关节退行性病变。

中医诊断:骨痹(瘀血阻络证)。西医诊断:骨关节炎。

治法:健脾益肾,活血化瘀。

方药:薏苡仁 20 g,陈皮 15 g,茯苓 15 g,山药 20 g,杜仲 10 g,牛膝 10 g,桃仁 15 g,红花 15 g,鸡血藤 15 g,丹参 15 g,天麻 15 g,钩藤 10 g,威灵仙 25 g,甘草 5 g,7 剂,水煎服,早晚分服(饭后服)。

二诊:2017 年 4 月 23 日,患者诉纳差、腹胀;守上方加法半夏、川厚朴、炒麦芽、炒谷芽各 15 g,7 剂。

三诊:2017 年 5 月 1 日,诉纳差明显,关节疼痛稍缓解,仍伴有头晕头痛,心慌,乏力。守上方加焦山楂 10 g,继服。

复诊多次,患者诉疼痛减轻,心慌胸闷症状改善,予原方加减 6 月余,痰湿甚时加瓜蒌皮、薤白理气祛痰;乏力甚时,加黄芪、当归;瘀血痰湿郁久化热,热势明显时,加金银花、连翘、白花蛇舌草、蒲公英等清热解毒。

2017 年 11 月 23 日,患者此时关节已无明显疼痛,头晕头痛、乏力改善明显,欲继服中药巩固治疗,嘱患者忌劳累,饮食清淡,定期监测血压,定期复查血脂、心脏功能。

● **按语**

本案患者骨关节炎病程长达 10 年余,常年服用药物,致脾胃亏虚,痰湿内生,瘀血阻络,呈本虚标实之证。病理产物瘀血、痰湿阻于关节经络,局部气血运行迟缓,不仅濡养失职,而且影响全身气血运行,使瘀滞状态更重。病久脾胃亏虚,痰湿内生,选用参苓白术散,方中薏苡仁、陈皮、茯苓、山药理气健脾祛湿,治脾虚之本,生痰之源。腰为肾之府,肾主骨生髓,肾精充足,髓化有源,骨骼得养,则坚固有力;肾精不足,易致腰失所养,骨质增生或骨折等。杜仲、牛膝等补肝肾强筋骨之药,意在肾骨相生,同类相求,滋骨髓生化之源,强筋健骨,固本培正气。日久入络,瘀血痰浊互结根深蒂固,非活血祛湿不及,故重用桃仁、红花、鸡血藤补血活血通络,共除经络血瘀之态。痰瘀阻于脑络碍气血上荣则见头晕头痛,以天麻、钩藤祛风通络,现代药理研究表明两者均具有降压、镇静镇痛作用。上方加减 6 月余,患者颈肩部、双膝疼痛明显改善,无特殊明显不适。研究表明,薏苡仁、茯苓、黄芪三者均能够增强机体免疫力,此外薏苡仁有重要的药用和营养价值,尚有抗肿瘤作用,茯苓可抗炎、保肝、延缓衰老,黄芪可促进机体代谢,增强心功能。本方配伍合理,兼顾多面且重点突出,疗效较佳。

● **刘健教授治疗用药特点**

刘健教授分析骨关节炎血瘀证的发病与脾胃密切相关,可因脾胃虚弱,化生气血不足,血行艰涩而致瘀成痹;亦可由脾胃虚弱,湿浊内生阻塞脉络而成瘀发为痹证;又可因脾气虚衰,推血摄血无力而成瘀,日久为痹;治疗当补脾、健脾、实脾,故脾旺则气血充足,鼓舞气血运行有力,脾健则痰浊水饮可得运化,脾实则摄血有权,血不妄行。现将刘健教授"从脾论治"思想介绍如下。

1. 脾胃虚弱,化生气血乏源而成瘀致痹

脾胃居中焦,乃人体气血生化之本源,主司运化水谷精微化生气血,以充养脏腑经络,维持机体正常活动。脾胃功能正常时,气血化生充足,才能够正常发挥其充养经络、滑利关节、鼓舞正气御邪外出之功能。中医认为"百病皆因脾胃衰而生",脾胃虚弱,无力化生气血而致气血乏源;反之,气血亏虚日久,脾胃失于濡养则更加虚衰,致使脏腑、经络、筋骨、关节的功能受到影响,正气无力御邪外出而骨痹始生。再者,气行则血行,气滞则血瘀。脾胃虚衰日久,气血难以化生,气弱难以助血运行,血行艰涩,瘀血由成。总的来讲,脾胃的运化功能、气的推动作用,以及血的濡养作用相辅相成,相互影响。脾胃虚弱,气血乏源,不仅筋骨、关节得不到正常的滋养,也使得筋骨、关节局部血行障碍,瘀阻成痹。所以说,脾胃虚弱,气血乏源为骨关节炎血瘀证的主要内因。

2. 脾胃虚弱,湿浊内生阻络而成瘀致痹

脾胃虚弱,化生气血津液之力减弱,气的温煦、推动之力不足,津液难以运化输布,致湿浊痰饮内生,痰湿胶结闭阻脉络,使气血运行缓慢,加之气虚血少津液不足,气虚难助血行,血亏亦无力载气摄气,气滞、瘀血、痰湿三者胶固凝结,阻塞经脉,困结筋骨、关节,则发为痹证;若治不得法,疾病缠绵不愈,亦可郁久化热,可出现关节灼热、肿胀。

3. 脾气虚衰,推血摄血无力而成瘀致痹

血行于脉中,气发挥着重要作用。血液运行既需要心气推动与肝气疏泄,还需要脾气的统领固摄,气的功能正常及各脏腑间的协调与配合,共同作用使血循经行于脉中而不妄行,即所谓的"气血相随而行"。若脏腑受损,气机逆乱,则血易妄行。若脾气充足,推血有力,固摄有权,血循道行于脉中且通达四末无阻。若脾气虚衰,一方面气不足以推血行致血行缓慢,脉中呈气滞血瘀之态;另一方面气不固摄血液,血妄行无道溢于脉外,外溢离经之血停而为瘀且固定不移。脉中脉外瘀滞之态,致新血难成,筋骨、关节失于濡养且痛处固定,日久成痹。

4. 血瘀既是致病的病因,又作为病机贯穿始终

清代王清任《医林改错》中详论血瘀证,提出"痹证有血瘀"的思想,以活血化瘀之法治疗各种病证,创立多种逐瘀汤,沿用至今且疗效显著。在骨痹初期经脉受邪,气血津液运行不利,滋润濡养等功能失职,临床症状表现较轻微,此时用药以祛邪为主,且疗效较好;随着疾病发展,正邪相争剧烈,肢体关节症状表现明显,邪气盛正气尚足,此期内外兼顾,若用药及时得法,亦可取得较好疗效。进一步发

展气血津液耗伤较重,气无力津不足血少,血行蹇涩、缓慢,甚或停滞,血瘀状态进一步加重,此期宜扶正祛邪,但药效难达,若治不得法,日久缠绵不愈,脏腑阴阳受损,深入骨骱,可导致关节僵硬、屈伸不利等。

综上,刘健教授在治疗骨关节炎血瘀证时,多以健脾活血化瘀之法贯穿始终。典型的血瘀证常表现为关节疼痛或刺痛,夜间加重,关节局部皮肤干燥、晦暗,肌肤甲错,舌质一般表现为暗红,可伴有瘀斑瘀点,脉涩或弦。但实际临床辨证复杂多变,表现各异,虽未有血瘀证典型表现,但通过活血化瘀药的运用,可取得较好疗效。刘健教授临床常用活血化瘀药物有川芎、桃仁、红花、丹参、牛膝、当归、延胡索、片姜黄等。现代药理研究表明,川芎的主要有效成分川芎嗪,可改善机体微循环,对脑、心、肾等起保护作用;丹参有改善循环、护肝、抗肿瘤作用;鸡血藤有改善机体造血,调节机体免疫、抗氧化作用。刘健教授治疗骨痹,非常重视顾护正气,防因祛邪而损伤人体正气,其扶正首先顾护后天之本,多以补脾、健脾、实脾之法,常使用的健脾益气药物有茯苓、薏苡仁、山药、黄芪、太子参等。现代药理研究表明,健脾益气药物多有调节人体免疫、抗氧化等作用,其提取物被制成多种制剂广泛应用于临床各科。血瘀证常兼有寒热、痰浊水饮等邪,临床常配伍使用祛风散寒、舒筋通络药物如威灵仙、路路通等;常用清热药物如蒲公英、知母、黄柏、白花蛇舌草、青蒿、地骨皮等。刘健教授通过精当配伍,兼顾多方,临床常获得满意疗效。

(二)刘健教授运用清热解毒、健脾通络方治疗膝骨关节炎急性期案

● 病案

患者,女,28岁,2017年6月15日初诊。

主诉:双膝关节红肿灼痛,活动受限6月余。

刻下症:双膝关节红肿灼热,疼痛,伴咽痛、低热,坐轮椅被推入诊室,行走严重受限。体温为37.5℃,左下肢内外膝眼处见腔镜术后瘢痕;双膝关节肿胀灼热,压痛(+),浮髌试验(+),左膝关节较重;被动活动时可触及骨擦感,双踝关节压痛(+)。舌质红,苔厚,黄腻,脉弦滑而数。

辅助检查:2017年3月26日,左侧膝关节MRI示左侧膝关节半月板损伤(Ⅰ°~Ⅱ°),左膝关节退变并关节腔少量积液;2017年3月28日,ESR 14 mm/h;2017年5月13日,ESR 9 mm/h;2017年5月12日,双膝关节彩色多普勒超声示双侧膝关节滑膜软组织稍增厚。

中医诊断:骨痹(湿热痹阻证)。西医诊断:膝骨关节炎。

治法:清热解毒,健脾通络。

方药:①知母20 g,黄柏15 g,银柴胡15 g,金银花20 g,连翘15 g,蒲公英20 g,黄芩20 g,青蒿10 g,地骨皮15 g,威灵仙20 g,法半夏15 g,陈皮20 g,川厚朴

15 g,茯苓 15 g,山药 25 g,薏苡仁 30 g,炒谷芽 10 g,炒麦芽 10 g,建神曲 15 g,甘草 5 g。②新癀片,1 次 3 粒,每日 3 次。③黄芩清热除痹胶囊(HQC),1 次 3 粒,每日 3 次,3 剂。并嘱以药渣浸液熏洗手足。④双氯芬酸钠乳膏,外用,每次 3 g,每日 3~5 次。嘱患者清淡饮食,调畅情志,适当休息,仰卧位做膝关节抬升运动,促进关节功能恢复。

二诊:2017 年 6 月 18 日,患者诉服药后无不良反应,低热已退,关节灼热疼痛稍减,咽痛减轻,饮食欠佳,守初诊方,减地骨皮、银柴胡,加焦山楂 10 g。4 剂,继服。

三诊:2017 年 6 月 29 日,患者诉饮食较前改善,关节红肿较前缓解,现疼痛明显,守二诊方加鸡血藤 5 g,路路通 15 g,7 剂,继服。

经多次复诊,刘健教授辨证施治,根据患者反馈及临床查体,及时调整用药。在原方上加减,患者燥热减轻时,去银柴胡、地骨皮;血瘀甚时,加桃仁、红花、鸡血藤活血化瘀通络;疼痛甚时,加细辛、川芎行气止痛。

2017 年 7 月 17 日,患者可独自步入诊室,诉关节灼热明显减轻,疼痛大减,触诊膝关节已无灼热感,肿胀消减明显。2017 年 10 月 12 日,患者诉仅偶感左膝轻微疼痛,行走已无碍,双膝关节灼热感已消。2017 年 11 月 15 日,患者复诊时已无明显不适,仅左膝关节轻度肿胀,余症均基本缓解。

● **按语**

膝骨关节炎(knee osteoarthritis, KOA)是一种慢性退行性骨关节疾病,是骨关节炎最为常见的类型之一。目前我国中老年人群中症状性膝骨关节炎的患病率有不断升高的趋势。《素问·痿论》曰:"肾者,水脏也,今水不胜火,则骨枯而髓虚,故足不任身,发为骨痿。"《张氏医通》云:"膝为筋之府,……膝痛无有不因肝肾虚者,虚则风寒湿气袭之。"《证治准绳》亦云:"膝痛有风,有寒,有闪挫,有瘀血,有痰积,皆实也,肾虚其本也。"《难经·二十二难》云:"气主煦之,血主濡之。"因此筋骨虽然由肝肾所主,但其营养与动力却完全依赖于气血的输注,若气血亏虚或运行不畅,则发生关节酸软疼痛。

本案患者为典型膝骨关节炎活动期,针对此患者的病情,刘健教授分析由于患者较长时间服用西药和经"关节镜下左膝关节探查清理＋半月板修复术"术后,表现为湿热壅盛,脾胃亏虚之证,以金银花、连翘、蒲公英清热解毒除邪热壅盛之势;湿性缠绵,湿热互结,单用清热药物,恐热势难除,又以黄芩、黄柏,共除湿热之邪;脾胃亏虚为致病根本,脾虚湿盛为发病关键,以茯苓、山药、薏苡仁、炒谷芽、炒麦芽、建神曲健脾除湿治本;以陈皮、川厚朴、法半夏理气健脾;长期湿热壅盛,耗伤阴液,祛湿药亦可耗伤阴液,故用知母、黄柏、青蒿、地骨皮养阴清热;脾虚生湿生痰影响气机,气滞血行不利致血瘀,以鸡血藤、桃仁、红花活血化瘀通络,配以理气药陈皮、法半夏,共除痰浊瘀血等病理产物;以中成药新癀片、黄芩清热除痹胶囊配合服用,增添清热除痹之功。嘱患者饮食清淡,规律作息,少食牛羊肉等发物;加强关节功能锻炼,着重膝关节的抬伸与下蹲锻炼,以便促进功能恢复,防止因缺乏有效运动致肌肉萎缩。多次复诊,及时调整药物及剂量。治疗 5 月余,患者病情得到极大改善,初诊行动严重受限需坐轮椅出行,现已行走无碍,仅偶感左膝关节轻微疼痛,余症皆消。

● 刘健教授治疗用药特点

刘健教授认为正气不足是本病发病的根本内因,《黄帝内经》中记载:"正气存内,邪不可干。"由此可见机体不得病的根本是正气充足。肾为人体阴阳根本,藏有先天之精,精气充足骨髓充养骨骼则坚固有力;若精不足致腰失养易致骨质疏松、骨折等。脾胃运化水谷化生气血,滋养先天。刘健教授认为脾肾虚损又以脾虚为主,脾虚运化不利,不仅肾精失于充养,机体肌肉、骨骼、筋脉濡养不足,还会致气血水液运行不利,湿浊痰饮内聚,若流注于周身关节,会引起关节疼痛、肿胀等症状。湿、热、痰、瘀等邪实互结为标。膝骨关节炎外因多为风寒湿邪侵袭,郁久化热;或因素体内有蕴热,阳盛之体,若感受外邪,易内外合邪,易从阳化热;邪实互结阻于经络肌肉关节筋骨,其中急性期膝骨关节炎以湿、热、痰、瘀等邪实互结为主。刘健教授认为,痹证以脾虚为先,脾主运化,脾虚失于运化的病理产物为湿、痰,使气血运行受阻,积于膝关节处,病久形成气滞血瘀、不通则痛的状态,膝关节以疼痛、肿胀灼热为主,关节外以热象表现为主,如口干、便干、舌红、苔黄、脉数等。

刘健教授治疗急性期膝骨关节炎有鲜明的特色。《金匮翼·热痹》曰:"热痹者,闭热于内也。"临床就诊患者大多数是发作期或中后期阶段,以湿热偏盛、肢体关节肿胀、灼热疼痛、行走活动痛甚为主,刘健教授采用清热利湿健脾通络法,急治标实,缓治本虚,以清热解毒治标,健脾利湿治本,采用传统汤药配合中成药、外敷药施治,内服与外用,整体与局部,从多方面多角度施治,安全有效,可缩短患者的病程。对于煎煮过的中药药渣,刘健教授嘱患者用药渣煎水熏洗手足,剩余的药渣亦可敷在疼痛不适的部位,做局部治疗,提高了药物的利用率,更好地发挥了药用价值。在调护及康复方面,经常对患者进行心理健康疏导,鼓励患者用正确、积极的心态面对疾病,嘱患者做关节的功能锻炼,避免因长期停止活动,造成关节的功能下降、肌肉萎缩。刘健教授从多角度治疗膝骨关节炎:①对膝骨关节炎治疗注重分期,依据病程发展可分初期、中期、后期,分别以祛邪为主,祛邪与扶正兼顾,扶助正气兼以祛邪为原则,对各时期治疗有突出侧重。②以通络为要,采取清热解毒、散寒祛风、活血化瘀通络等方法治疗各类证型的膝骨关节炎,临床常用威灵仙、薏苡仁、青蒿、地骨皮、川芎、当归、鸡血藤等药物,根据病情具体施治,随证加减。③注重顾护脾胃,采用健脾化湿药,培固后天,祛疾病之本,常用黄芪、茯苓等益气健脾除湿。④衷中参西治疗,症状严重时可采用非甾体抗炎药与健脾和胃药联合运用,抗生素与清热药联合运用等方法。刘健教授运用中医思维辨证论治,审证求因,谨守病机,采用综合治疗方法,能够有效改善膝骨关节炎患者的症状,提高患者的生活质量。

(三) 运用平肝息风、健脾益肾方治疗骨关节炎合并颈椎病案

● 病案

患者,男,45岁,教师,颈椎病病史2年,2017年4月20日初诊。

主诉:反复多关节疼痛2年,眩晕1周。

刻下症:颈项部疼痛,转侧不利,伴头晕,甚则感头涨、头重脚轻、脑内摇晃、眼花等感觉。双膝关节疼痛,上下楼明显,平素食纳少,口干口苦,腹胀,便溏,寐差。面色萎黄,唇痿舌红,苔黄腻,边有齿痕,脉弦细数。

中医诊断:骨痹(肝阳上亢证)。西医诊断:骨关节炎合并颈椎病。

治法:平肝息风,健脾益肾。

方药:①天麻10 g,钩藤10 g,栀子10 g,黄芩15 g,川牛膝15 g,杜仲15 g,益母草15 g,桑寄生15 g,茯苓15 g,薏苡仁20 g,山药10 g,陈皮15 g,首乌藤15 g,桃仁15 g,红花15 g,路路通15 g,甘草5 g。7剂,水煎服,每日1剂。②新癀片,1次3粒,每日3次。③黄芩清热除痹胶囊,1次3粒,每日3次。④活血止痛膏,外用,每日1次。嘱患者清淡饮食,调畅情志,平卧休息。

二诊:2017年4月27日,患者诉服药后无不良反应,头晕好转,仍有颈部疼痛,口干、饮食欠佳,守初诊方,加丹参10 g,白芷15 g,焦山楂10 g,炒麦芽、炒谷芽各10 g。7剂,继服。

三诊:2017年5月4日,患者诉诸症较前改善,守二诊方7剂,继服。

患者继续辨证论治治疗半年,诸症好转,无明显不适主诉。

● 按语

随着日常生活习惯的改变,脊柱骨关节的发病率较前显著升高,且发病年龄明显前移。颈椎病又称颈椎综合征,是脊柱骨关节炎里最常见的类型之一,包括颈椎骨关节炎、增生性颈椎炎、颈神经根综合征、颈椎间盘脱出症等。主要由于颈椎长期劳损、骨质增生,或椎间盘脱出、韧带增厚,致使颈椎脊髓、神经根或椎动脉受压,出现一系列功能障碍的临床综合征。

本案患者系中年男性,职业为教师,平素工作任务重,常伏案工作,积劳成疾,系较为典型的骨关节炎、颈椎病。刘健教授认为风痰瘀是本病发病中的兼邪,也是本病发病的不可忽略的因素。《黄帝内经》病机十九条中提到"诸风掉眩,皆属

于肝",就是强调内风在眩晕发病中的重要性,内风又称为肝风,与肝密切相关。刘健教授指出中医认为肾主骨,肝主筋,肾强则骨壮,肝血足则筋强。病机上,刘健教授认为肝血不足所致的内风是重要原因,刘健教授指出临床上伴有肝风的患者颈肩部局部肌肉多挛缩或瘦弱,同时一些患者可能伴有耳目晕眩感,多与肝血濡养不足有关。朱丹溪先生提出"无痰不作眩",孙子奎又提出"肝风易夹痰上扰清窍",刘健教授认为现代人多食滋腻之品,加上安徽之地湿热较重,局部侵袭易聚集成痰,伴有痰邪的患者大多肥胖,或伴有恶心呕吐等表现,舌苔一般较为厚腻。此外,久病必有瘀,本病多数迁延不愈,反复发作,瘀是不可忽视的因素,刘健教授提到伴有瘀的患者常常能在颈部触及阳性痛点,舌苔也较为瘀暗或舌下络脉明显。

据患者颈项部疼痛、头晕、头胀、头重脚轻、脑内摇晃、眼花等症状及舌苔脉象,考虑患者为肝阳上亢表现,平素食纳少、腹胀、便溏,面色萎黄为脾气亏虚表现,故治疗上予以平肝息风、健脾益肾法,临证药物选择天麻钩藤饮加减,方中天麻、钩藤平肝息风。川牛膝引血下行,并能活血利水。杜仲、桑寄生补益肝肾;茯苓、薏苡仁、山药、陈皮益气健脾以治本;栀子、黄芩清肝降火,以折其亢阳;益母草合川牛膝活血利水,有利于平降肝阳;首乌藤宁心安神;桃仁、红花、路路通活血化瘀,通络止痛。全方共奏平肝息风、健脾益肾、活血通络之功。

● 刘健教授治疗用药特点

刘健教授认为气血失和是脊柱骨关节炎的内在原因,风痰瘀是不可忽略的致病因素。筋骨失衡导致局部气血运行出现障碍,早期多表现为气滞血瘀,颈部痛点多为剧烈痛,且痛点固定或者伴有胀痛甚至局部刺痛等表现,且气滞与血瘀互为因果,造成局部循环障碍,致使新血无以复生,进而出现局部血供不足,加重眩晕的发作。此外,血瘀也会加重气滞的表现,临床上多有紧张、焦虑等肝气郁滞的表现;随着疾病的发展,本病在中后期的表现主要为气血亏虚,气血不足筋骨无以濡养,临床上久治不愈的患者颈肩部肌肉往往较弱;气虚则清阳不升,血虚则脑窍失养,易发为眩晕,临床上此类患者多在劳累后发作,或伴有脾虚的表现,如乏力、纳少便溏和舌有齿痕等。

1. 擅用活用止痛药

肢体关节疼痛是骨痹的一个突出症状,其病机为经脉闭阻不通或筋脉失养,即所谓"不通则痛"和"不荣则痛"。临证当根据"标本虚实兼治"原则,在辨证用药的基础上,有针对性地选用具有止痛作用的药物,有助于提高临床疗效。①祛风散寒止痛药:适用于外感风寒之邪,痹阻经脉而致关节疼痛,通过辛温发散,温经散寒,达到祛邪通脉止痛作用,常用药物有羌活、独活、白芷、威灵仙、秦艽、细辛、桂枝等。祛风药物能发汗祛湿,多为辛温香燥之品,易伤阴耗血,用药当中病即止,阴血不足者当慎用或禁用。②清热消肿止痛药:主要适用于湿热蕴结,痹阻经络,流注关节,或热毒炽盛,脏腑气机失宣,热壅血瘀,导致关节疼痛、肿胀等,通过清热解毒药物祛除热毒之邪,达到祛邪止痛目的,常用药物有蒲公英、白花蛇舌草、金银花、连翘、黄柏、牡丹皮、薏苡仁、泽泻等。此类药物多苦寒,有伤阳败胃之弊,脾胃虚寒者当慎用。③活血化瘀止痛药:主要适用于瘀血阻滞筋脉引起的关节疼痛,常用药物有丹参、红花、赤芍、川芎、桃仁、全蝎等。此类药物易耗血动血,有出血倾向者当慎用。④补虚止痛药:适用于痹证日久,阴虚血少,筋脉失养,"不荣则痛",常用药物有鸡血藤、当归、熟地黄、丹参、白芍、甘草等。此类药物多属甘味滋补之品,有腻滞脾胃,妨碍脾胃运化之弊,脾虚便溏者,宜配合健脾助运药物。

2. 辨病位用药

辨病位用药是根据痹证病位的不同,在辨证的基础上有针对性地使用药物,以提高治疗效果。痹在上肢可选用片姜黄、羌活、桂枝以通经达络,祛风胜湿;下肢疼痛者可选用独活、川牛膝、木瓜以引药下行;痹证累及颈椎,出现颈部僵硬不适、疼痛,左右前后活动受限者,可选用葛根、伸筋草、桂枝、羌活以舒筋通络,祛风止痛;痹证腰部疼痛、僵硬,弯腰活动受限者,可选用桑寄生、杜仲、巴戟天、淫羊藿以补肾强腰,化瘀止痛;痹证两膝关节肿胀,或有积液者,可用土茯苓、车前子、薏苡仁、海桐皮以清热利湿,消肿止痛;痹证四肢小关节疼痛、肿胀、灼热者,可选用蒲公英、白花蛇舌草、桑枝、威灵仙以解毒散结,消肿止痛。

刘健教授认为本病的治疗,还宜重视养血活血,即所谓"治风先治血,血行风自灭";治寒宜结合温阳补火,即所谓"阳气并则阴凝散";治湿宜结合健脾益气,即所谓"脾旺能胜湿,气足无顽麻"。久痹正虚者,应重视扶正,补肝肾、益气血是常用之法。

小 结

骨关节炎是一种常见的慢性退行性关节炎,属于临床难治病。中医将其称为"痹证""骨痹""膝痹"等,刘健教授重视内因、外因相结合,诸法并举,扶正祛邪,重点突出,疗效突出,有效改善骨关节炎患者症状。

● 病因病机

1. 正虚为本,外感为标

《素问·长刺节论》曰:"病在骨,骨重不可举,骨髓酸痛,寒气至,名曰骨痹。"骨关节炎虽由风、寒、湿、热等外感邪气闭阻经络,杂至合而为痹所致,但是在骨关节炎中,肾精不足、脾胃虚弱、气血亏虚、经络失养等内亏之因是致病的关键因素,骨失所养、骨骼缺乏精微物质滋养而发生退行性变,导致不荣则痛。《素问·逆调论》曰："肾者水也,而生于骨,肾不生则髓不能满,故寒甚至骨也。"不同于因天气阴寒、迎风受冷、淋雨受湿、地处潮湿等外界因素感受风寒湿热邪气所致的痹证。且骨关节炎多发于老年人群,正气虚弱这一点显得尤为重要,刘健教授临证重视正虚与外感相合致病,正虚为本,先天不足,肾精亏虚,后天失养,脾胃亏虚,外感风寒湿热为标,肌肉、筋骨、关节失养,外邪留着所致。脾虚失其健运,气血生化乏源,无以充养精血,肾虚骨髓生化不足,经脉空虚,风寒湿热乘虚而入,痹阻筋脉,治疗上祛邪扶正兼顾进行。

2. 外感六淫,风寒湿热

《素问·痹论》云:"风寒湿三气杂至,合而为痹也。"中医理论认为骨关节炎初期确实以肢体经络为风寒湿之邪所闭塞,导致气血不通,经络痹阻,引起肌肉、关节、筋骨发生疼痛、酸楚、麻木、重着、屈伸不利等症状。刘健教授在骨关节炎的致病因素六淫邪气中,特别注重风湿寒热邪之变化。外感风寒湿邪,日久蕴而化热,或直接外感风湿热邪,乘虚入经袭络,或湿为阴邪,重着黏腻,袭于筋骨肌肉,则致麻木重着,湿邪蕴久则易从寒化热,发为湿热,肢体多为红肿热痛。《温病条辨》曰:"痹证有周、行、著之分,其原有风、寒、湿、热之异……寒湿固有,湿热尤多。"且骨关节炎患者来院就医,大多数是发病的中后期阶段或发作期,气血亏虚,营卫失调,湿热偏盛,肢体关节肿胀,灼热疼痛,行走活动痛甚,临床上刘健教授多配伍蒲公英、白花蛇舌草等清热解毒利湿之品,少佐芳香化湿之藿香、佩兰。

3. 血瘀痰阻,致病之因

朱丹溪云:"百病多由痰作祟。"痰饮致病具有广泛性和多样性,多停留于机体的不同部位而为病,是骨关节炎发病的重要因素之一。《证治汇补》曰:"湿热痰火,郁气死血,流于经络四肢悉能为麻为痹。"痰湿痹阻经络,气血运行失常则气滞,气滞日久则血瘀,血瘀气滞互为影响。《类证治裁》云:"久痹,必有湿痰、败血,瘀滞经络。"刘健教授认为痹证日久必是痰浊血瘀互阻经络,影响气血津液运行,兼见同病,瘀血与痰浊既是致病的病理产物,又是机体进一步病变的重要因素之一,瘀血内阻日久必生痰湿,痰湿阻滞易致血瘀,两者相互影响,痰瘀互结,单祛痰则瘀血难化,专攻瘀则痰湿难消,临床多配伍健脾化痰、理气活血之药。

4. 脏腑虚损,脾肾为先

临床上骨关节炎多发于40岁以上的中老年人,脏腑亏虚,尤其是脾肾先后天之本的不足,是骨关节炎发作的重要因素。肝肾亏虚是骨关节炎发生的内在因素,劳损外伤及风寒湿热诸邪内侵是本病的外部条件。孙一奎言脾虚生痹,强调从脾治痹,脾虚运化水液失常,致水湿泛滥阻滞经络肢节,久之气滞血瘀或痰浊聚而化热,筋骨失养发而为痹。刘健教授认为肾为先天之本,脾为后天之本,先后天互滋互用,若肾虚则损及脾,脾虚则影响及肾,骨关节炎脏腑虚损以脾、肾为主导。《金匮要略》云:"四季脾旺不受邪。"脾肾虚损,又以脾虚为主,脾虚湿盛是骨关节炎发病的关键所在,脾虚气血乏源,肌肉不充,四肢关节失养,风寒湿热乘虚而入,着于筋脉为痹,《赤水玄珠》云:"四肢者脾也,风寒伤之则挛痹。"

● **辨证用药特点**

1. 益气健脾调,痰湿之本

《素问·厥论》云:"脾主为胃行其津液者也。"脾主运化水液,为生痰之源,脾气虚则运化失常,内生湿邪,易困脾气。外感寒湿侵袭机体,湿蕴日久则亦致脾气亏虚,脾虚与湿邪两者互相影响,缠绵难愈。刘健教授认为骨关节炎患者多为脾气亏虚,脾虚则气血不足,或痰湿内蕴。临证上多用白术、山药、黄芪等益气健脾,补中焦益气扶正,治痰湿之本。白术散湿除痹,脾虚不健,其能补之,《医学启源》云:"除湿益燥,和中益气,利腰脐间血,除胃中热。"山药健脾补虚,滋精固肾,兼顾脾肾不足。黄芪大补脾肺之气,脾气健旺则新血生,气畅血行则瘀血去。《医学心悟》言:"土旺则能胜湿,而气足自无顽麻也。"

2. 渗湿健脾,除痰湿之标

脾虚湿盛,痰湿内阻,则骨关节炎患者临床常见肢体疼痛、关节肿胀。刘健教授除了运用白术、山药益气健脾治痰湿之本,还擅用茯苓、薏苡仁、猪苓等渗湿健脾除痹治痰湿之标。茯苓去湿则逐水燥脾,《药品化义》云:"补脾于中部,令脾肺之气从上顺下,通调水道。"薏苡仁甘淡渗利,能去湿利水,药食两用,《本草纲目》云:"薏苡仁,阳明药也,能健脾益胃……筋骨之病,以治阳明之本,故拘挛筋急、风痹者用之。"猪苓解热除湿,开腠理,通水道,行窍利水,利尿消肿。

3. 补肾强骨,固本扶正气

"腰为肾之府",腰椎骨性关节炎临床表现有腰背部疼痛、僵硬,有时放射至下肢。刘健教授在临证时常配用杜仲、桑寄生、狗脊等补肝肾强筋骨之药,意在肾骨相生,同类相求,滋骨髓生化之源,强筋健骨,固本培正气。《玉楸药解》云杜仲:"益肝肾,养筋骨,去关节湿淫,治腰膝酸痛。"桑寄生助筋骨,益血脉,《本经逢原》言:"寄生得桑之余气而生,性专祛风逐湿。"

4. 理气活血,顺气化瘀滞

骨关节炎患者因邪气阻络,气血运行不畅,形成痰湿、瘀血等病理产物,瘀积于周身多骨关节,慢性病程逐渐形成气滞血瘀不通则痛的状态。刘健教授认为瘀血致痹,痹久必有瘀血,瘀血既是病因又是病理产物,瘀血气滞常相互影响,临证必配陈皮、丹参、桃仁、红花、威灵仙等理气活血药顺气导滞,调畅气机。

5. 清热解毒,妙治热毒痹

骨关节炎患者外感风寒湿蕴久化热,或素体阴虚阳盛,内有蕴热或阴虚阳亢之体,感受外邪,外邪每易从阳化热;或感受风湿热邪,痹阻于经络肌肉关节筋骨,临床常见肢体关节疼痛,痛处焮红灼热,得冷则舒,口干,舌红苔黄,脉滑数等。刘健教授常用白花蛇舌草、蒲公英、紫花地丁、豨莶草、黄芩等清热解毒之品,清热除痹。《本草蒙筌》认为豨莶草乃"治久渗湿痹,腰脚酸痛者殊功"。黄芩擅除上焦热及脾湿;白花蛇舌草清热解毒,除湿消痛,均能很好缓解关节肿痛的症状、控制免疫炎症。

6. 多管齐下,日常重调摄

此外,由于本病大多数属于退行性疾病,治疗目标旨在达到临床缓解,提高患者生活质量。因此骨关节炎的治疗不应该仅仅局限于单一的内治,或单纯的外治,中医理论认为人是一个统一的整体,清代徐灵胎《医学源流论》云:"外治可补内服汤药之不足。"在服用中药汤剂或中成药的同时,可以配合中医特色疗法。根据辨证分型,分别采用中药外敷、中药离子导入、中药足浴、中药熏蒸、穴位注射等多种方法进行治疗,以增加局部血流循环,使肌肉松弛,有利于减轻疼痛和关节僵硬;亦可采用穴位贴敷及进食膏方等综合治疗。刘健教授认为,中医"治未病"的思想在类风湿关节炎的防治中起到重要指导意义,可有效预防类风湿关节炎的发生、发展或复发。患者除了要平时注重肢体关节功能锻炼以外,还需要保持心情舒畅、清淡饮食,更需要避风寒暑湿燥热及外伤之邪,注重天气季节预防等治养调摄,防止或减少病情反复。其余如锻炼和获得健康的体重都是治疗骨关节炎的重要方法。

三、 干燥综合征

干燥综合征(sicca syndrome,SS)的特点为泪腺和唾液腺功能下降伴由此所致的眼干和口干,大唾液腺及全身多器官、关节受累为临床表现的结缔组织病。本病可出现多种累及多个脏器和脏器系统的外分泌腺表现和腺体外表现。其中以口眼干燥最为多见,但关节疼痛、腮腺肿大、口腔溃疡往往才是患者就诊的首要症状。老年患者居多,且由于本病症状较常见,缺乏特异性表现,对眼干/口干的判断存在主观性,常易导致诊断的延迟甚至误诊。近来随着患者对本病认识的提高和分类标准的量化,本病的治疗也日趋规范。

据其主症本病当属中医学"痹证""燥痹"范畴,因其常累及周身,也可分属为"周痹"范畴。本病虚实夹杂,尤以阴虚为本,燥热为标。初期燥、毒、瘀互结不甚,仅表现为一派阴液不足之象,如口眼干燥、口鼻皱揭、皮毛焦枯等;久则邪毒蕴伏于五脏六腑,耗伤阴津,而致脉道不充,血行涩滞,瘀血内生,发为瘀斑、瘀点、红疹、瘰疬、结节、痰核、瘿瘤等;痹阻关节导致关节肿胀疼痛、活动受限;阴虚燥热,久则燥瘀搏结,继而燥盛成毒,燥、瘀、毒互结为患,阻于经络关节,则关节肿痛,甚或变形、僵硬。燥、毒、瘀互结则又阻碍津液敷布,进一步加重病情,因此,阴液亏虚与燥、毒、瘀相互交错,相互影响,虚虚实实,互为因果,致使本病不断发展,反复发作,缠绵难愈。

现阶段对于本病的治疗,在抑制免疫炎症、延缓病情进展方面已取得较大进展,但针对口眼干燥、乏力等症状的改善方面,除唾液、泪液替代疗法外,仍缺乏快速、有效的药物。因此,中医药在缓解患者症状、改善患者感受方面具有独特优势。

(一) 运用滋阴清热、健脾活血通络方治疗干燥综合征阴虚血瘀证案

● **病案**

患者,女,50岁,2013年12月19日初诊。

主诉:反复口眼干燥半年。

刻下症:口舌干燥,灼痛,两眼干涩,心胸烦热,盗汗,双手关节肿痛,平素食纳少,腹胀、便溏,寐差。关节活动不利,面色萎黄,唇痿舌红,苔白腻,边有齿痕,脉细数。

中医诊断:燥痹(阴虚血瘀证)。西医诊断:干燥综合征。

治法:滋阴清热,健脾活血通络。

方药:知母15 g,黄柏15 g,地骨皮20 g,青蒿10 g,沙参15 g,麦冬15 g,薏苡仁25 g,山药20 g,茯苓15 g,白扁豆20 g,泽泻10 g,车前草10 g,酸枣仁25 g,丹参20 g,桃仁、红花各15 g,甘草5 g。10剂,水煎服,每日1剂。

二诊:2013年12月29日,患者服药后无不良反应,口舌干燥明显好转,双手肿痛好转,腹胀便溏减轻,仍觉眼睛干涩,视物模糊,于上方加夏枯草10 g,野菊花10 g,继服。

后根据患者病情变化稍调整药物,随证辨治1年余,诸症好转,口干眼干、关节疼痛症状明显改善。近2年来,患者坚持服用中药治疗,现已无不适主诉,病情稳定。

● **按语**

刘健教授认为,本病起于先天禀赋不足、素体阴虚或感染邪毒而致津液化生不足,清窍、关节失其濡养而出现口眼干燥等临床表现。本病在先天禀赋不足的前提下,在调摄不慎或久病失养的基础上,外感风、暑、燥、火四邪,更易伤津耗液,导致阴津亏虚而发病。

本案患者干燥综合征诊断明确,平素食纳少,腹胀、便溏,脾胃亏虚,运化失职,津液输布失常,不能濡养口眼等官窍,故出现口干、眼干等症状,阴液亏虚,阴不制阳,故出现心胸烦热、盗汗等症状,痹邪乘阴虚入侵,阻滞筋络关节,故关节肿痛,活动不利。舌红苔白腻,有齿痕,脉细数,皆是脾虚湿甚、阴虚血瘀之象。方中知母、黄柏、地骨皮、青蒿滋阴清热,沙参、麦冬养阴生津以治口眼干燥、心烦、盗汗

等症状,茯苓、山药、薏苡仁、白扁豆、车前草、泽泻健脾化湿以治脾虚之本,丹参、桃仁、红花活血化瘀通络以治关节肿痛。

● **刘健教授治疗用药特点**

1. 滋阴清热

针对干燥综合征患者常出现口干、眼干、五心烦热等阴虚燥热的特点,强调治疗中应滋阴清热,常选用知母、黄柏、地骨皮、生地黄、玄参、麦冬、五味子、黄精等,既祛阴虚邪热以治其标,又养阴生津以治其本。

2. 健脾化湿

刘健教授认为,脾主运化水湿,脾胃虚弱,健运失职,则痰湿内停,病久湿郁化热,耗伤阴液。故在治疗上强调培土治水,健脾化湿以治水湿停聚,临床常选用山药、薏苡仁、茯苓、白扁豆、泽泻、车前草等,既健脾化湿以治其本,又可防清热药苦寒伤胃,一举两得。

3. 活血通络

痰饮瘀血既是干燥综合征的病理产物,同时又是其发病原因,痰饮瘀血阻滞筋络关节,致关节活动不利。治疗时常选用桃仁、红花、丹参、鸡血藤、全蝎、蜈蚣等活血化瘀,通络止痛,以使瘀血得化,津液通调。

4. 扶正祛邪并举

《素问·评热病论》云"邪之所凑,其气必虚",《素问·刺法论》云"正气存内,邪不可干"。刘健教授认为干燥综合征发病属本虚标实,正虚以脾虚为主,脾虚生痰化湿;标实以燥热、痰瘀为主,在治疗中应扶正与祛邪并举,健脾化湿而不伤津液,清热滋阴而不助湿,活血通络而不伤阴。

5. 强调综合治疗

对于干燥综合征的治疗,目前尚无特异性药物,旨在控制症状,改善病情,减少并发症,提高患者生活质量。刘健教授提倡采用中西医结合,内治与外治结合,同时重视生活调护。主张采用中医药与整体单元疗法,以内服药为主,配合外用药(外洗、外敷、外贴等)、针灸疗法,同时结合冬季膏方调补和夏季三伏贴。生活上指导患者饮食清淡,戒烟戒酒,忌食肥甘厚腻、辛辣刺激之品,并保持情绪舒畅。

6. 培土生金,既病防变

脾气虚衰,生气无源,常可导致肺气的不足,称为"土不生金",当用"培土生金"法,健脾益气以补益肺气。同时,肺为娇脏,喜润恶燥,燥邪袭人,首先伤肺。现代研究发现干燥综合征系统损害以肺部最常见。刘健教授强调治疗干燥综合征,应时刻注意肺脏,先安未受邪之地,用药常选用沙参、麦冬、玉竹、黄芪、白扁豆等滋养肺胃之品,在日常生活调摄方面嘱患者坚持日食雪梨以润肺,意在于此。

(二) 运用清热解毒、滋阴润燥方治疗干燥综合征合并腮腺肿痛案

● **病案**

患者,女,38岁,2013年8月15日初诊。

主诉:反复口眼干燥3年。

刻下症:口干多饮,口唇肿裂,双目干涩,腮肿牙痛,触痛明显,双侧腕关节肿痛,活动稍受限,伴有胸闷心慌,纳尚可,便干寐差,舌干红,有裂纹,苔少,脉细数。

辅助检查:外院查抗SSA抗体(＋)、抗SSB抗体(＋),抗核抗体(ANA)＞1：320,唇腺病理活检示淋巴细胞灶＞1个/4 mm^2。

中医诊断:燥痹(阴虚热毒证)。西医诊断:干燥综合征合并腮腺肿。

治法:清热解毒,滋阴润燥。

方药:蒲公英30 g,白花蛇舌草30 g,紫花地丁20 g,黄芩20 g,生大黄10 g,茯苓15 g,薏苡仁15 g,陈皮15 g,山药15 g,黄精20 g,麦冬20 g,酸枣仁20 g,焦山楂15 g,瓜蒌皮15 g,甘草5 g。10剂,水煎服,每日1剂,早、晚饭后口服。另配合中药复方院内制剂新风胶囊(由黄芪、薏苡仁、雷公藤和蜈蚣组成,XFC)、黄芩清热除痹胶囊(由黄芩、栀子、威灵仙、薏苡仁、桃仁等组成),均为每次3粒,每日3次,口服。

二诊:2013年8月25日,患者诉仍有口干多饮、双目干涩、腮肿改善,关节肿痛好转,无心慌、胸闷,但大便稀,次数多,寐差,拟前方去生大黄、瓜蒌皮、紫花地丁,加玄参、五味子各15 g养阴生津止渴。

三诊:2013年9月10日,服上方后口干、目干明显好转,但出现乏力症状,寐少,加用太子参15 g补气生血,首乌藤15 g养心安神。

后门诊随证辨治1年,患者诸症改善,基本无口干、眼干,关节无肿痛,夜寐安,二便调。患者自初诊一直坚持中药治疗,症状控制良好。2014年2月复查示抗SSA抗体(±)、抗SSB抗体(＋),ANA＜1：160。

● **按语**

本案患者素体阴虚,复感温邪,损伤津液,致使机体津液亏虚,口干多饮、双目干涩;"脾本湿,虚则燥",脾失健运,则津液不布,痰湿内停,同时加上燥邪日盛,蕴久成毒,湿毒互结,致腮肿、关节肿胀;燥邪日久,津不上承,则见舌红苔少等,均属热毒伤阴耗液之象。

所谓无邪不有毒,热从毒化,变从毒起,瘀从毒结,刘健教授认为,治燥毒清燥解毒为首要,润燥在其次,古有"治燥必用甘寒"之说,故用蒲公英、白花蛇舌草、紫花地丁、黄芩等甘寒凉润解毒之品。由于患者热毒明显,刘健教授善用清热解毒利湿药配合生大黄泻热存阴,并嘱患者大便每日行2～3次属正常,使邪毒有去路

之意,防止燥毒化热。同时刘健教授认为,脾胃在燥痹的病机中占有重要地位,脾胃气机调畅,则水液运化正常,故加用薏苡仁、茯苓、陈皮、山药、焦山楂等益气健脾;脾胃之阴不足,可见口干、舌干红、苔少、不寐等,故方中加用黄精益脾阴、麦冬益胃阴。服用一段时间后,热毒已去大半,患者诸症好转,以阴虚症状为主,故去生大黄、紫花地丁等,恐日久伤阴,加用玄参、五味子养阴生津。先天禀赋不足,燥邪易生,即所谓"邪之所凑,其气必虚"。正气不足是发病的重要条件,邪易留伏机体,损耗机体,正气日益亏损而邪毒日益亢盛,故刘健教授在临床辨证论治时常注重扶正与祛邪并举。干燥综合征以阴虚为本,燥、毒、瘀为标,治疗在解毒化瘀的同时,配伍补气血健脾胃之品,可防止邪气去而复来。同时配合刘健教授自创的新风胶囊口服,不仅可以降低干燥综合征患者的临床指标,还可以改善患者生活质量。

● 刘健教授治疗用药特点

刘健教授认为,燥邪损伤气血津液而致阴液亏虚,日久阴虚化热,热蕴血瘀成毒,此为证治机要。叶天士言:"燥邪延绵日久,病必入血分。"明确指出"血瘀致燥"的病机,认为燥邪为病,伤津耗液,"津血同源",日久必由津液枯竭致血液枯少,所以燥邪非独伤津,亦伤营血,营血不充易为瘀血,津枯血瘀而成燥。燥瘀搏结,燥盛成毒,毒、瘀日久亦加重燥热,终致病程冗长,缠绵不愈。

1. 阴虚热毒证

口干,眼干,目赤,咽痛,鼻干鼻衄,腮肿,色鲜红,颌下肿痛,常伴有低热,大便干结,小便黄溺,舌干红或有裂纹,苔黄燥,脉滑数。治法:清热解毒,滋阴润燥。方选化斑汤加减。药用石膏、知母、蒲公英、白花蛇舌草、黄芩、水牛角、赤芍、麦冬等。若持续低热者,加青蒿、地骨皮、银柴胡滋阴退热;若胃热明显,口臭、牙龈肿痛、大便干结者,加黄连清泻胃火。

2. 阴虚血瘀证

口干,眼干,关节隐痛,肌肤甲错,肢体瘀点瘀斑,舌质暗或有瘀斑,口唇紫暗,脉细涩。治法:活血化瘀,滋阴通络。方选滋阴清热通络汤。药用桃仁、红花、当归、鸡血藤、石斛、麦冬等。若关节疼痛明显者,可加路路通、桑枝、忍冬藤等加强通络之力;瘀血明显者,常加水蛭、土鳖虫等虫类药加强化瘀通络之力。

3. 阴虚津亏证

燥邪所伤脏腑不同,所分证型亦不同。本病由于阴虚津亏,日久耗伤肺脾胃肝肾之阴液,各脏腑表现不同。刘健教授认为,本证型的治法以滋阴润燥为基础,根据脏腑的不同临床表现,注重针对相应脏腑的治疗,如肺燥者,用药宜轻清,补肺而不温燥,润肺忌滋腻;脾胃燥者,注重健脾化湿、益胃养阴;肝燥者,调补肝肾,常选用的药物为五味子、白芍、山楂等;肾脏燥时,以清热润燥、滋补肝肾为治则。

4. 气阴两虚证

口干,眼干,神疲乏力,腹胀,纳呆,便溏,舌淡,苔白,脉细弱。治法:益气养阴。方选生脉散加减。药用太子参、麦冬、五味子等。心悸明显者,加瓜蒌皮、薤白;便溏者,加山药、茯苓健脾止泻;乏力明显者,加黄芪等补气血。

(三) 运用清热解毒、益气养阴方治疗干燥综合征合并间质性肺病感染案

● **病案**

沈某,女,57岁,安徽合肥人,2019年3月24日初诊。既往查抗SSB抗体(+)、抗CCP抗体(−),ANA(−),诊断为干燥综合征,予硫酸羟氯喹、白芍总苷胶囊口服后症状缓解,后门诊随诊,多次查血白细胞降低,胸部CT示双下肺轻度间质性病变、肺大疱。

主诉:反复口干、眼干7年余,加重伴低热、咳嗽20日。

刻下症:徐徐发热,自汗出,口干、口渴、鼻干、咽干,咳嗽、咯痰量多、黄白相间、质黏,神疲乏力,颈项部不适,双膝关节疼痛,偶有头晕、头疼,腹胀纳差,夜寐欠安,大便偏干,二便尚调,舌暗红,苔干黄腻,脉濡。

辅助检查:真菌D-葡聚糖检测245.9 pg/mL。呼吸道病原体谱:抗埃可病毒-IgM临界阳性,铁蛋白299.36 ng/mL。胸部CT平扫:两肺多发索条状、结节状、斑片状及网格状高密度影;两肺间质纤维化伴感染,两肺散在陈旧灶。

中医诊断:燥痹(湿热痹阻证)。西医诊断:干燥综合征合并间质性肺病感染。

治法:清热解毒,益气养阴。

方药:金银花10 g,连翘10 g,板蓝根15 g,黄芩10 g,蒲公英10 g,知母10 g,黄柏6 g,青蒿10 g,地骨皮10 g,芦根15 g,麦冬10 g,薏苡仁15 g,陈皮6 g,炒麦芽、炒谷芽各15 g,建神曲10 g,太子参15 g,茯苓10 g,甘草5 g。7剂,水煎服,每日1剂,早晚分服。

二诊:2019年3月30日,患者监测体温波动在37.5℃以内,口、咽部、鼻腔干燥仍明显,汗多,神疲乏力。燥热汗出,口干渴喜饮、鼻干、咽干咳嗽、咯痰减少、白黏痰,颈项部不适,双膝关节疼痛减轻,腹胀、纳差,夜寐欠安,大便偏干,二便尚调,舌暗红,苔干黄腻,脉濡。方药:蒲公英20 g,板蓝根20 g,黄芩20 g,知母15 g,黄柏10 g,金银花10 g,青蒿15 g,地骨皮15 g,芦根15 g,白茅根15 g,麦冬10 g,山楂15 g,牛蒡子15 g,白芷15 g,藁本15 g,建神曲15 g,炒山药15 g,茯苓15 g,甘草5 g。5剂,水煎服,每日1剂,早晚分服。

三诊:2019年4月7日,患者诉体温完全正常,口、咽部、鼻腔干燥较前改善,燥热减轻,仍有汗多神疲。口干渴喜饮、鼻干、咽干、咳嗽、咯痰好转,关节疼痛缓解,腹胀、纳差改善,夜寐尚安,二便尚调,舌暗红,苔干黄腻,脉濡。复查胸部CT平扫:两肺间质纤维化,炎症较前吸收,两肺散在陈旧灶。方药:板蓝根20 g,黄芩

15 g,知母 15 g,金银花 15 g,桔梗 10 g,牛蒡子 15 g,百合 15 g,合欢皮 15 g,青蒿 15 g,地骨皮 30 g,银柴胡 30 g,芦根 30 g,白茅根 15 g,麦冬 10 g,山楂 15 g,炒山药 15 g,茯神 15 g,麦芽 20 g,太子参 30 g,甘草 5 g,7 剂,水煎服,每日 1 剂,早晚分服。

● 按语

刘健教授诊治干燥综合征发现患者除有口眼干燥等症状外,多伴有腹胀、便溏、纳差、乏力,甚至出现口苦而黏、舌淡苔白腻或黄腻,边有齿印,脉濡等。刘健教授认为本病的发生与脾胃亏虚密切相关,《素问·经脉别论》曰:"饮入于胃,游溢精气,上输于脾……水精四布,五经并行。"干燥综合征患者素体脾胃亏虚,加之外感燥热邪毒,或内食温热药品,致脾胃功能失调,脾失运化,聚湿生痰,阻碍气机,致津失输布,不能濡养五脏六腑及五官九窍而燥象丛生。

本案患者徐徐发热、口咽干燥、咳嗽、咯痰、关节疼痛、小便热赤、大便坚涩,一派湿热壅滞、热入营血之象。患者外感时疫邪毒,急则治其标。故治以清热解毒、益气养阴为主,以求解表祛风,亟固阴液。金银花、连翘、板蓝根、蒲公英,透热转气,清表热、抗炎、抗感染;茯苓、薏苡仁健脾祛湿,使邪无凝滞;知母、黄芩、黄柏、青蒿、地骨皮可清下焦湿热,虚实两清;芦根、麦冬养阴生津润燥;焦三仙、太子参顾护脾胃、建立中焦、益气养阴。复诊时患者虽病情已得到控制,热势虽退,但余邪尚存,且此时正气已虚、内热迫津外泄,故见燥热汗出、大便干结等阴虚内热之象,此时仍需以"清热解表、健脾利湿"为主,切不可盲目加以敛汗,防正虚邪恋,故在前方基础上化裁,以求顾护阴液,扶正祛邪,牛蒡子、白芷、藁本等可祛风解表、解毒利咽,芦根、白茅根等可清热凉血、生津止渴。三诊时患者病情基本稳定,清泻之剂当中病即止,此时需建立中气、滋养脏腑。故在前方基础上化裁,加以滋阴润肺,养心敛神之剂。百合、合欢皮、茯神等可滋阴润肺、清心养神;太子参可培补正气、益气生津;炒山药、山楂等可健脾益胃、顾护中焦。

● 刘健教授治疗用药特点

1. 清解以散火热

本病常可出现"热在上焦"之态,刘健教授认为乃瘀结日久,瘀滞化热,热毒内生所致,故临证时可酌情选择清解之法,常用蒲公英、白花蛇舌草、板蓝根、紫花地丁等清热解毒药;若热入营血时,常用金银花、连翘、紫草、生地黄等清营凉血药,金银花性寒、味甘,既可清风温之热,又可解血中之毒,连翘味苦、性凉,轻清而浮,善清心而去上焦诸热,可清透全身体表之热,刘健教授常以两药配伍,清热解毒力强,可解热毒偏盛或热入营血所致发热、皮疹;若阴虚血热时,常用地骨皮、青蒿、知母、银柴胡、牡丹皮等清透虚热药,地骨皮、青蒿擅长清透内郁之邪热,地骨皮清泄肺热,肺热除则肺气清肃,气机调畅,青蒿泄血分火热而不耗气血;若湿热留注关节,致关节红肿热痛,多用苦寒之品,如黄芩、黄柏、白鲜皮等清热燥湿药,燥湿之力强,黄柏擅清下焦湿热,泻相火,虚实两清。

2. 生津以润肺肾

肺痿者,津亡而气竭也。刘健教授认为病初以肺燥为主,然病久不愈,母病及子,伤及肾阴,故表现为金水两伤之证,因此需采用甘缓合营、金水相生之法。临床多用麦冬、玄参、太子参、石斛、生地黄、黄精、青蒿、地骨皮等。如麦冬配玄参:前者味甘柔润,性偏苦寒,主入胃经,长滋阴清热;后者甘寒入血分,主入肾经,善滋阴润燥,清热生津,两药伍用,上下同调,水火既济,金水相生。再如太子参配石斛:前者养肺阴,后者主入肺、肾,养阴清热,两药相合,增强滋养肺肾阴津之力,还可强身补五脏。

3. 健脾以绝痰源

脾为生痰之源,故对于痰多患者,刘健教授多着重健脾化湿、培土制水。刘健教授认为脾喜燥恶湿,为中央运化之土,运化水液。脾虚则生湿,或聚湿成痰,或湿阻气滞,或易感外湿;湿聚困脾,日久脾必亏虚。临床多用茯苓、薏苡仁、山药、白扁豆、白术、陈皮、半夏等。山药甘、平,补虚劳羸瘦,为营养调补而健运脾胃之佳品,气阴双补,土旺则能胜湿,土旺则能健运;茯苓甘、淡、平,甘则能补,淡则能渗,利水健脾不伤正,标本兼顾,土旺生金,益肺于上源,通调水道,水湿易运。茯苓偏于利水,山药偏于健脾,两者配伍补泻并行,补则健脾助运,使化湿运积有权,泻则增强利水祛湿之功,正对痹证脾虚湿困之病机特点或湿邪偏盛之着痹,正合"参以补脾之剂"之意。陈皮、半夏组合源自《太平惠民和剂局方》所载二陈汤,刘健教授认为,陈皮入脾、肺而宣壅滞之气,能补能泻,能升能降,理气健脾之珍品;半夏行水湿,降逆气,下气消痰,开胃健脾。两者配伍使用,痰饮除而气道顺,气道顺而痰饮除,理气祛痰两擅其功,与痹证气滞痰阻病理病因相应。

小　结

干燥综合征病情纷繁复杂,临床表现不一,辨证分型尚未能统一。刘健教授着眼于干燥综合征阴虚的本质、燥、毒、瘀的病理性质,在临床上从审主症、次症及舌脉加以辨识,能灵活把握其证候特性,施以治疗大法,临床辨证分型如下。

● **病因病机分析**

1. 禀赋不足,阴液亏虚是干燥综合征发生的根本原因

古今医家对本病病因病机认识不尽相同,但多认为其与禀赋不足,阴液亏虚密切相关。如《临证指南医案·燥》云："燥为干涩不通之疾。"《杂病源流犀烛》云："燥之为病，皆阳实阴虚，血液衰耗所致。"《景岳全书·燥有表里不同》曰："盖燥盛则阴虚，阴虚则血少。"《证治准绳·杂病》指出："阴中伏火，日渐煎熬，血液衰耗，使燥热转甚为诸病，在外则皮肤皴揭，在上则咽鼻生干，在中则水液衰少而烦渴，在下则肠胃枯涸，津不润而便难，在手足则痿弱无力。"通过对干燥综合征患者的临床观察，发现该类患者虽然常有感受风、寒、湿等邪气病史，但病因绝非仅限于风寒湿邪气，多数干燥综合征患者具有不同程度的先天禀赋不足，阴液亏虚的特点。即在禀赋先天差异、素体阴精不足体质的前提下，外感燥邪，或因六淫之中的风、寒、暑、湿、热邪而化燥，以及内伤耗精伤液而化燥均是干燥综合征的主要病因。而大部分患者有明显的舌质红绛、干枯、少津或无津，舌苔花剥或无苔等阴虚或阴津枯竭等特点。

2. 瘀血痹阻经络，津液输布失常是导致的干燥证候的主要原因

燥痹因虚、因燥、因郁、因久致瘀后，瘀血若不能及时得到消散，日久必与他邪搏结而为血瘀，血瘀滞留局部则表现为局部证候，亦可阻碍气血运行，而表现为全身瘀血象。瘀血内动经络，血行之道不得宣通，流注于关节，瘀积不散，则为肿为痛，甚至关节僵直、屈伸不利、活动受限。正如唐宗海《血证论》所云："凡是疼痛，皆瘀血凝滞之故也。"其肿痛特点多为痛有定处的刺痛，痛处拒按，久痛不愈或反复发作，过劳或过逸均可加重，但轻加按摩或适宜活动可减轻。血瘀聚于皮里膜外，则见皮下硬结，多活动度好，痛或不痛。血瘀阻滞经络，久则脉络受损，血溢脉外成肌衄，可见局部皮肤瘀点、瘀斑、蜘蛛痣。血行不畅，气血不能外达，肌肤失荣，则见皮肤暗淡无光，或肌肤甲错，呈鱼鳞样变，伴瘙痒、脱屑，甚则肌肤肢体麻痹不仁，感觉异常。气血不能上奉，则见唇口、眼周紫黑，面色黧暗。如《灵枢·经脉》所云："脉不通则血不流，血不流则髦色不泽，故其面如漆柴者，血先死。"舌象多见舌质紫暗，或有瘀点瘀斑，舌下静脉增粗、曲张等。至于脉象，《重订通俗伤寒论》认为"燥证脉多细涩，虽有因兼证变证而化浮洪虚大弦数等兼脉，重按则无有不细不涩也"，细主阴不足，涩主血不畅，从脉象上提示了本病阴虚血瘀的病理特征。

3. 血瘀内停脏腑，是导致相应脏腑受损、功能失常的主要病机

正常情况下，血液周流不息地循行于脉中，"以奉生身"而起濡养作用，凡七窍之灵，四肢之用，筋骨之和柔，肌肉之丰盛，以至滋脏腑，安神魂，和颜色，充营卫，津液得以通行，二阴得以调畅，凡形质所在，无非血之用。若瘀血停聚于脏腑，则会导致相应脏腑受损，功能失常。心主血脉，若心气不足，无力推动血液运行，血液痹阻于心，可见心痛胸闷，或其人如狂，神志不清，失眠多梦，面色暗淡无华；肝主藏血，人卧血归于肝，若瘀血内阻肝络，肝失疏泄，可发为双目昏花、胁痛、黄疸，甚则积聚，而见胸胁痞块、胀满疼痛，或腹部膨大，腹壁浅表静脉怒张等症；肺居胸中，而胸为气之所宗，血之所聚，为肝经之分野，瘀血滞留于胸肺，肺叶受损枯萎，可发为肺痿,而见胸部憋闷疼痛,呼吸不利,咳嗽咯血;瘀血内停胃肠胞宫,则见少腹癥瘕积聚,急痛拒按难忍,在妇人又有月经不调,痛经,经色暗紫如咖啡,或夹有血块,恶露不行之症。

4. 脾胃虚弱,生化无源,输布无力

脾为中土,为后天气血生化之本。若脾胃虚弱,不能为精、血、津液提供充足的原料,则精血、津液生化无源,致津液生成不足,不能濡养皮毛筋肉及头面诸窍,故出现皮肤干燥,口眼干涩等症。全身水液运化均由脾主,故脾有水液调节之功。脾气调节水液的功能主要包括:一是将消化吸收之精微,经脾气上输至肺,进而由肺气的宣发肃降运动输布达全身,使"水精四布,五经并行"。若脾气亏虚,输布无力,则津液不能经脾气上输布散至肌肤、孔窍,表现为皮肤及口眼干燥。二是脾居中焦,在输布水液过程中起到枢纽之作用。凡水液升降之运动,均依赖脾气输转。上输至头面诸窍,则口唇眼睑湿润,功能正常。故脾气旺盛,则上输功能正常,反之,上输功能异常,表现为口眼干燥。

5. 湿阻化热,热伤阴液,燥热内生

脾旺健运,脾虚则失运,失运之水液在体内停聚易形成水湿痰饮等产物,严重者则出现水肿,如《素问·至真要大论》所著:"诸湿肿满,皆属于脾。"湿阻血脉经络,则水液转输之通络受阻,不能濡润头面清窍,则表现为诸窍干涩。湿聚关节筋脉,则可见关节肿痛,屈伸不利。湿属阴邪,其性黏滞,故阴雨天关节疼痛明显,且缠绵不愈。因此,干燥综合征患者常伴随关节肿胀疼痛,病情易反复。不愈之湿邪停聚日久,化热化燥,阴津受损更甚,则加重全身干燥的症状。

6. 燥、毒、瘀等互结为患是导致本病反复发作、缠绵难愈的关键

汉代张仲景《金匮要略·惊悸吐衄下血胸满瘀血病脉证治》首次描述了瘀血所致口燥的特点,曰"病人胸满,唇痿舌青,口燥,但欲漱水不欲咽",为后世"瘀血致燥"理论奠定基础;并在其后的《金匮要略·血痹虚劳病脉证治》进一步对"瘀血致燥"的症状作了比较详细的论述,曰:"五劳虚极羸瘦……内有干血,肌肤甲错,两目黯黑。"并记载相应方剂大黄䗪虫丸,其施用于临床,并沿用至今。石寿棠在《医原》中强调气与血的辨证关系,曰"气结则血亦结,血结则营运不周",气血营运不周,不能濡养,而成内燥。提出气滞血瘀是内燥产生的重要原因。清代唐宗海《血证论》为血证专著,其中如"瘀血在里则口渴……内有瘀血,故气不得通,不能载水津上升,是以发渴""有瘀血,则气为血阻,不得上升,水津因不能随气上布"等记载,也明确指出"瘀血致燥"的病机是瘀血内停,气机阻滞,津液输布运行失常。

7. 病久入络,燥瘀互结

叶天士在《临证指南医案》中提出"久发、频发之恙,必伤及络……久病必瘀闭""久病入络,气血不行"。津血同源,津液匮乏日久则阴血亦被耗伤,又脾虚失于推动,故经脉失养、气血运行失畅,乃至瘀血。瘀阻脉管则血气流通受限,津液

布散失常,则内生燥气,此为医圣所谓之"干血"也。血滞不前,燥邪难祛,存留于内,则津液耗伤,津亏则加重血瘀,恶性循环,病情反复不愈。因此,瘀血既为病因又为病理产物。燥证形成之后,反过来又会加重血瘀形成:①因燥致瘀。《医学入门》云:"盖燥则血涩而气液为之凝滞,润则血旺而气液为之宣通。"燥性干涩,易伤津液,津液虚少,流行不利,血滞而津不随,因燥致瘀乃成。②因虚致瘀。《灵枢·邪客》曰:"营气者,泌其津液,注之于脉,化以为血。"其认为血液由营气和津液组成,津液是血液的主要成分。干燥综合征患者多以阴虚为本,而"津血同源",日久则血亦虚,血虚则脉道不充,血液运行迟缓,加之本病多发于中老年人群,年老之人正气不足,行血无力,瘀血乃成。正如《景岳全书·胁痛》所说:"凡人之气血犹源泉也,盛则流畅,少则壅塞,故气血不虚则不滞,虚则无有不滞者。"③因郁致瘀。血行于血府,赖气以动,故《仁斋直指方》曰:"气为血帅也,气行则血行,滞则血滞,气有一息之不运,则血有一息之不行。"临床干燥综合征患者常因病情缠绵难愈,患者精神压力过重,多有情志不遂史,日久肝气郁结不舒,气机阻滞不畅,血行受阻因而瘀滞。④因久致瘀。自《黄帝内经》即有"病久入深,营卫之行涩"的论述,清代叶天士广之,曰"初病在气,久病在血,以经脉主气,络脉主血",而主"久病入络"之说。干燥综合征起病隐匿,且缺乏特征性诊断依据,早期较难发现,就诊时往往已有数年至数十年病史,经年久病,邪气入络,阻滞脉络,气血不行,络脉瘀阻。

综上所言,干燥综合征虽有因虚、因燥、因郁、因久之异,且受多种因素影响,同时也是多个脏腑共同作用的结果,但我们认为其中尤以脾脏为关键,脾虚是干燥综合征的重要原因。

● **辨证用药特点**

1. 益气健脾,脾复健运

"脾性属湿,其虚则燥",脾主运化水液及食物消化吸收,并转输水谷精微至全身脏腑,四肢百骸,筋肉皮毛,即《素问·玉机真脏论》所谓"脾为中央湿土以灌四旁"。所以,脾气充足至关重要,脾气旺盛能为精、血、津液提供充足原料,使精血、津液生化有源,五脏六腑,四肢百骸,筋肉皮毛则得以濡养而发挥正常的生理功能。故脾虚为干燥综合征之根本,治疗宜益气健脾。脾气健旺则运化、输布水液的功能正常,口眼干燥的症状从根本上得以解决。刘健教授常用薏苡仁、太子参、茯苓、山药、炒麦芽、炒谷芽、焦山楂、白术等。

2. 清热养阴,濡养清窍

脾虚湿蕴不化,湿郁化热,热伤阴津,则燥热内生。燥热壅盛,津液耗伤,头面清窍失于濡养,则口眼干燥必为其外在表现,故治疗燥痹宜清热养阴,濡养头面诸窍,以达润燥之效,缓解干燥之症。芦根、蒲公英、薏苡仁等为刘健教授临床常用药。《本草图经》记载,芦根可"清热泻火、生津止渴"。薏苡仁既可利湿又可清补,体现出祛邪与扶正共施之特点。

3. 活血化瘀，血运燥愈

古代有"瘀血致燥、燥为干涩不通之疾"之说，瘀血为本病发病之关键，存在本病始末，故治宜活血化瘀，使瘀化血运通畅，头面诸窍得以濡养，则燥邪自愈。刘健教授谨遵古代医家观点，辨证施治，常用活血化瘀药如鸡血藤、延胡索、桃仁、红花等。

四、强直性脊柱炎

强直性脊柱炎(ankylosing spondylitis, AS)是一种主要侵犯骶髂关节、脊柱和外周关节的慢性进行性疾病，其特征性的病理变化为肌腱、韧带附着点炎症。患者标志性的临床特征是炎症性背痛，可表现为严重疼痛和脊柱僵硬，清晨加重，活动后减轻，最终可导致脊柱融合甚至致残，致残水平与类风湿关节炎相当。强直性脊柱炎主要累及中轴骨，但是外周关节、附着点(肌腱或韧带附着于骨的位点)和关节外部位，如眼部和肠道也常被累及，还可能继发心脏瓣膜炎症或神经受累。

本病中医名为"肾痹""大偻"等，属于中医学"痹证"范畴。《素问·生气通天论》曰："阳气者，精则养神，柔则养筋。开阖不得，寒气从之，乃生大偻。"《灵枢·阴阳二十五人》曰："血气皆少……感于寒湿，则善痹骨痛。"《医宗金鉴·痹症总括》曰："痹虚谓气虚之人病诸痹也。"

强直性脊柱炎的病因及发病机制尚未完全明确，根据流行病学调查，本病可能与遗传因素、感染因素、内分泌因素及机体的免疫应答因素有关。《素问·痹论》述："风寒湿三气杂至，合而为痹也。"风寒湿邪气侵袭人体，邪气伏留体内，过时发病，或遇外邪反复发作，均可导致病变发作或加重。

刘健教授认为强直性脊柱炎湿热证主要病机为脾虚湿盛、湿热蕴结、痰瘀痹阻，脾气亏虚为本，湿热瘀痹阻为标。根据中医"急则治其标"的原则，治疗以清热祛湿、健脾除痹为法，临床治疗反应良好。

(一) 运用清热化湿、活血通络方治疗强直性脊柱炎湿热痹阻证案

● 病案

患者，男，40岁，2011年9月14日初诊。

主诉：反复腰骶部疼痛20年，加重半月余。

刻下症：腰骶部疼痛加重，疼痛夜甚，活动不利，伴咳嗽、咳痰，晨僵明显，约1 h缓解，双膝关节肿痛，触痛明显，活动不利，口干咽痛，纳差，大便干，小便黄，舌红苔黄腻，脉滑数。实验室检查：ESR 95 mm/h，hs-CRP 148 mg/L，IgG 40.6 g/L，葡萄糖-6-磷酸异构酶 1.14 μg/L。

中医诊断：大偻(湿热痹阻证)。西医诊断：强直性脊柱炎。

治法:清热化湿,活血通络。

方药:蒲公英 30 g,白花蛇舌草 20 g,紫花地丁 15 g,生大黄 15 g,法半夏 15 g,陈皮 15 g,猪苓 15 g,茯苓 15 g,薏苡仁 20 g,山药 20 g,炒麦芽 15 g,炒谷芽 15 g,泽泻 15 g,丹参 15 g,威灵仙 15 g,甘草 5 g。4 剂,水煎服,每日 1 剂。服中药期间不用其他药物。

二诊:2011 年 9 月 18 日,患者服药 4 日后即感腰部疼痛较前明显减轻,现仍双膝关节疼痛,晨僵时间明显缩短,舌红苔白,脉滑。ESR 76 mm/h,hs-CRP 75 mg/L,IgG 41 g/L。治疗拟健脾化湿、化瘀通络之法。方药:法半夏 15 g,陈皮 15 g,猪苓 15 g,茯苓 15 g,薏苡仁 20 g,山药 20 g,丹参 15 g,桃仁 15 g,红花 15 g,杜仲 10 g,炒麦芽 15 g,炒谷芽 15 g,威灵仙 15 g,甘草 5 g。7 剂,水煎服,每日 1 剂。

三诊:2011 年 9 月 25 日,患者服药后诸症基本缓解,时有腰背酸痛、周身乏力,前方加黄芪、当归,再进 14 剂以加强补脾益气之功。服药后诸症消失,复查 ESR 72 mm/h,hs-CRP 35.7 mg/L,IgG 34.6 g/L。此后,患者坚持口服中药,以清热化湿、活血通络法为基础加减药物,病情得以控制。

● **按语**

强直性脊柱炎活动期以湿热型为主,主要表现为腰骶、脊背疼痛,腰脊活动受限,关节红肿热痛,晨僵明显,可伴发热,目赤肿痛,口渴喜饮水或口干不欲饮,肢体困重,大便干,溲黄,舌红,苔黄或黄厚腻,脉滑或滑数。病机以脾虚湿热为主。若脾气虚衰,运化水液的功能障碍,痰湿水饮内生,气机阻滞,气血运行受阻,化而为瘀,痰瘀互结,郁而化热;又安徽地处江淮流域,水系稠密,属于湿润性季风气候,气候以潮湿为多见,导致寒湿或湿热之邪尤易侵袭人体。不论是脾虚生湿,郁而化热,还是感受湿热阳邪,或者感受寒湿阴邪从阳化热,皆可发为风湿热痹。

本案患者为典型强直性脊柱炎活动期,首诊时以腰骶部疼痛为主,还伴有双膝关节红肿热痛、疼痛夜甚、舌红等症,表现为疾病活动期,辨证为湿热痹阻,故先治其标,以清热利湿、活血通络为治则,药用大剂量蒲公英、白花蛇舌草、紫花地丁、生大黄清热解毒,待湿热症状消除,再以补肾健脾益气法治其本,使正气充足从而抵御外邪疾病。

● **刘健教授治疗用药特点**

刘健教授认为在治疗时要注重扶正与祛邪并重,并时刻顾护脾胃,且遵循急则治其标、缓则治其本的原则。疾病急性期,以清热解毒、通络止痛为主,以健脾化湿为辅;疾病缓解期,以补益脾肾为主,以活血祛瘀、化痰降浊为辅。

1. 补肾健脾为本

刘健教授认为,强直性脊柱炎病变在脾、肾,故治病必求于本。对于非急性期患者当治本,以补肾健脾为治则,因久病伤气,加之脾肾不足而致痰浊凝滞。刘健教授常用狗脊、怀牛膝、杜仲、桑寄生、当归、黄精、山药、茯苓、陈皮等滋补脾肾、温阳壮督,同时不忘用丹参、白芍、桃仁、红花等活血化瘀,从而使补而不滞。

2. 清热利湿法

强直性脊柱炎处于活动期时,辨证为湿热蕴结,临床主要表现为腰骶部的剧烈疼痛,夜间痛甚,或伴有晨僵和下肢关节肿痛,或伴有发热,口干咽痛,舌红苔黄腻,脉滑数。治则为急则治标,常用方剂为四妙散加减,湿热盛者加蒲公英、白花蛇舌草、金银花、连翘、紫花地丁等清热解毒之品,同时配以赤芍、牡丹皮、地骨皮等凉血活血之药;外周关节红肿热痛甚者,加泽泻、薏苡仁、茯苓等清热利湿药物,以增强利湿之效;关节屈伸不利者,加用鸡血藤、威灵仙、伸筋草、路路通等药物,以舒筋活络。

3. 活血化瘀法贯穿始终

刘健教授善用活血化瘀药物如当归、赤芍、川芎、丹参、桃仁、红花等。当归、赤芍能活血化瘀止痛,当归又能调补气血;川芎为血中之气药,能上行头目,下调经水,中开郁结,具有活血止痛的功效。久病痰瘀互结、经络不通者,可用虫类药物搜剔窜透,常加用全蝎、蜈蚣等,以使经络畅通、气通血和。

(二) 运用滋阴清热、健脾除痹方治疗强直性脊柱炎合并葡萄膜炎案

● 病案

患者,男,45岁,2013年10月16日初诊。

主诉:反复腰骶部疼痛14年,目赤肿痛1月余。

刻下症:腰骶、颈、背、腰疼痛,目赤疼痛,眼内干涩不舒,手足心热,口干苦,夜间疼痛明显,咽痛,低热,大便干,舌红苔薄,脉细。

中医诊断:大偻(阴虚火旺证)。西医诊断:强直性脊柱炎合并葡萄膜炎。

治法:滋阴清热,健脾除痹。

方药:知母10 g,黄柏6 g,山药10 g,薏苡仁10 g,茯苓10 g,黄芩10 g,杜仲10 g,青蒿10 g,地骨皮10 g,银柴胡6 g,夏枯草10 g,生大黄6 g,陈皮6 g,甘草3 g。7剂,水煎服,每日1剂。

二诊:2013年10月23日,腰骶、颈、背、腰疼痛症状好转,目赤稍好转,但仍时痛,小便黄,大便干,拟上方加蒲公英10 g,丹参10 g,野菊花10 g,继服7剂。

三诊:2013年10月30日,患者腰骶、颈、背、腰疼痛症状好转,目赤,痛连眉梢,偶有胸闷,小便黄,大便干,拟上方加枳实6 g,川厚朴6 g,川芎6 g,白芷6 g,继服7剂。后随证加减:热甚加蒲公英、野菊花;夜寐欠安加首乌藤、酸枣仁等。继服3个月,随访至今,患者腰骶、颈、背、腰疼痛已不显,无目赤、干涩不舒等症。

● **按语**

强直性脊柱炎除表现为骶髂关节炎、肌腱端炎和脊柱炎等关节受累外，还可引起全身其他系统的病变，其中最常见的是累及眼部的葡萄膜炎，多发于成年男性。且此类眼炎为葡萄膜的非感染性炎症，以前部葡萄膜炎多见，发病率高，局部使用睫状肌麻痹剂、糖皮质激素滴眼剂和(或)联合非甾体抗炎药，虽有效但极易反复发作，临床常易被忽视或误诊，因此需要重视。

本案患者痹证日久，缠绵不愈，耗伤气血，肝肾阴虚，阴虚火旺，虚火上炎，循经上扰，而致目赤疼痛，干涩不舒，小便黄，大便干等症。《素问·金匮真言论》叙述肝"开窍于目"，肝藏血，眼赖肝血濡养才能发挥正常功能；《灵枢·脉度》言"肝气通于目，肝和则目能辨五色矣"。大偻与肝的关系密切，表现在目病上。病因肾虚累及肝血不足，则目失所养而目赤，视物模糊。风、寒、热等外感时邪，侵袭人体，循经上扰而目赤肿痛；痹证日久，郁而化热，风湿与热搏结于内，上犯于目，并见目赤。《圣济总录·目赤肿痛》曰："目赤肿痛者，以心肺壅滞，积热不散，风邪毒瓦斯，干于足厥阴之经，风热交作，上攻于目及两睑间，故其色赤肿痛。"故痹阻经脉，血气壅滞，亦可发为目赤。但本病多属寒热夹杂，刘健教授认为治疗应当抓住本病基本病机，主要目的不仅要促进炎症消退，避免炎症引起并发症，还要快速减轻由于睫状肌痉挛所引起的疼痛症状，改善患者感受。因此拟方以补肾为主，又佐以滋阴清热、疏风明目之品，则正气存内，邪不可干。并嘱患者注意用眼勿疲劳，多休息，少食或不食肥甘厚味，多食瓜果蔬菜等清润之品，以助清利头目，防疾病反复。

● **刘健教授治疗用药特点**

强直性脊柱炎合并眼炎目赤者，多为风寒夹热、湿热壅盛、阴虚火旺、肾虚瘀血等虚实夹杂之证，当以补泻兼施、寒热并用、滋阴清热为治疗的根本大法。

1. 祛风除湿，清宣上焦

风湿夹热证患者多见腰骶、腰背酸痛，晨起僵痛，活动不利，痛连颈项，或背冷恶寒，得热痛减，支节游走性疼痛，伴目赤，畏光流泪，抱轮红赤，舌红苔薄，脉弦数。治法：祛风除湿，清宣上焦。方药：羌活胜湿汤合二妙散加味化裁。常用药物：羌活、独活、黄柏、防己、防风、威灵仙、当归、牛膝、秦艽、连翘、川芎、蔓荆子、野菊花、蒲公英。还可配伍白芷、野菊花、密蒙花、蔓荆子、藿香、佩兰、厚朴、砂仁等药以助健脾化湿、清利头目之品。

2. 清热泻火，健脾利湿

湿热壅盛证患者多因痹证日久，郁而化热，见腰骶、颈、背、腰疼痛，俯仰不利，晨僵，甚至四肢大关节肿痛热甚，肢体沉重，目赤肿痛，眼眵多，口干口渴，或有发热，大便溏，小便黄，舌红，苔黄或厚腻，脉滑数。治法：清热泻火，健脾利湿。方药:当归拈痛汤合白虎汤化裁。常用药物:黄芩、羌活、猪苓、泽泻、苍术、白术、知母、当归、石膏、大黄、蒲公英、紫花地丁、豨莶草、川芎、甘草。病初热甚时可予大黄、黄芩、黄连、黄柏、蒲公英、紫花地丁、石膏、知母、栀子等通利三焦,荡涤湿热,以求"釜底抽薪";佐以夏枯草、野菊花、牡丹皮、赤芍等直入血分,解毒合营;后期当加黄芪、薏苡仁、茯苓、猪苓、泽泻等扶正祛邪,并导邪从小便而出。

3. 滋阴降火,养肝明目

阴虚火旺证患者大多病久不愈,气血不足,肝肾阴虚,虚火上炎,则见腰、髋部酸着重滞,脊柱强直、畸形、活动障碍,形体消瘦,目红赤较轻或不红而时痛,反复发作,眼内干涩不舒,虚烦不眠,手足心热,舌燥咽干,舌质红,脉细数。治法:滋阴降火,养肝明目。方药:知柏地黄丸合清骨散化裁。常用药物:知母、黄柏、山药、生地黄、牡丹皮、青蒿、地骨皮、银柴胡、秦艽、鳖甲、薏苡仁、茯苓、陈皮、麦冬、枸杞子、杜仲、牛膝、狗脊、丹参、甘草。其中青蒿、地骨皮、银柴胡为清虚热、除骨蒸之必用,配伍桑寄生、狗脊、当归、熟地黄、白芍等强筋健骨、养血柔肝之品,每获奇效。

4. 活血化瘀,益肾强督

肾虚血瘀证患者大多风寒湿邪内蕴肌骨,阻滞经络,气血痹阻,痰瘀互结,可见腰骶、颈、背、腰疼痛或刺痛,痛处固定,夜间尤重,筋骨乏力,隐痛绵绵,翻身困难,俯仰受限,目赤涩疼痛,拒按,眼睛浑浊,舌暗红或有瘀点瘀斑,苔白腻,脉涩或弦数。治法当活血化瘀,益肾强督。方药:身痛逐瘀汤合六味地黄丸化裁。常用药物:羌活、秦艽、川芎、郁金、桃仁、红花、当归、牛膝、山药、薏苡仁、半夏、丹参、姜黄、蒲公英、紫花地丁、泽泻、豨莶草、鸡血藤、黄精、黄芪、甘草。其中丹参、川芎、郁金、姜黄为刘健教授所常用,甚时加桃仁、红花、牛膝、鸡血藤等以助化瘀散邪之功,但同时更需顾护脾胃,谨防太过反致出血。

(三) 运用清热解毒、健脾化湿方治疗强直性脊柱炎合并链球菌感染案

● 病案

患者,男,17岁,2017年9月10日初诊。

主诉:反复腰痛2年,咽痛1周。

刻下症:腰骶部及双侧臀区疼痛,伴关节僵硬感,俯仰、行走受限;夜间痛甚,翻身困难;腰膝酸软、脘腹痞满、近日来发热头痛、咽喉肿痛症状明显。伴见口干喜饮、疲劳乏力、关节肌肤紫暗,有瘀斑、大便溏泄、易醒,舌红苔厚腻,舌紫暗,脉弦数。

辅助检查:抗链球菌溶血素O(anti-streptolysin O, ASO)327 IU/mL。

中医诊断:大偻(湿热痹阻证)。西医诊断:强直性脊柱炎合并链球菌感染。

治法:清热解毒,健脾化湿。

方药:蒲公英 15 g,黄芩 15 g,薏苡仁 20 g,陈皮 10 g,茯苓 15 g,川芎 10 g,黄芪 10 g,当归 10 g,丹参 15 g,桃仁 10 g,红花 10 g,鸡血藤 15 g,甘草 5 g,7 剂,水煎服,每日 1 剂,早晚分服。

二诊:2017 年 12 月 17 日,初诊后患者自觉腰骶部及颈部疼痛稍减轻即自行停药数周,此时疼痛较前缓解,脊柱活动仍稍受限,小便可,大便黏腻。舌暗红,苔薄微黄腻,脉弦细滑,伴有咽痛、咳嗽、面红,故去黄芩、当归,加金银花 10 g,连翘 10 g,板蓝根 10 g 等,余药不变。14 剂,每日 1 剂,服法同前,以求解表清热、健脾化湿。生化检查示 ASO 246 IU/mL。

三诊:2018 年 4 月 1 日,患者因个人因素不规律连服上方且遇天气变化,患者饮食不节,肆食生冷、油腻,关节肿痛反复。实验室检查 ASO 240 IU/mL。症见脘腹痞闷,大便不成形,混有不消化食物,此时查按舌脉见,舌红苔黄,脉数。加法半夏 10 g,麦芽 15 g,神曲 15 g,威灵仙 15 g。14 剂,每日 1 剂,服法同前。

2019 年 3 月 31 日复诊,舌象表现舌红苔腻,脉滑数,逐渐调整用方,加大黄 10 g,枳实 10 g 等从本论治。经治疗,患者诉腰骶部疼痛减轻,睡眠翻身困难改善,偶有腹胀、口苦、发热,无双手小关节肿痛,纳食、夜寐一般,二便正常。复查血常规示血红蛋白 134 g/L,ESR 18 mm/h;生化检查示 ASO 189 IU/mL。2019 年 12 月 1 日复诊,余症均已缓解,少量口疮,鼻炎流涕,舌红,颈痛,予重新拟方:蒲公英 20 g,白花蛇舌草 20 g,黄芩 20 g,薏苡仁 20 g,陈皮 15 g,猪苓 15 g,茯苓 15 g,山药 20 g,厚朴 15 g,泽泻 15 g,川芎 15 g,桃仁 15 g,红花 15 g,鸡血藤 25 g,枸杞子 15 g,路路通 15 g,甘草 5 g。

● **按语**

本案患者系强直性脊柱炎合并链球菌感染。链球菌感染或作为"六淫"中的特殊湿热外邪,或作为"疫毒",中医多从湿热论治。且伴随链球菌感染,湿邪内蕴易热化,患者多伴有湿热证候。热毒之邪为患,常多变幻,易虚易实,本案患者湿热证表现尤为典型。此类患者初诊时或表现为脊柱、骶部的疼痛,夜间疼痛尤重,晨僵明显;或见膝、踝等四肢关节的红肿热痛;病久甚可脊柱僵直、畸形;常伴口干、口苦,小便黄,大便干,舌红,苔黄腻,脉濡或滑数等症状,一派湿热熏蒸之象。本案中,刘健教授在清热药中加入陈皮、薏苡仁等健脾之药;由于苔黄厚具有明显湿热特征,故健脾清热化湿之药必不可免;且患者有明显血瘀症状,故加入桃仁、红花等破瘀要药。至第 2 年 4 月复诊,患者饮食不节,伤及脾胃,导致湿热之邪复燃,蕴于脊柱四肢则关节僵痛,结于胃肠故脘腹胀满,故修改组方,从清热健脾入手,以法半夏、麦芽、稻芽、神曲、威灵仙等消食健脾,缓解患者腹胀症状,抑制病情的发展;且初诊时即有便溏现象,故未使用大黄。首诊时 ASO 等炎症指标升高,患者出现腰痛、鼻炎、舌苔厚腻、脉滑数等症状与体征,符合中医学中湿热痹阻证候;复诊时炎症指标明显下降,患者的热势也逐渐消退。针对不同证型,或从湿入手,或从热着眼,谨守脾虚病机,灵活用药,既不妄于指标,也不拘于指标,更无须见 ASO 升高即妄用抗菌药物,反攻伐正气,均充分体现了刘健教授不拘成法的临床思维风格及丰富的临床经验。

● 刘健教授治疗用药特点

1. 补益脾肾

《医学心悟》曰:"大抵腰痛,悉属肾虚,既挟邪气,必须祛邪,如无外邪,则惟补肾而已。"刘健教授认为强直性脊柱炎病位主要在脾肾,脾肾为先后天之本,治病必求于本,故在临床治疗时尤其应该注意脾肾,尤其是对于慢性患者,常用山药、茯苓、陈皮、薏苡仁、白术等健脾益气,辅以杜仲、牛膝、桑寄生等温肾壮督,同时不忘用丹参、白芍、桃仁、红花等活血化瘀,从而使全方补而不滞。

2. 解毒化湿

强直性脊柱炎活动期患者多见湿热症状,《症因脉治》曰:"内热烦热,自汗口渴,二便赤涩,酸痛沉重,此湿热腰痛之症或湿火之年,湿热行令,人病腰痛,长幼皆发,此因岁气而成病者。或形役阳亢,外冒湿热之邪,此人自感冒而成病者。"患者体质虚弱时易感染,其中以链球菌感染比较典型。以往临床中,人们多认为链球菌感染的患者临床多表现为风湿热症状,患者多存在关节游走性疼痛、风湿性心脏病等疾病,病性多属温热并有火炎向上的特性,故常伴有上焦肺系病变,多见咽喉红肿、咳嗽,此时用药以清热消肿为主,刘健教授善用蒲公英、黄芩等清热解毒,同时配以牡丹皮、地骨皮、赤芍等凉血活血之药;外周关节红肿热痛甚者,加泽泻、薏苡仁、茯苓等以防病情变化迅速。

3. 活血化瘀

叶天士在《临证指南医案》中提出:"初病湿热在经,久则瘀热入络。"强直性脊柱炎患者日久会出现气血亏虚,运血无力,导致血行不畅,会出现瘀血阻滞经脉,皮肤易出现瘀斑瘀点,夜间疼痛加重等特点,治疗时刘健教授常用活血化瘀药物如当归、赤芍、桃仁、红花、川芎、丹参等。当归、赤芍能活血化瘀止痛,当归又能调补气血;川芎辛温香燥,走而不守,既能行散,上达巅顶,又入血分,下行血海,活血祛瘀作用广泛。久病痰瘀互结、经络不通者,可用虫类药物搜剔窜透,常加用全蝎、蜈蚣等,以使经络畅通、气通血和。

 小 结

刘健教授坚持中医诊疗思路,以四诊合参、八纲辨证为其临床处方用药的核心依据,他在临证中首辨标本虚实;再辨寒热之属性。刘健教授认为,本病的病因多为先天脾肾亏虚,而致痰瘀痹阻,加之后天受风、寒、湿、热之邪或由外伤及劳累过度而诱发。基本病因病机为先天脾肾亏虚为本,后天感受外邪为标。

1. 脾肾亏虚为其本

刘健教授认为强直性脊柱炎发病最根本的是本虚标实,而其病程的发展则是内外因素相互结合。《灵枢·百病始生》云:"风雨寒热,不得虚邪,不能独伤人,卒然逢疾风暴雨而不病者,盖无虚,故邪不能独伤人。此必因虚邪之风,与其身形,两虚相得,乃客其形。"说明人体正气强弱是影响疾病发生及发展的关键,而决定正气的强弱有很多因素。先天禀赋不足,素体虚弱,或脾虚所致的气血不足、营卫失调等,均可导致正气不足。《素问·逆调论》云:"肾者水也,而生于骨,肾不生则髓不能满,故寒甚至骨也……病名曰骨痹,是人当挛节也。"肾为先天之本,主合骨、生髓、通脑,若先天肾精不足,则寒湿内生,或外邪乘虚内侵若得后天之滋养,则邪不可侵入。《医宗金鉴·痹证总括》曰:"痹虚谓气虚之人病诸痹也。"脾为后天之本,气血生化之源。若脾气虚衰,则卫外功能减弱,祛邪无力,外邪易侵脾,脾虚致气血生化乏源,从而运化水饮功能失调,痰饮水湿内生,且先天肾精缺乏不得后天之滋养,肾精更加不足,导致"正虚邪侵"。《素问·至真要大论》有云"诸湿肿满,皆属于脾",《证治准绳》指出"痹病有风、有湿、有寒、有热……皆标也肾虚,其本"。肾为先天之本,肾藏精。所谓"精血同源"指的是肾精充足,气血化生有源,津血充盛,脉道通利,血行畅达;肾精化生元气,元气充足助血行有力,血液正常循行于全身。肾精亏虚,气血生化乏源,血虚气弱,血虚则血液运行缓慢,气弱则血行无力,形成血瘀。肾为一身阴阳之本,肾虚则一身阴阳俱虚。肾精亏损,不能濡养督脉,不荣则痛,督脉空虚,风、寒、湿邪乘虚而入,壅阻经络,日久变生痰瘀,深入经髓骨骱而不通则痛。故患者临床常出现骶髂、脊柱关节隐痛、酸痛不适,乏力、头晕、耳鸣,此外还有纳差、恶心、呕吐、腹泻、腹胀及夜寐不安等症状。由此可见,强直性脊柱炎发生的根本原因是脾肾亏虚。

2. 外感六淫为其标

刘健教授同时指出风、寒、湿、热等乘虚侵袭人体,阻滞经脉、骨节,是强直性脊柱炎发病的诱发因素,也可加重本病病情,是标实的表现。《素问·痹论》云:"所谓痹者,各以其时重感于风寒湿之气也。"外邪中风、寒、湿最易侵袭,形成各具特色的痹证。行痹具有风游走不定的特点,患者表现为肢体麻木,疼痛游走不定,遇风则重的特点;痛痹表现为关节剧烈疼痛,夜晚痛增,遇寒加重的特点;着痹表现为肢体困重为主。湿性黏滞趋下,患者以下肢关节肿胀疼痛明显为特点。这说明本病是脾肾亏虚为本,外邪为标,由内外因素相互结合而导致。脾肾亏虚,则气血不足,表虚卫疏,肌腠空疏,外邪易于侵入。

3. 痰浊瘀血互结为主要病理因素

《素问·痹证》云:"病久入深,荣卫行涩,经络时疏,故不通也。"久病中伤经络,运行不畅。病久邪气入里入血,血行不畅,而瘀血内生。《证治准绳》云:"人知百病生于气,而不知血为百病之胎也。"皆由于病久气血阴阳亏虚,无力鼓动血运,使得血滞于经;或久病气机逆乱,气滞则瘀血易生。强直性脊柱炎患者多潜伏期长、病程长,日久易瘀,而正如《类证治裁》述:"久痹不愈者,必有湿痰、败血,瘀滞经络。"

津液的异常形态为痰液,血液的异常形态为瘀血。津液、血液皆为脾胃所化生。脾气虚衰,运化水饮功能失调,痰饮水湿内生,留滞关节、筋骨,内阻血脉而形成瘀血。而外湿侵入体内,也易损伤脾阳,困遏脾气。故湿为外邪之主,也有"无湿不作痹"之说。湿留关节,则关节肿痛;湿留肌肤,则四肢浮肿;湿邪长期聚而不去,则瘀血阻络,关节肿大变形。而卫外不固,则寒湿、热毒之邪乘虚外袭,客于肌肤腠理,流注经络,气血瘀滞、经络痹阻、痰瘀交阻而致本病。朱丹溪认为"痰和瘀均为阴邪,同气相求,既可因痰生瘀,亦可因瘀生痰,形成痰瘀同病",宜采用痰瘀并治之法。痰浊和瘀血互相搏结,瘀血日久会生痰浊,痰浊日久也会导致血脉瘀阻,瘀血痰浊既是大偻的病理产物,也是致病因素,相互搏结,病情更为复杂。痰瘀搏结,则病体更虚,易感外邪,导致病体遭受链球菌感染,出现红肿发热等炎症反应。

4. 刘健教授的"健脾益肾"中医治法

刘健教授认为在强直性脊柱炎的治疗中应注重扶正固本,调补后天。其又根据疾病发展的缓急,将强直性脊柱炎分为活动期和缓解期。活动期以湿邪留注关节症状为主者,治以祛邪为先,予清热利湿通络除痹之剂。缓解期以治本为主、祛邪为辅。通过后天的调养,以补先天之不足,减少外邪入侵,最终避免病情的加重。刘健教授根据其多年临床经验,加之阅读大量古籍后,提出了"健脾益肾"的中医治法,在临床上取得了较好的疗效。

五、 其他风湿病案

(一)运用养阴清热、活血通络方治疗系统性红斑狼疮慢性缓解期案

● 病案

姜某,女,37 岁,2005 年 10 月 20 日初诊。

主诉:反复发热、皮疹、关节痛 3 年余。

刻下症:发热已退,已无明显皮肤斑疹、关节肿痛等症状,精神疲软,注意力不能集中,生活、工作也受到影响,纳食一般,二便正常,夜寐多梦易醒,烦躁难安,盗汗明显。舌质暗红,苔薄白,脉细。

中医诊断:阴阳毒(阴虚火旺证)。西医诊断:系统性红斑狼疮慢性缓解期。

治法：养阴清热，活血通络，佐以养心安神。

方药：知母 15 g，黄柏 10 g，生地黄、熟地黄各 15 g，山茱萸 15 g，地骨皮 15 g，川厚朴 15 g，泽泻 15 g，首乌藤 30 g，酸枣仁 20 g，远志 20 g，薏苡仁 20 g，丹参 30 g，生甘草 5 g，水煎服，每日 1 剂，早晚分服。另配合：复方芪薏胶囊，每次 3 粒，每日 3 次；金乌骨通胶囊，每次 3 粒，每日 3 次。

二诊：2005 年 11 月 5 日，患者服药 2 周后，精神明显改善，仍夜寐差，烦躁多梦，盗汗，但较前有所好转，原方酸枣仁、远志各增至 30 g，加青蒿、煅龙骨、煅牡蛎各 15 g，以加强清热降火、重镇安神之力。

三诊：2005 年 12 月 3 日，药后患者夜寐改善，然白昼活动后汗出明显，前方更添黄芪、浮小麦各 30 g，以固表止汗。

后门诊随证辨治 1 年后，夜寐转安，精神清爽，自汗、盗汗明显改善。近 10 年来，患者坚持服用中药治疗，同时内服激素（用量已减至 5 mg/d 维持），现已无不适主诉，能正常生活及工作，病情稳定。

● 按语

系统性红斑狼疮（systemic lupus erythematosus，SLE）是一种慢性自身免疫性疾病，身体各器官均可受累，尤其是皮肤、关节、血液、肾脏及中枢神经系统。症状表现多样，病情凶险，进展迅速，累及甚广，治疗棘手，预后差，至今仍是风湿科医生攻克的重点之一。本病症状的严重程度因人而异，常见症状包含关节炎、发热、胸痛、脱发、口腔溃疡、淋巴结肿大、疲倦，以及脸部红疹等，本病的病情会随病程有所变化，在发作期和缓解期的治疗差异较大，尤其中医药的运用，对疾病的维持缓解有显著的积极作用。

系统性红斑狼疮属于"阴阳毒""红蝴蝶疮"范畴，其临床症状的确切记载首见于张仲景《金匮要略》。此后，《脉经》《外台秘要》《诸病源候论》《三因方》《丹溪手镜》《医宗金鉴》等著作对"阴阳毒"都做了精辟论述。

刘健教授基于多年临床经验认为本病的发病基础是禀赋不足，脾肾亏虚。本病起于先天禀赋不足，脾肾亏虚，在情志内伤、劳倦过度、六淫侵袭、阳光暴晒等诱发因素的作用下，导致热毒内盛或瘀血阻络、内侵脏腑而成。刘健教授临床观察到系统性红斑狼疮起病虽然常有感受风寒湿邪病史，但病因绝非仅限于风寒湿邪气，多数系统性红斑狼疮患者具有不同程度的先天禀赋不足、脾肾亏虚的特点，故亦认为本病的发生与先天禀赋不足，脾肾亏虚密切相关。《医宗金鉴·痹病总括》云："痹虚谓气虚之人病诸痹也。"《素问·四时刺逆从论》亦有"厥阴有余病阴痹，不足病生热痹"的论述。这些都说明系统性红斑狼疮发病与体质羸弱有关，证之于现代医学，即系统性红斑狼疮与遗传的相关性，实为中医禀赋不足，脾肾亏虚体质的现代表述。对于系统性红斑狼疮而言，"虚"主要指卫气虚。脾为卫之主，肾为卫之根,卫气虽源于脾胃,而实根于肾。脾肾亏虚,则气血不足,卫外不固,易感受外邪侵袭;脾肾亏虚,则津液运行输布失常,湿聚成痰,血凝为瘀,痰瘀互结;脾肾亏虚,湿浊内生,与风寒湿热等邪气夹杂,使病情繁复难愈。

病理关键是痰瘀阻络,热毒炽盛。自仲景以来,历代医家所述之阴阳毒,其基本病因病机均为感受六淫之毒,外溢肌表,内侵五脏,邪热久羁,无由以泄,血为热搏,留于经络败为紫血。刘健教授据临床实践体会,认为系统性红斑狼疮曰斑、曰疮、曰毒、曰丹,其为热毒也,其定性主要为毒(热)邪,其定位主要在血分。"痹者,闭也",之所以罹患本病,在于患者禀赋不足,脾肾亏虚,抑或是外感风寒湿热之邪所致的痰浊、瘀血等病理产物痹阻脉络,阻碍气血的运行。热毒痰瘀闭阻于血络,则出现皮肤斑疹、溃疡等;流注于肌肉筋骨,则见肌肉、关节酸痛或肿胀;痹合于五脏,轻则气短乏力、纳少便溏、身发寒热,重则心悸胸痹、气短干咳、腰痛、水肿、腹满胁痛、夜寐多惊等。而热毒、痰瘀留恋不去,更加损伤正气,正气亏损,更增加痰浊、瘀血等病理产物的产生,使疾病缠绵难愈。总之,本病的病机为本虚标实,以脾肾亏虚为本,痰瘀阻络,热毒炽盛为病理关键。

反观本案患者,病史3年余,病初以反复低热,伴周身皮疹红斑、多关节肿痛。外院完善相关检查,系统性红斑狼疮诊断明确。后经前期积极抗炎、免疫抑制治疗,病情基本缓解。初诊时,发热已退,已无明显皮肤斑疹、关节肿痛等症状,纳食一般,二便正常,唯夜寐难安,多梦,烦躁、盗汗明显,精神疲软,注意力不能集中,考虑为阴阳毒慢性缓解期,且前期诱导缓解治疗中运用较大剂量的糖皮质激素及免疫抑制剂,已明显伤及正气,尤以阴液亏耗、虚热内扰为主。故予知柏地黄汤加减以养阴清热,活血通络,养心安神。究其夜寐难安,多梦,烦躁,盗汗,除脾肾亏虚之本外,尚与长时间服用糖皮质激素有关。从中医理论来看,激素属阳热之品,是为壮火,《黄帝内经》有"壮火之气衰""阳胜劫阴"的论述,长期大量使用必然会导致气津亏耗,阴不制阳,机体阴阳平衡被破坏,则出现阴虚火旺的证候。此外,还可以在滋阴降火基础上佐以行气活血之品,使"补而不滞"。

● **刘健教授治疗用药特点**

系统性红斑狼疮病情纷繁复杂,临床表现变化多端,辨证分型复杂,目前尚未统一,临床较常见的有热毒炽盛、阴虚内热、瘀热痹阻、风湿热痹等证型。刘健教授在临床中善于抓住疾病的主要矛盾,据"急则治标,缓则治本"的原则,将系统性红斑狼疮分为急性发作期和慢性缓解期,并强调活血化瘀药的应用,注重保护脾胃及平时的护理调摄,执简驭繁,纲举目张,取得了理想的疗效。

1. 急性发作期以清热解毒为主,同时兼顾健脾化湿

系统性红斑狼疮急性发作期以壮热不退,皮肤斑疹鲜红,烦渴面赤,口舌生疮,口咽干燥,偶有关节肌肉酸痛,局部皮肤温度高,甚或谵语神昏,小便黄赤,大便秘结,舌质红绛,苔黄或燥,脉滑数或弦数等症状为主要特征。刘健教授结合以上临床表现,治以清热解毒为主。方选清瘟败毒饮、化斑汤等化裁。药用蒲公英、紫花地丁、白花蛇舌草等。若热毒炽盛,壅遏气血,则加水牛角,重用牡丹皮、赤芍以疏利血热,并仿清营汤轻用金银花、连翘、竹叶一二分以"透热转气",使热邪有外达之机。由于本病以脾肾阴虚为本,除热毒炽盛外,尚有阴虚内热见证,表现为低热起伏或伴烦躁夜甚、两颧潮红、面颊烘热、盗汗,刘健教授在上方基础上,酌加地骨皮、青蒿、银柴胡、胡黄连,取青蒿鳖甲汤之意,以清阴分伏热。此期患者多为新病急性发作,病情较为单一,治之较易,若病程日久,只恐热与湿相合,胶结难分。湿为阴邪,其性重着黏腻,热为阳邪,其性燥烈发扬。二邪相合,无形之热以有形之湿为依附,湿郁则热愈炽,热蒸则湿愈动,遂弥漫于内外表里,充斥于三焦上下。刘健教授从《金匮要略》"见肝之病,知肝传脾,当先实脾"中得到启示,每于此期患者酌加一二味健脾化湿药物,如白术、茯苓、薏苡仁、藿香、佩兰、白扁豆等,以截断病势,防止湿邪与热毒相合致使疾病迁延难愈。

2. 慢性缓解期以养阴清热为主,同时注重顾护脾胃

系统性红斑狼疮慢性缓解期主要表现为低热持续,盗汗,面颧潮红烘热,局部斑疹暗褐,口干咽燥,腰膝酸软,脱发,眼睛干涩或视物模糊,月经不调或闭经,舌质暗红,苔少或光剥,脉细数。刘健教授方用知柏地黄丸或大补阴丸,药有知母、黄柏、山药、山茱萸、熟地黄、泽泻、牡丹皮、茯苓等,并在此基础上,依据患者的具体证候舌脉表现,加减用药。兼见气虚者,加党参、麦冬、五味子益气养阴;口眼干涩者,加夏枯草、野菊花、枸杞子清肝明目;口腔溃疡者,加生地黄、生甘草、黄连滋阴降火;脱发明显者,加制何首乌、墨旱莲、侧柏叶补肾固发;腰膝酸软者,加杜仲、狗脊、川牛膝强筋健骨;盗汗明显者,加黄芪、五倍子、浮小麦固表止汗。此期患者多为病久体弱者,而且系统性红斑狼疮临床治疗过程中所使用的多种免疫抑制药物(如环磷酰胺、甲氨蝶呤等)及一些抗感染药物,常常会引起胃肠道反应,出现湿浊内阻、胃气衰败之象,表现为食欲下降、胃脘痞闷、嗳气连连,甚至呕恶不断、腹泻频频,舌苔厚腻。《景岳全书》曰:"人之自生至老,凡先天之有不足者,但得后天培养之力,则补先天之功,亦可居其强半,此脾胃之气所关于人生者不小。"因此在治疗当中,刘健教授不忘顾护脾胃的调理,常于方中配伍使用白术、茯苓、山楂、炒谷芽、炒麦芽、建神曲、山药、白扁豆、陈皮、薏苡仁、甘草等,补后天以充养先天,使先天资生有源。

此外,对于疾病本身或使用激素导致的骨损伤,从中医理论认识来讲也与肾相关。肾的功能不仅主藏精,还主骨,本病多从肾虚来认识与治疗。"苦坚肾"的科学内涵不仅体现在固肾,还体现对骨的作用,即间接补肾、壮骨,如知柏地黄汤中知柏、熟地黄等,有壮肾健骨之意。对延缓疾病骨损伤,防治继发骨质疏松、股骨头坏死等均有积极作用。

3. 治疗中强调活血化瘀药物的应用

刘健教授认为系统性红斑狼疮患者无论是在急性发作期还是在慢性缓解期，都存在血瘀因素，雷诺现象、发斑、皮疹、关节疼痛、舌质暗红或有瘀斑、舌下络脉曲张等皆为瘀血痹阻经脉的具体表现。因此活血化瘀法应该贯穿整个系统性红斑狼疮的治疗过程。但活血化瘀法不是简单的活血化瘀药物的机械堆砌，而应当审证求因，秉持"治病必求于本"的用药理念。因热毒迫血妄行，血液离经而为瘀者，加生地黄、牡丹皮、赤芍清泻血分热毒；因真阴暗耗，血液不充，行而缓迟，或热毒之邪煎灼津液，津亏不能载血以行而成瘀者，加生地黄、麦冬、玄参，意取增液汤以增液行舟；因痹证日久而为瘀血者，加桃仁、红花、鸡血藤活血化瘀，通络止痛；瘀热蕴结日久成血瘀者，非一般活血药所能胜任，加鳖甲、全蝎、蜈蚣等有情之品，缓消癥块，即所谓"虫以动血"之意；因郁而为瘀者，加香附子、佛手、郁金、延胡索疏肝解郁，行气活血。

（二）运用清热解毒、健脾通络方治疗成人斯蒂尔病案

● 病案

患者，男，29岁，2013年6月30日初诊。

主诉：反复发热、皮疹、关节痛18年，再发加重2周。

刻下症：发热，体温最高39.5℃，发热时伴有咽痛，全身散在红色皮疹，双手腕、膝关节疼痛，神疲，乏力，大便干，纳差，睡眠差，口干口苦明显，喜饮冷水，舌质红，苔黄腻，脉细数。

中医诊断：痹证（湿热痹阻证）。西医诊断：成人斯蒂尔病。

治法：清热解毒，健脾通络。

方药：蒲公英10 g，白花蛇舌草15 g，紫花地丁10 g，薏苡仁15 g，茯苓10 g，陈皮6 g，丹参10 g，泽泻10 g，知母10 g，黄柏6 g，生地黄10 g，青蒿10 g，地骨皮10 g，垂盆草15 g，豨莶草10 g，炒麦芽15 g，甘草3 g。7剂，水煎服，每日1剂，早晚分服。同时口服泼尼松10 mg/d。

二诊：2013年7月7日，患者诉诸症皆减，腕关节时有不适，活动不利，偶感心慌，乏力，拟上方去知母、黄柏，加黄芪15 g，桂枝10 g，鸡血藤15 g，同时口服泼尼松，剂量不减。

三诊：2013年7月21日，患者诉皮疹明显减退，关节疼痛减轻，精神明显改善，诉夜寐差，烦躁不安，拟上方加酸枣仁30 g，远志30 g，首乌藤15 g，泼尼松剂量同前。

随证辨治5周后，患者发热、皮疹及关节痛症状明显消退。近2年来，患者坚持服用中药治疗，泼尼松已减至6 mg/d，现已无特殊不适，病情稳定。

● 按语

本案患者发病急骤，初诊时见反复高热、皮疹不退及关节疼痛，舌质红，苔黄

腻,脉细数,口服大量激素病情控制不佳。刘健教授详细询问病史,结合脉象,四诊合参,考虑为湿热痹阻证。患者多因感受湿热毒之邪,蕴结筋骨肌肉关节所致。热为阳邪,热盛则见发热、红肿热痛、溲黄、舌红之象,湿为阴邪,重着黏腻,湿盛则周身困重,湿邪留滞经络关节则感重着;湿热毒邪交阻于关节、肌肉等处,故关节、肌肉局部红肿灼热,或变生结节,或见身肿;湿邪重着下行则易见足肿;气血阻滞不通,故关节疼痛,皮下硬结,气血瘀滞则斑疹显现;湿热中阻,故口苦口黏,口渴不欲饮,身热不扬,大便黏滞,小便黄赤。舌红、苔黄腻、脉细数均为湿热之象。刘健教授认为,治疗应当抓住本病基本病机,以滋阴清热解毒为主,又佐以健脾利湿、活血化瘀之品宣痹通络。治疗常用苦寒之蒲公英、白花蛇舌草、紫花地丁行清热解毒凉血之功。

知母辛苦寒,下则润肾燥而滋阴,上则清肺金而泻火,乃二经气分药也,为养阴清热之良药。青蒿解湿热,退虚热,其味苦而不伤阳,寒而不碍湿,气芳香而化浊,质轻清而透邪,具有清热除湿之功。薏苡仁、茯苓、泽泻清利湿热;豨莶草通络除痹止痛;丹参活血化瘀;垂盆草保肝降酶,缓解肝功能损伤,以防长期服用非甾体抗炎药或慢作用抗风湿药引起肝功能损伤。因长期服用糖皮质激素或苦寒之剂,胃肠道多有不适,酌加陈皮、炒麦芽、甘草健脾和胃。若热毒炽盛者,可加生大黄、生石膏清热解毒泻火;以关节肿痛为主者可加全蝎、路路通。

● 刘健教授治疗用药特点

成人斯蒂尔病病情纷繁复杂,临床表现变化多端,刘健教授在临床诊疗当中,以滋阴清热解毒为主,辅以健脾利湿、活血化瘀、宣痹通络等法,疗效十分显著。

禀赋不足、阴血亏虚是发病基础。中医认为,外感风湿热邪或感受风寒湿邪后从热而化,或感受时行疫毒、暑湿之邪,致卫表不和,渐及经络、关节、脏腑而致本病。刘健教授在临床诊疗过程中观察到,成人斯蒂尔病患者起病虽然常有感受风寒湿热毒邪气病史,还有先天禀赋不足、阴血亏虚的特点。《灵枢·百病始生》谓:"风雨寒热,不得虚邪,不能独伤人……此必因虚邪之风,与其身形,两虚相得,乃客其形。"素体阴虚血热,脏腑热毒蕴结,复感外邪,引动内毒,攻于手足,手足则赤、肿、热、痛。故疾病初期见高热不退,患者反复高热,久而耗气伤阴,导致后期出现气阴两虚。

湿热伏邪、痰瘀痹阻是病理关键。禀赋不足、阴血亏虚是成人斯蒂尔病发病基础,可引起气血津液代谢失调、脏腑功能异常等病理变化,产生痰湿瘀血等病理产物。患者禀赋不足,正气亏虚,易感风寒湿邪,入里内伏营阴,伏久化热,湿热互结,当劳累、七情内伤、饮食失调后,引动伏邪而致发病。当外邪与湿热内邪相合时,表现为卫气同病,引动内在之湿,内有湿邪又易招致外邪,内外相引,同气相求,从而形成"湿聚热蒸,蕴于经络,寒战热炽,骨骱灼痛"的湿热痹。湿热交阻,气血运行不畅,聚湿成痰浊,痰循经络,瘀于皮下。痰瘀既成,则胶着于骨,闭阻经络,痰浊流注关节、肌肉,则关节、肌肉肿胀疼痛;痰浊深入筋骨,则骨痛肌萎,关节变形、屈伸不利;痰浊流于肌肤,则见痰核、硬结或瘀斑。故湿热伏邪、痰瘀痹阻是本病病理关键。

正虚邪实、湿热痰瘀互结是复发根源。患者禀赋不足,无力激发正气,鼓邪外出,故病邪久伏,正虚邪困。外感风寒湿热毒邪极易入侵,正虚邪实,是其反复发作根源。病久湿热痰瘀交结,热灼津液,痰阻气机,气血津液凝滞,导致病情缠绵难愈。后期伤及正气,可见气阴两伤,特别是阴血亏虚的证候。

故治疗上,刘健教授归纳为以下四型,并在临床中灵活化裁,收效颇佳。

1. 阴虚内热证

症状:全身关节肌肉疼痛,灼热红肿,甚则屈伸不利,筋肉挛缩,皮疹隐隐,时有低热,午后潮热,心悸,烦躁易怒,两颧潮红,口干渴饮,大便干,小便短赤,舌质红,少苔或剥苔,脉细数。治法:养阴清热,通络凉血。方药:青蒿鳖甲汤(《温病条辨》)加减。常用药物:青蒿、炙鳖甲、生地黄、牡丹皮、麦冬、地骨皮、豨莶草、生甘草等。炙鳖甲直入阴分,滋阴退热,入络搜邪;青蒿清热通络;生地黄滋阴润燥;牡丹皮泄血中伏火,活血化瘀;知母滋阴降火。加减:关节灼热,盗汗明显者,加黄柏、知母、地骨皮、银柴胡养阴清热;心烦不寐者,加酸枣仁、首乌藤;斑疹明显者,加紫草、玄参、茜草凉血止血。

2. 湿热痹阻证

症状:高热起伏,四肢沉重酸胀,关节疼痛,灼热红肿,皮疹隐隐,肌肉酸痛,纳呆食少,口臭,渴不多饮,小便热赤,大便或坚或溏,舌红苔黄腻,脉滑数。多见于以关节炎为突出表现者。治法:清热利湿解毒,祛风通络。方药:白虎加桂枝汤合宣痹汤(《温病条辨》)加减。常用药物:知母、生石膏、黄柏、桂枝、防己、薏苡仁、泽泻、蒲公英、白花蛇舌草、甘草等。知母、生石膏、黄柏清热;桂枝疏风解肌通络;防己、薏苡仁、泽泻清利湿热,通络宣痹。加减:皮肤有红斑者,加牡丹皮、赤芍、生地黄清热凉血,活血化瘀;发热、咽痛者,加荆芥、薄荷、桔梗疏风清热、解毒利咽;热盛伤阴见口渴心烦者,加玄参、麦冬、生地黄清热滋阴生津。

3. 痰热瘀结证

症状:手足可见大量瘀斑,色暗红,关节红肿疼痛,痛如针刺,肌肉灼热,小便短赤,高热,烦躁不安,口干,但欲漱不欲咽,舌红苔少或苔薄,舌有瘀斑,舌下络脉粗努,脉弦细数。治法:清热化痰,活血化瘀通络。方药:双合汤(《杂病源流犀烛》)加减。常用药物:桃仁、红花、当归、川芎、白芍、茯苓、半夏、陈皮、竹沥、延胡索、鸡血藤、甘草等。桃仁、红花、当归、川芎、白芍活血化瘀,通络止痛;茯苓、半夏、陈皮健脾化痰;竹沥清热化痰;延胡索、鸡血藤活血化瘀止痛。加减:瘀血明显,关节疼痛、肿大、僵直、畸形,活动不利者,加丹参、姜黄;痰瘀交结,疼痛不已者,加全蝎、地龙、僵蚕搜剔络道。

4. 气阴两虚证

症状:疾病后期,症见关节红肿疼痛不适,皮疹隐隐,口唇干燥,声音嘶哑,双目干痒,鼻干不适,面色无华,少气乏力,舌淡红苔少质干,脉细数。治法:益气养阴。方药:知柏地黄丸(《小儿药证直诀》)加减。常用药物:知母、黄柏、熟地黄、山药、山茱萸、茯苓、银柴胡、青蒿、牡丹皮、泽泻等。知母、黄柏滋阴清热;熟地黄、山茱萸填精血补肝肾;山药健脾益气;泽泻利湿泄肾浊;茯苓淡渗脾湿,并助山药之健运,与泽泻共泄肾浊;牡丹皮清泄虚热。加减:症见低热持续不退者,加银柴胡、鳖甲、青蒿、胡黄连、地骨皮等清退虚热;气血亏虚尤甚者,加鸡血藤养血通络,白术、甘草健脾益气;胃脘不适,饮食欠佳者,加炒麦芽、炒谷芽、焦山楂、鸡内金等和胃消食之品。

(三) 运用清热化湿、健脾养血方治疗银屑病关节炎案

● **病案**

患者,男,2017 年 11 月 11 日初诊。

主诉:多关节疼痛伴皮疹 10 年,加重 1 周。

刻下症:双臂、腹部、腰背部、双下肢片状散在红色皮疹,伴有脱屑,右踝、双足跖趾关节肿痛,右肩、右髋疼痛,夜间加重,活动后改善。

辅助检查:hs-CRP 84.09 mg/L;RF 2.0 IU/mL;ESR 77 mm/h;自身抗体全套、类风湿关节炎标志物无异常;血常规示白细胞计数(WBC)10.87×10⁹/L,血小板(PLT)416×10⁹/L;影像学检查双下肢动脉血管彩超显示双下肢动脉硬化伴斑块形成,双足正侧位片显示双足退行性变,骶髂关节及双侧髋关节 CT 平扫分别显示为双侧骶髂关节退变和双侧髋关节退行性变并关节腔少量积液。

中医诊断:痹证(湿热瘀阻证)。西医诊断:银屑病关节炎。

治法:清热化湿、健脾养血。

方药:蒲公英 20 g,白花蛇舌草 20 g,紫花地丁 20 g,薏苡仁 20 g,山药 20 g,法半夏 15 g,陈皮 15 g,茯苓 15 g,厚朴 15 g,桃仁 15 g,红花 15 g,威灵仙 25 g,甘草 5 g,4 剂,水煎服,每日 1 剂。

二诊:2017 年 11 月 15 日,患者自诉用药后皮疹及关节疼痛减轻,表现出大便干结症状,拟初诊方加黄芩 25 g 清热燥湿,生大黄 20 g 泻下攻积,清热泻火。7 剂,水煎服,每日 1 剂。

三诊:2017 年 11 月 23 日,患者自诉皮疹红斑颜色变浅,大便一日 2~3 次,质软成形,排便通畅;右髋、右侧踝关节、右肩及跖趾关节疼痛,以及颈部和背部瘙痒减轻。拟初诊方加地肤子 15 g 清热利湿止痒、白鲜皮 15 g 清热祛风燥湿。7 剂,水煎服,每日 1 剂。

后经多次复诊,结合患者的症状辨证论治,在原方的基础上及时调整加减。若患者皮肤瘙痒加重,加地肤子、蛇床子、蝉蜕清热燥湿止痒;患者不思饮食,加藿香、佩兰、白扁豆健脾化湿;若患者关节不利,疼痛加剧,加路路通、海桐皮、全蝎通络止痛。

坚持就诊 1 年,复查:hs-CRP 16.97 mg/L,丙氨酸转氨酶(ALT)20 U/L,天冬氨酸转氨酶(AST)14 U/L,尿素氮(BUN)3.05 mmol/L,肌酐(CREA)73.2 μmol/L,ESR 34 mm/h;血常规示 PLT 379×10^9/L,Hb 122 g/L。炎症指标均有所下降。患者自诉此时双前臂、腹部、腰背部、双下肢皮疹明显消退,右踝、双足跖趾关节无明显肿痛,右肩、右髋无疼痛,夜寐安,纳可,二便调,舌质红,苔薄,脉濡。

● **按语**

古代医家对银屑病关节炎并无论述,多分别从"痹证"和"白疕"两个方面阐述。《素问·痹论》云"风寒湿三气杂至,合而为痹也",人体在不同时段分别受到风邪、寒邪及湿邪侵犯,风寒湿三邪在人体内结合,使得机体气血阻滞不通而形成痹证。严用和《医学全书》曰:"肺毒热邪……生疮癣",认为银屑病发病的因素之一是热毒。热邪不仅是银屑病的诱因也是痹证发生的诱因,长期居于高温湿热地区,人体易受湿热之邪侵犯,湿热之邪缠绵难去,日久阻滞关节经络,气血经脉受阻是热痹发生的外因;邪气不去,久留机休,郁而化热,阻滞经络,亦可致痹。

银屑病关节炎发生的病因为内外两个方面,外为感受风寒湿热之邪,内为血分燥热,内生湿热瘀毒,主要为风、湿、燥、热、毒,闭阻经络,气血瘀滞肌肤关节,"不通则痛",并且随着病情的发展,皆可向血瘀方向转化,血瘀贯穿疾病的全过程。其中湿、热二邪尤为重要,既可为外感,又可为内生,刘健教授将本病病因病机分为四类。①风热入血,灼伤皮络关节:素体阴虚阳盛,复感风寒之邪,郁久化热,或风热侵袭,上痹咽喉,入于血分,蒸灼津液,阴虚血燥,皮表失润,加之邪热灼伤皮络,发为白疕。②湿热浸淫,熏伤皮络关节:嗜食辛辣炙热之物,鱼腥酒酪,酿湿积热,湿热熏蒸皮络,皮络受损,脉络瘀阻,发为白疕。③肝郁气滞,阻瘀皮络关节:情志不畅,致气机受阻,气滞血瘀,瘀阻肌表。④肝肾亏虚,皮络骨节失养:素体肝肾阴虚,复感风热、湿热毒邪,留恋日久,阴津受损,不能濡养皮络,不能滋润骨节,发为白疕。在本病的发病过程中,脾虚血瘀是始终存在的因素,因此在治疗本病时,治疗原则常为益气健脾、清热解毒、活血化瘀。

本案患者初诊时疼痛较甚,由于患者患病时间长达 10 年,实则为本虚标实,不能单独治标不治本,如若单纯使用清热解毒和活血化瘀为主药,则本病易复发。因此在诊治中,刘健教授使用益气健脾药搭配,如薏苡仁、茯苓等。患者疼痛瘙痒反复发作、缠绵难愈,加之湿热邪气入侵,日久郁而化热,方中使用黄芩、白鲜皮等清热除湿之药。随后就诊时患者大便不畅,方中加生大黄泻热攻积。黄芩等清热药具有抗菌和抑菌的功效,能够抑制免疫及炎症反应。患者提及时常胃脘不适、饮食不佳,遂用薏苡仁、茯苓等健脾药。以上两类药物共用以达到清热除湿、益气健脾的作用,脾气旺盛,湿气得以运化。另外,薏苡仁等益气健脾药也能够促进消化,加强胃肠道的运化作用。由于患者关节肿胀、疼痛,方中加蒲公英、白花蛇舌草和紫花地丁清热解毒、消肿散结。蒲公英、白花蛇舌草及紫花地丁有抗炎抗病毒和抗菌功效,外邪停留肢体经络不通则痛,日久不愈导致机体虚损则不荣则痛,方中加路路通等药通络止痛,改善患者生活质量。路路通等通络止痛药可以有效减轻患者疼痛,降低患者炎症反应的强度。由于病程反复,痰瘀血瘀夹杂,气血流通受阻,方中加桃仁等药活血化瘀,使得气血流通而减轻疼痛。桃仁等活血化瘀药可以减小血管阻力,改善血流动力学,增强机体免疫力。方中加茯苓等健脾化湿药,不仅可以化痰祛湿,而且有护胃的作用,可减轻药物对胃的副作用。诸药合用,健脾和胃,祛风除湿,化瘀止痛,标本同治。

● 刘健教授治疗用药特点

刘健教授在辨证治疗中认为:①补虚是治疗的主要原则,机体虚损是银屑病关节炎患者发病的前提,气血津液亏虚是其主要方面,因此主要治则为滋阴养血、扶正固本。②对疾病要有正确的辨证,疼痛位置不固定多为风邪偏盛;疼痛重着,属湿;痛处红肿,属热;受过外伤,疼痛反复发作,缠绵难愈,关节肿胀,舌有瘀斑,属瘀血。结合本病病因病机,提出祛邪、养血、清热、通络、补虚的治疗原则。具体辨证可分为以下三型。

1. 血燥风热型

主症:皮损遍及躯干、四肢伸侧,基底部颜色鲜红,鳞屑较厚,瘙痒脱屑,遇热加重。关节红肿触痛,疼痛固定,大便数日一行,小便黄赤。舌红,苔黄,脉弦细数。治法:清热凉血,疏风润燥。方药:凉血消疕汤。药用生地黄、牡丹皮、赤芍、紫草、防风、白鲜皮、蝉蜕、威灵仙、鸡血藤、秦艽、甘草。方中用生地黄、牡丹皮、赤芍、紫草清热消肿解毒;防风、蝉蜕、白鲜皮祛风止痒;威灵仙、鸡血藤、秦艽活血化瘀、通利关节;甘草调和诸药。该方从整体辨证用药,有清热凉血、疏风润燥的功效。

2. 湿热瘀阻型

主症:皮损在躯干多见、四肢伸侧或皮肤皱褶处,色红,表皮湿烂或有脓疮,痛痒相兼,关节红肿、灼热、疼痛、重着,伴发热,纳呆,咽喉疼痛,口渴尿赤,大便秘结或黏滞不爽。舌脉亦为湿热瘀阻之象。治法:清热解毒,祛风化湿。方药:解毒消疕汤。药用白花蛇舌草、薏苡仁、忍冬藤、土茯苓、蒲公英、萆薢、草河车、苍术、黄柏、防风、甘草。方中用苍术、黄柏、萆薢、土茯苓、白花蛇舌草、蒲公英清热燥湿;

薏苡仁、忍冬藤清热除湿、疏风通络,通络止痛;防风、草河车祛风止痒;甘草调和诸药。

3. 肝肾亏虚型

主症:病情反复发作,皮癣颜色淡红,关节疼痛不适,伴腰膝酸软,头晕耳鸣,男子遗精阳痿,女子月经不调,舌红,苔白,脉沉迟弱。治法:滋补肝肾,祛风活血。方药:滋阴消斑汤。药用鸡血藤、益母草、生地黄、熟地黄、当归、山茱萸、川芎、鬼箭羽、杜仲、蝉蜕、甘草。方中以生地黄、熟地黄、山茱萸、杜仲滋补肝肾;以当归、川芎、鸡血藤、鬼箭羽、益母草养血活血,化瘀通络;以蝉蜕祛风止痒;以甘草调和诸药。虚为该证的主要表现,因此用药以补虚为主,祛邪为辅。

(四) 运用健脾化湿、活血通络方治疗嗜酸细胞性筋膜炎案

● **病案**

患者,男,35岁,2015年11月1日初诊。

主诉:四肢肌肉酸痛1年余。

刻下症:四肢肌肉僵硬,双腕疼痛,活动不利,皮肤焮红发烫,面唇发紫,伴心慌、纳差、乏力,二便正常,舌质红,苔黄腻,脉弦滑。实验室检查示嗜酸性粒细胞1.0×10^9/L,ESR 16 mm/h,ASO 160 IU/mL,IgG 23.4 g/L。

中医诊断:痹证(脾虚痰瘀证)。西医诊断:嗜酸细胞性筋膜炎。

治法:健脾化湿,活血通络。

方药:陈皮15 g,茯苓15 g,薏苡仁20 g,山药20 g,厚朴15 g,丹参20 g,桃仁15 g,红花15 g,鸡血藤20 g,全蝎5 g,路路通15 g,桑枝15 g,蒲公英20 g,白花蛇舌草20 g,黄芪20 g,当归15 g,甘草5 g,4剂,每日1剂,水煎服,早晚饭后服。外用辣椒碱软膏。

二诊:2015年11月5日,患者四肢肌肉疼痛减轻,面唇紫暗稍变浅,皮肤红痛较前减轻。守初诊方,山药、鸡血藤、蒲公英各增至30 g。3剂,煎服法同前。

三诊:2015年11月8日,患者食欲增加,乏力症状好转,晚间仍有心慌。守二诊方,当归增至20 g。14剂。

四诊:2015年11月22日,患者四肢肌肉酸痛明显好转,面唇淡红,晚间心慌症状消失。守三诊方,28剂。

五诊:2015年12月20日,患者诉四肢无明显酸痛。复查血常规及生化检查示嗜酸性粒细胞0.45×10^9/L,ESR 13 mm/h,ASO 162 IU/mL,IgG 20.2 g/L。继予三诊方28剂巩固疗效。随访3个月,患者病情稳定。

● **按语**

嗜酸细胞性筋膜炎(eosinophilic fasciitis,EF)即嗜酸性筋膜炎,又称伴嗜酸粒细胞增多性弥漫性筋膜炎,是一种少见的主要以筋膜发生弥漫性肿胀、硬化为特点的疾病。早期特征为肢体或躯干红斑和水肿,后期会出现皮下筋膜的胶原性增厚。早期实验室检查可见嗜酸性粒细胞明显增多,但该表现不一定会在早期活动性病例中出现,而且在晚期病例中不太明显。其病因尚无明确定论。基本病理改变为筋膜炎症、水肿、纤维化和肥厚等。本病虽总体预后尚可,但大多数患者都经较长时间糖皮质激素治疗,且即使疾病缓解后组织病理筋膜纤维化仍持续存在。还有一部分患者呈现缓解与复发交替,极小部分长期得不到缓解,出现以对称性疼痛为主的结节等病变。

中医认为本病当属"痹证""脉痹"范畴。本病之病因不外乎内因和外因:内因归为先天脾胃禀赋不足,或后天脾胃受损,或脾虚湿盛,或湿蕴郁热,外邪乘虚入内发为本病;外因为感受寒湿热毒,相互夹杂而发病。脾虚作为本病发病的重要因素可概括为:一是脾本为湿土,其本虚则生湿邪。二是脾居于中位,为气血生化之根本,全身气血皆赖脾气之生化转输,脾旺则气血生化及运行通畅,故有四季脾旺而不受邪。反之,同气相求,脾虚则更易受外感寒湿热毒邪气之侵袭,或感寒湿,或受湿热,或犯热毒,肌体不耐外邪,寒湿聚于肢体关节则见肢体肿胀。湿属阴邪,其性黏滞,加之脾虚运化不利,更致湿邪难化,不化之湿邪郁而化热,热之极则为毒,热毒相合,积于肢体肌腠,致肢体皮肤焮红发热,甚者疼痛难忍。三是病久不愈损及络脉,脾虚气血运行不通则发为瘀,脾虚水湿运化不利则发为痰浊,气血水液不达肌腠,则肌肤失养而硬化不荣;痰瘀合至肌腠,则肌肤肢体疼痛不解。诸因合致,故而发为本病。

本案患者脾胃虚弱,气血生化乏源,湿邪郁而不化;又病程日久,血脉瘀阻不通,故表现为肌肉酸痛、面唇紫暗等。刘健教授综合考虑患者病情,治则以健脾化湿、活血通络为主,辅以补气养血、清热解毒。其中,健脾化湿药选用陈皮、茯苓、薏苡仁、山药、厚朴,旨在健脾化湿和胃,使脾旺则不受邪,脾健则生化充足。活血化瘀药主选丹参、桃仁、红花、鸡血藤、全蝎,均为活血化瘀之上品,既可补血又可活血,通络作用亦无减弱。路路通、桑枝为关节不利之佳品。考虑患者病久气血亏虚,选用黄芪、当归两药,有当归补血汤之意。清热解毒药选用蒲公英、白花蛇舌草,两药均入胃经,为清热通淋之要药。现代药理研究表明,清热解毒药有抗菌作用,可减少自身免疫反应引起的组织损害。

● **刘健教授治疗用药特点**

1. 化湿健脾,以断生湿之根

脾虚则内湿易生,湿邪困脾则致脾虚更甚。湿聚成痰,痰湿聚集肢体骨节,致四肢肿胀,活动不利。刘健教授认为本病发生皆因脾虚,临证用药多以陈皮、厚朴、茯苓、薏苡仁、山药等燥湿、利湿、健脾。陈皮理气燥湿健脾,厚朴燥湿下气除满,"气行则湿化",两药共奏燥湿行气之功。茯苓淡渗利湿、健脾宁心,《世补斋医书》云:"茯苓一味,为治痰主药,痰之本,水也,茯苓可以利水。痰之动,湿也,茯苓又可行湿。"薏苡仁可渗湿除痹,《本草纲目》谓:"薏苡仁,阳明药也,能健脾益胃……土能胜水除湿,故湿盛、水肿用之。"山药甘平,归脾、肺、肾经,既补脾气,又滋脾阴,为健脾之佳品。

2. 活血通络,以畅全身血脉

刘健教授认为脾胃虚弱不足,生痰生湿,痰湿不化留于经脉,经脉阻滞不通,则致瘀血生成。痰湿瘀血日久不化,则加重经脉阻塞,致病久不愈。久病不愈,损伤络脉,又加重瘀血形成。故痰浊、瘀血即为嗜酸细胞性筋膜炎之病因,又为本病之病理产物。《素问·缪刺论》言:"邪客皮毛,入舍孙络,留而不去,闭塞不通,不得入于经,流溢大络而生奇病。"故临证时选药多为丹参、桃仁、红花、鸡血藤、全蝎、桑枝、路路通等。其中,丹参、桃仁、红花均有活血祛瘀之功,共奏活血通络之效,使脉通血行,不生瘀血。鸡血藤既可行血,又可补血,亦能舒筋通脉,《饮片新参》言其"去瘀血,生新血,流利经脉。治暑痧,风血痹证"。全蝎可活血化瘀止痛,为治血瘀痹痛之要药。桑枝、路路通均可祛风通络,缓关节之痹痛。

3. 祛邪扶正,共调肌体平衡

刘健教授认为,祛邪与扶正共施,肌体阴阳可平。本病其本以脾虚为主,其标为外感寒湿热毒。脾为气血生化之根本,脾虚则气血津液生化不足,肌肤失于濡养而干燥发硬,故治疗宜益气补血、健脾和胃。常选黄芪、当归、太子参、白扁豆、炒麦芽、炒谷芽、焦山楂等。黄芪、太子参均入脾经,为补脾气之要药。白扁豆入脾、胃经,其性温和,补脾和胃化湿,补而不滞。当归为补血之圣药,与补气药黄芪合用,可达气血双补之目的。炒麦芽、炒谷芽、焦山楂有健脾和胃之效,使脾健湿化。外感寒湿不愈,结合脾虚湿盛,日久不化,郁积生热,热壅成毒,故治宜健脾化湿、清热解毒。临证用药还有蒲公英、白花蛇舌草、紫花地丁等。蒲公英、白花蛇舌草均入胃经,可清热解毒通淋。《本草备要》言蒲公英为"通淋妙品"。《本草正义》言紫花地丁"辛凉散肿……惟血热壅滞,红肿焮发之外疡宜之"。

刘健教授根据多年临床经验,提出从脾胃论治嗜酸细胞性筋膜炎,重视脾胃的功用,进而发挥脾胃之功能,重用健脾化湿和活血通络药,辨证施治,发挥中医药治病之优势,将药物副作用降至最低。在长期临床实践中,已取得良好效果。

(五) 运用养阴清热、健脾化湿方治疗复发性多软骨炎案

● **病案**

乐某,男,5岁,2020年4月2日初诊。

主诉:反复耳郭疼痛1年,再发加重伴发热1周。

刻下症:左耳郭红肿、瘙痒,边缘颜色紫暗,按压边缘疼痛,手足心热,大便干结，口干口臭；纳可，大便干，3日1解，舌红、苔薄白，脉细数。

辅助检查：白细胞计数 12.1×10⁹/L，血小板计数 364×10⁹/L，淋巴细胞百分比 58%，淋巴细胞计数 3.68×10⁹/L，红细胞比容 0.37，平均红细胞容积 79.1 fL，血小板分布宽度 7.9%，血小板平均容积 8.2 fL。ESR 46 mm/h，hs-CRP 33.7 mg/L。

中医诊断：痹证（阴虚火旺型）。西医诊断：复发性多软骨炎。

治法：养阴清热，健脾化湿。

方药：知母 8 g，黄柏 5 g，青蒿 8 g，地骨皮 5 g，生大黄 5 g，川厚朴 5 g，生石膏 5 g，枳实 8 g，薏苡仁 10 g，陈皮 10 g，茯苓 10 g，山药 10 g，泽泻 10 g，桃仁、红花各 8 g，炒谷芽、炒麦芽各 10 g，甘草 3 g，10 剂，每日 1 剂，水煎服，早晚分服。佐以芙蓉膏（主要有木芙蓉、藤黄、生南星、薄荷油、冰片等中药，安徽中医药大学第一附属医院制剂中心生产，批号：20130068）外敷。

二诊：2020 年 4 月 12 日，左耳红肿已缓，大便仍干结，夜寐不安，舌红、苔薄，脉细数。上方生大黄加至 6 g，加车前草 10 g，首乌藤 10 g。

三诊：2020 年 4 月 23 日，症状续减，二便调，舌淡、苔薄白，脉细滑。仍以养阴清热，健脾利湿为主。方药：知母 8 g，黄柏 5 g，青蒿 8 g，地骨皮 5 g，生大黄 5 g，川厚朴 5 g，生石膏 5 g，枳实 8 g，薏苡仁 10 g，陈皮 10 g，茯苓 15 g，山药 15 g，桃仁、红花各 8 g，炒谷芽、炒麦芽各 10 g，甘草 3 g。14 剂。

四诊：2020 年 5 月 7 日，左耳红肿消失，二便调，燥热、睡眠诸症缓解。复血常规、ESR 等未见明显异常。处方予三诊方续服 14 剂。

五诊：2020 年 5 月 21 日，左耳耳郭已如常，二便调，诸症好转。再予扶正祛邪、补养后天之法，予三诊方加白扁豆 10 g。续服 14 剂，患者已无明显不适。

● 按语

复发性多软骨炎（relapsing polychondritis，RPC）是一种系统性免疫介导性疾病，引起软骨结构和全身其他组织的炎症，尤其是耳、鼻、眼、关节和呼吸道。典型特征包括耳郭炎症、鞍鼻畸形，以及软骨破坏的其他表现，并且心血管、肾脏和神经系统也有受累可能。本案系儿童复发性多软骨炎，现国内鲜有大样本临床研究报道，且儿童患病者多预后不良，5 年死亡率近 1/3。因本病无特异性检查指标，早期诊断较为困难。临床多见 ESR 增快、白细胞增多，常伴有轻至中度贫血，与疾病活动性增加有关，其结局多为喉、气管软骨支撑结构塌陷，或严重的心血管病变（大动脉瘤、心脏瓣膜功能不全）、系统性血管炎等。为了降低死亡率、改善预后，应早期诊断、及时治疗。

刘健教授认为，本病属于中医学"痹证"范畴，病性为本虚标实。病理因素为风邪、热毒、痰湿、血瘀等，其为患者脾胃不足，脾失健运，痰湿内生；或胃经湿热，循肝胆经上行于耳；加之风邪外犯，夹痰湿上窜于耳郭，痰浊凝滞而为肿；热毒壅盛，血脉瘀阻则肤色异常改变，"诸湿肿满，皆属于脾"，其本为脾虚，治疗以清热利湿为主，佐以治补脾益胃，活血祛瘀。《灵枢·邪客》曰："补其不足，泻其有余，调其虚实，以通其道而去邪。"因患儿年幼，初诊时病变局部红肿热痛明显，患儿母亲诉其怕热，喜凉，睡时将手脚露出被外，因患者使用过激素治疗，伴有五心烦热等表现，故刘健教授给予养阴清热药物，如知母、黄柏、青蒿、地骨皮等以养阴除热，配以安徽中医药大学第一附属医院院内制剂芙蓉膏局部外敷以清热解毒、消炎止痛。患者白细胞升高，表明疾病邪盛未散，加入生大黄、泽泻、车前草、桃仁、红花等清热利湿，活血通络的药物。而脾为后天之本，气血生化之源，《素问·评热病论》曰："邪之所凑，其气必虚。"《灵枢·百病始生》曰："风雨寒热，不得虚邪，不能独伤人。"前人所云："脾健湿邪可去，气旺顽痹自除。"当时刻顾护脾胃，"保得一份胃气，便增加一份生机"，故刘健教授在用利湿药物祛邪，使邪有去路的同时，给予陈皮、茯苓、山药、薏苡仁、白扁豆，平补脾胃，祛邪兼扶正，扶正以祛邪；患者大便干结，不欲饮食，加川厚朴、枳实以理脾胃之气，合生大黄以通腑，炒麦芽、炒谷芽以消食。刘健教授嘱患儿家长，饮食当以清淡为主，不可过食肥甘厚腻之品，避免助长痰湿，延长病程。

● 刘健教授治疗用药特点

刘健教授治疗此类疾病多可归为以下几类：其一，祛风散寒止痛。适用于外感风寒之邪，痹阻经脉而致关节疼痛，通过辛温发散，温经散寒，达到祛邪通脉止痛作用，常用药物有羌活、独活、白芷、威灵仙、秦艽、细辛、川椒、桂枝等。祛风药物能发汗祛湿，多为辛温香燥之品，易伤阴耗血，用药当中病即止，阴血不足者当慎用或禁用。其二，清热消肿止痛。主要适用于湿热蕴结，痹阻经络，流注关节，或热毒炽盛，脏腑气机失宣，热壅血瘀，导致关节疼痛、肿胀等，通过清热解毒药物祛除热毒之邪，达到祛邪止痛目的，常用药物有金银花、连翘、黄柏、牡丹皮、土茯苓、薏苡仁、泽泻、萆薢、木防己等。此类药物多苦寒，有伤阳败胃之弊，脾胃虚寒者当慎用。其三，活血化瘀止痛。主要适用于瘀血阻滞筋脉引起的关节疼痛，常用药物有丹参、红花、赤芍、三七、川芎、三棱、莪术、桃仁、水蛭等。此类药物易耗血动血，有出血倾向者当慎用。其四，补虚止痛。适用于痹证日久，阴虚血少，筋脉失养，"不荣则痛"，常用药物有鸡血藤、当归、熟地黄、丹参、白芍、甘草等。此类药物多属甘味滋补之品，有腻滞脾胃、妨碍脾胃运化之弊，脾虚便溏者，宜配合健脾助运药物。其五，搜风止痛。适用于痹证久病入络，抽掣疼痛，肢体拘挛者，多用虫类搜风止痛药物，深入隧络，攻剔痼结之痰瘀，以通经达络止痛，常用药物有全蝎、蜈蚣、地龙、水蛭、白花蛇舌草、乌梢蛇、露蜂房等。这些药物多偏辛温，作用较猛，也有一定毒性，故用量不可太大，不宜久服，中病即止。其中全蝎、蜈蚣二味可焙干研末吞服,既可减少药物用量,又能提高临床疗效。

由于不同患者的临床表现可有差异,不同患者的病程也存在较大差异,因此很难预测。可能为阵发性、相对良性且无临床明显的重要器官受累,持续活动但严重程度不断变化,或表现为暴发性、进展性病程并导致死亡,临床尚需酌情对症加减。对于幼年患者,尤其当关注患儿具有机体柔嫩,气血未充,经脉未盛,神气怯弱,内藏精气未足,卫外功能未固的生理特点,即"小儿稚阳未充,稚阴未长""骨气未成,形声未正,悲啼喜笑,变态不常"。因此在临床治疗上还需格外注重维护阴液、顾护阳气。此外,刘健教授还重点关注与患儿家长的沟通宣教,在患儿的日常养护规律方面均作逐一考量,也展现出了医者的人文主义关怀。

(六)运用清热解毒、健脾利湿方治疗结节性非化脓性脂膜炎案

● 病案

患者,女,48岁,2013年12月26日初诊。

主诉:反复不规律发热伴皮下结节5年。

刻下症:下肢皮下结节散发,结节表面皮色鲜红,疼痛,偶见结节软化,且有波动感,或见结节凹陷萎缩。病程中伴有不规律发热,体温最高38.7℃,但大多为低热(37.5~38.0℃),多汗,口干口渴,头晕,目赤目涩,神疲乏力,腹胀,纳食不馨,心烦多梦,夜寐欠安,小便黄,大便黏滞不爽。舌质红,苔黄腻,脉滑数。

中医诊断:瓜藤缠(脾虚湿热型)。西医诊断:结节性非化脓性脂膜炎。

治法:清热解毒,健脾利湿。

方药:知母15g,黄柏10g,栀子10g,青蒿15g,酸枣仁20g,首乌藤20g,薏苡仁20g,陈皮15g,茯苓15g,山药20g,夏枯草20g,野菊花15g,炒麦芽15g,炒谷芽15g,甘草5g。4剂,水煎服,每日1剂,早、晚分服。配合中成药芙蓉膏(院内制剂,主要由木芙蓉、藤黄、生天南星、薄荷油、冰片等组成,功效为散结化瘀,消肿止痛)联合消瘀接骨散(主要由花椒、五加皮、白芷、桂皮、川芎组成,功效为温经通络,行瘀止痛)外敷。

二诊:2013年12月29日,患者皮下结节好转,无灼热焮红,疼痛减轻,且病程中伴随症状均有所减轻。守上方继服14剂。

三诊:2014年1月12日,皮下结节明显好转,数目减少,但患者诉失眠有所反复,时有健忘,上方加远志以开心气而宁心安神,通肾气而强志不忘,继服7剂。

四诊:2014年1月19日,皮下结节明显好转,基本消散,只剩数枚,但患者诉脘腹胀满,嗳腐吞酸,上方加焦山楂以消食化积,继服14剂。

五诊:2014年2月2日,皮下结节基本消退,但患者诉口干、口渴,头晕反复,故在上方基础上加葛根以解肌退热、生津止渴,加天麻、钩藤以平肝潜阳,继服7剂。

六诊:2014 年 2 月 9 日,皮下结节基本消退,伴随症状均好转,故上方继服 14 剂。巩固治疗 1 个月,随访 2 个月,其皮下结节未出现反复,且未再出现口干、口苦、目赤目涩、神疲乏力,纳食可,夜寐安,二便调。

● **按语**

结节性非化脓性脂膜炎又称特发性小叶性脂膜炎、韦伯-克里斯琴(Weber-Christian)脂膜炎或回归性发热性非化脓性脂膜炎。本病特征为成批反复发生的皮下结节,结节有疼痛感和显著触痛,大小不等,对称分布,好发部位为臀部和下肢,但躯干和面部也可出现。起始于皮下的部分结节向上发展,皮面可轻度隆起,呈现红斑和小肿;部分则潜于皮下,表面皮肤呈正常皮色。大多结节一般数周或数月后可自行消退,但由于病变处脂肪发生坏死、萎缩和纤维,局部皮肤会发生凹陷并有色素沉着。结节每隔数周或数月反复发作,多数伴有发热,高者可达 40℃,呈弛张热型,持续 1~2 周逐渐下降。除发热外,还可有乏力、食欲减退、肌肉和关节酸痛等,且时常合并内脏受累。大多数情况下,内脏累及在前,皮损在后。例如,肝脏受累可出现右胁痛、肝大、黄疸和肝酶异常;小肠受累可有脂肪痢和肠穿孔;肠系膜、大网膜和腹膜后脂肪组织受累可出现上腹部疼痛、腹胀和包块等。此外,骨髓、肺、胸膜、心肌、心包、脾、肾和肾上腺等均可累及。内脏广泛受累者预后很差,可死于循环衰竭、出血、败血症和肾衰竭。

中医将本病归属于"痹证",根据其结节疼痛、皮损、发热等情况的偏重还可进一步纳入"瓜藤缠"范畴。《素问·痹论》曰:"五脏皆有合,病久而不去者,内舍于其合也……肌痹不已,复感于邪,内舍于脾……所谓痹者,各以其时,重感于风寒湿之气也。"痹证以后天不足、营卫亏虚为基础,卫外不固,复感外邪而致痹;而痰邪的产生加重经络肢节的痹阻。其本在于脾气运化失常,即脾虚生痹。如《素问·痹论》曰:"脾痹者,四肢懈惰,发咳呕汁,上为大塞。"又曰:"淫气肌绝,痹聚在脾。"

刘健教授认为,本病病因病机总属正虚邪实,以正虚为本、邪实为标;脾虚气虚、内脏受损为本,热毒、痰湿、血瘀为标。脾虚在痹证的病情变化过程中起着重要作用。脾为气血生化之源,脾胃健运,则气血充足;脾胃虚弱,则气血不足。故脾胃虚弱,气血不足是痹证发生发展的关键所在。脾气亏虚,致使脾运化失司,痰浊内生,湿聚成痰,留注肌肤,而致结节发于肌肤腠理,时有疼痛,伴神疲乏力,困倦嗜睡,为虚实夹杂;脾气亏虚生化乏源,而致中焦气血乏源,气血不和,血病则气不能独化,气病则血不能畅行,气滞则血瘀,瘀血不化,则新血不生,为虚实混杂;脾气亏虚,运化失司,气血匮乏,而致正气不足,卫阳不固,易受外邪,尤其是湿邪入侵,疼痛隐隐,使病情迁延不愈、反复发作,甚则结节溃破,脓水外溢,久不收口。

刘健教授治疗该患者以清热解毒为主,并顾护脾胃,佐以益气养血安神之药,标本兼治。该患者病程日久,则风寒湿邪郁而化热,湿热蕴于筋肉、肌肤而致病,病情反复缠绵不愈,易伤于内脏。本案患者病情反复难愈,临床上此类患者大多久病缠绵,必致气血亏虚,故刘健教授认为,治疗本病应健脾和胃,调补后天;扶助正气,益气养血。所以在治疗痹证疾病过程中,常用陈皮、谷芽、麦芽以健脾和胃,薏苡仁、甘草、山药、茯苓以益气健脾利湿,黄精、麦冬、白芍益胃养阴。有学者认为,痹痛一般为风寒湿邪入侵劳损、损伤、瘀滞的某部,俗有"三分药七分养"之说。故在治疗上,顾护脾胃的同时,也应注意避免劳损和外伤,有伤及时治疗;注意心情涵养,切忌思、怒过度伤及脾、肝功能;饮食以清淡、易消化食物为主,根据病情可配合药物外敷,经济方便,无碍脾胃。刘健教授常嘱患者清淡饮食,并结合患者病情需要予以芙蓉膏和消瘀接骨散外敷治疗,因此收效明显。

● 刘健教授治疗用药特点

刘健教授在脂膜炎的治疗上以健脾利湿、清热解毒为主要法则,辅以活血化瘀、消肿散结、益气通络、养血安神等法,临床疗效十分显著。

1. 脾虚湿热证

症见皮下结节散发于四肢或躯干,但以下肢多见;结节皮色鲜红,可有疼痛,数日可软化,有波动感;日久结节凹陷萎缩,或可破溃溢出油脂状液体;常伴有发热,腹痛,纳差,大便稀溏。舌质红,苔黄腻,脉滑数。治宜清热解毒,健脾除湿。方以四妙丸加减,药用黄柏、苍术、牛膝、薏苡仁、金银花、连翘、紫花地丁、土茯苓、甘草。

2. 热毒壅盛证

症见突发全身高热,乏力,骤起皮下结节,关节肌肉疼痛,结节皮色焮红,触之灼热疼痛,日久则结节枯萎塌陷,但易反复发作,舌质鲜红,苔黄,脉数有力。治宜清热解毒,软坚活血止痛。方以仙方活命饮加减,药用金银花、白芷、川贝母、防风、赤芍、当归尾、甘草节、皂角刺、天花粉、乳香、没药、陈皮。

3. 痰瘀互结证

症见皮下痰核易发于下肢,此起彼伏,固定不移;结节皮色暗红疼痛,局部皮肤塌陷,既不液化亦不破溃,或见关节疼痛固定,或有低热,或见下肢浮肿,舌质暗红边有瘀点,苔白腻,脉弦涩。治宜化痰行瘀,散结止痛。方以双合散加减,药用橘红、清半夏、桃仁、红花、瓜蒌、川贝母、当归、川芎、熟地黄、杏仁、甘草。

4. 气虚血瘀证

症见皮损暗红,反复缠绵不愈,结节凹陷;伴有神疲乏力,少气懒言,关节痛,纳食不馨,大便溏薄,舌淡,苔白或白腻,脉细无力。治宜益气活血,通络止痛。方以补阳还五汤加减,药用黄芪、当归尾、赤芍、地龙、川芎、红花、桃仁。

（七）运用益气养阴、健脾化湿方治疗皮肌炎案

● **病案**

李某,女,78岁,2014年9月7日初诊。

主诉:反复全身红斑半年。

刻下症:全身多处出现红斑,以颜面、四肢关节为主,伴下肢麻木无力,纳少,疲劳乏力,头昏,烦热,口干,小便短赤,舌红、苔薄白,脉细。

中医诊断:皮痹(虚实夹杂证)。西医诊断:皮肌炎。

治法:益气养阴,健脾化湿。

方药:太子参20 g,黄精15 g,知母10 g,青蒿10 g,地骨皮15 g,车前草12 g,萹蓄10 g,瞿麦10 g,薏苡仁20 g,陈皮8 g,茯苓15 g,山药20 g,炒谷芽12 g,炒麦芽12 g,丹参12 g,川厚朴8 g,甘草6 g。14剂,水煎服,每日1剂,分2次餐后服用。

二诊:2014年9月21日,颜面、四肢红斑颜色较前浅暗,肌力好转,但仍感烦热、口干,并伴夜寐不安,守原方加减。在原方基础上加酸枣仁8 g、首乌藤12 g以养阴血、安心神。续进14剂。

三诊:2014年10月19日,自觉症状较前好转,颜面、四肢红斑有所减少,但气短、纳少、下肢麻木依旧未好转,守原方加减。拟二诊方加瓜蒌皮12 g以滑利通气、润肺降火。续进14剂。

在随后约1年内治疗20余次,均在二诊方基础上随证加减。乏力甚者,加黄芪;关节、肌肉疼痛较剧,血瘀者,加丹参、桃仁、红花;热结便秘者,加生石膏、生大黄;血虚头昏者,加当归;左手、左下肢疼痛麻木者,加鸡血藤、全蝎;胸闷痛者,加瓜蒌皮、薤白。

2015年8月6日复诊,患者症状得到显著改善,红斑渐淡渐消,手足麻木、无力好转,饮食尚可,夜寐较安,生活质量明显提高。

● **按语**

皮肌炎是特发性炎性肌病的一种,是以肢体特征性红斑和四肢近端肌、颈肌等出现肌肉炎症性病变为主要临床表现的自身免疫性结缔组织病。肌肉症状是本病最主要的症状,先累及四肢近端肌肉,继而累及颈、肩、腰等肌群,临床表现为全身痛、肌痛、四肢酸软、头重、气短乏力、纳呆、便溏或便秘。本病极易累及内脏,出现如肺间质病变,易合并恶性肿瘤,临床病情较为凶险。

皮肌炎以四肢近端肌肉酸痛、压痛和无力为特征,属痹证之"肌痹"范畴;后期以肌肉萎缩无力为主,类同痿证。《素问·痹论》曰:"肌痹不已,复感于邪,内舍于脾。"刘健教授认为素体阳盛或阴虚之体,热与湿合,或外感风寒湿邪,蕴久不愈,寒湿化为湿热,或外感风湿热邪入侵机体,循经入络,湿热熏蒸经络,气血运行不

畅,湿热瘀阻,成痹成痿。大凡热邪多易灼伤肺脏,肺主皮毛,肺热叶焦,以致出现皮肤红斑、发热等。湿热困脾,脾主肌肉,可见肌肉疼痛、四肢酸软、乏力、纳呆等表现。皮肌炎后期湿热之邪浸淫,营运失常,气滞血瘀、肝肾阴虚,筋经、肌肉失润而弛纵不收,易成痿证;素体脾胃虚弱,或湿困脾虚,气血生化乏源,脏腑、经络、筋骨失养,关节不利,可致肢体痿弱不用。《证治汇补·痹证》云:"痹久成痿,虚之所在……久而不痛不仁难治。"皮肌炎多属中医学"痹证""痿证"范畴。《素问·评热病论》曰:"邪之所凑,其气必虚。"总属本虚标实、虚实夹杂之证,正气不足是本病发生的内在基础,热、毒、湿、瘀为致病之标。病因以热为主,有实热、虚热之分,常兼湿邪为患。病位主要在肺、脾,与肝、肾相关。病机概之有热(实热、阴虚内热)、湿(湿热)、血(血热、血瘀)、气(气滞、气虚)四端。

本案患者属皮肌炎轻症,以皮疹和肌力下降为主要表现,肺间质病变等脏器受累尚不严重。故刘健教授辨为虚实夹杂之证,虚者气阴两虚,实者湿热内蕴。拟甘平苦寒佐以苦辛之法,甘平补虚,苦寒清热利湿,苦辛通降以开湿壅气滞。药用太子参、薏苡仁、陈皮、茯苓、山药益气健脾,黄精、知母、青蒿、地骨皮养阴清热,车前草、萹蓄、瞿麦淡渗利尿,丹参、桃仁、红花活血通络。刘健教授尤其强调,若临床见明显胸闷喘憋、吞咽困难或病势凶险者,还当急则治其标,积极联合西医免疫抑制治疗,不得报以侥幸,延误病情。

● **刘健教授治疗用药特点**

1. 湿热当清肺胃,兼顾肝经

皮肌炎湿热之邪多盛。余国珮言:"大凡热邪俱能伤肺。"肺职清肃之能,主一身之气,热邪伤肺,一身气机壅塞,肃降不能,则发为本病;肺合皮毛,肺热叶焦,发为肺痿,多为皮肌炎后期气阴皆伤之表现。张介宾云:"诸痿者皆在阴分,亦总由真阴衰弱,精血亏损,故三气得以乘之。"胃为五脏六腑之海,与肺同主一身气机之通降,湿热犯胃,则气运失常,胃气上逆;热盛火炽,燥热内结,可见皮肌炎发作期口干、口渴、口苦、小便短赤、大便秘结等临床表现,甚至耗伤阴液,胃为水谷、气血之海,胃阴亏虚,故多发痿证。肝气热,筋膜干,发为筋痿,则四肢无力;湿热易循肝经上犯,病情缠绵,日久伤及阴分,肝阴亏虚,易致痿证;肝经湿热不解,乘于脾土,脾失健运,则又湿热内蕴,相互影响。刘健教授在治疗皮肌炎湿热为盛时倡导清肺胃兼顾足厥阴肝经,常用地骨皮、知母、青蒿、蒲公英、白花蛇舌草等。知母清肺胃经实热与虚热,止虚劳之热,滋化源之阴;青蒿、地骨皮清透肺热,均入肝经,又善清除肝经湿热,对于血热者又有凉血之功。

2. 洁净府,从小便去湿热

《医通》曰:"肌痹者,即着痹、湿痹也……四肢萎弱,皮肤麻木不仁。"湿气盛者为着痹,皮肌炎多属湿热为患,治当清热利湿除痹。张仲景《金匮要略》云:"湿痹之候……当利其小便。"皮肌炎气阴两虚者,兼湿热之邪留滞经络关节,若用苦温燥湿之剂,不仅伤津耗气,而且有助热之弊;若用苦寒清热燥湿之剂,恐耗伐正气,有败胃之嫌,且黄芩、黄连均属味苦性燥之品,最能助燥伤阴。对于此种湿热,刘健教授常以甘苦寒淡之品为主,少佐苦辛论治,甘能补益,苦寒能清热利湿,淡能渗泄水湿、畅通小便、通阳利窍,少佐苦辛能通能降。《黄帝内经》之"洁净府"即导在里之湿热下行从小便而去。朱丹溪认为"治湿不利小便,非其治也",故常用甘寒之车前草、木通、滑石,甘淡凉之薏苡仁,甘淡寒之泽泻,甘淡平之茯苓、猪苓,苦寒之萹蓄、瞿麦等。其中刘健教授认为薏苡仁为阳明经药,临床几乎必用之:一者淡渗利湿、畅通小便;二者甘以益脾,虚则补其母也;三者渗湿除痹,正对皮肌炎湿、热、虚的病机特点。

3. 气阴双补,重调肺脾

皮肌炎乃湿热浸淫,外涉肌肉、皮肤,内达脏腑,痹阻经络,肺热叶焦或湿热困脾,肺脾两脏首当其冲。后期气血运行不畅,气滞血瘀,肺脾受损,气血生化乏源,气血津液亏虚,筋脉肌肉失润发为痿证。热毒炽盛而伤阴或者素体阴虚湿热侵袭,日久肺阴亏虚,兼见肝肾阴虚,可见皮毛、肌肉枯萎,四肢无力,不能举动,咽干口燥,舌红、少苔,脉细数等表现。对此,刘健教授常以甘平之剂为主,益气养阴,佐以甘苦寒,虚实两清,气阴双补,重在调治脾、肺二脏。常用如甘平之太子参、黄精、山药、甘草、党参,甘苦寒之玄参、生地黄等。其中太子参、黄精、山药均入肺、脾经,既益肺脾之气,又补肺脾之阴,太子参补中兼清,尤宜皮肌炎热邪伤肺、气阴两虚者;山药尚能补土生金,尤宜肺脾气阴俱虚者。生地黄甘苦寒,清热生津治实热,又能凉血滋阴泻伏热。

4. 活血化瘀,不忘理气通滞

湿热阻滞经络、关节,痹阻不通,气机不畅,血运失常,可致气滞血瘀;或脾虚生湿,湿聚气运失常,瘀滞不通;或阴虚血热,灼伤脉络,迫血妄行,血溢脉外,留而为瘀;或阴虚内热,煎灼津液,血稠涩而为瘀;或后期气虚血液运行失常,血瘀阻滞,进一步气滞不通等。刘健教授认为气滞血瘀的病因、病机贯穿皮肌炎的整个发病过程,治疗上时时不忘行气化瘀,气行则血行,气行则湿化,常用陈皮、厚朴、丹参等。陈皮辛能行、苦能燥、温能通,能补能泻,能升能降,对气滞痰阻之症颇具奇功;厚朴其力不但下行,又能上升外达,能散则气行,能泄则血行,能消痰湿胀满,少用则具通阳之功;丹参集凉血、活血、养血于一身,正对皮肌炎血热、血瘀、血虚等错综复杂之病机特点。

(八) 运用清热解毒、化湿通络方治疗慢性骨髓炎案

● 病案

患者,女,25岁,2015年2月8日初诊。

主诉:反复左踝关节肿痛1年余,加重半年。

刻下症:左踝关节红肿疼痛,行走不能,饮食尚可,夜寐差,大便干结,小便短黄。体格检查:神清,精神可,轮椅推入诊室,表情疲惫,心、肺、腹(一),左侧内踝关节区肿胀色红,压痛(+),局部皮温高,舌质暗红,苔黄厚腻,脉滑数。

辅助检查:ESR、RF(一),hs-CRP 4.61 mg/L,补体 C4 58.6 mg/dL,IgG 17.7 g/L;左踝关节 X 线片示结合病史考虑左侧踝关节术后改变并骨质疏松及慢性骨髓炎可能;左踝关节 CT 示左侧胫骨远端内踝骨质异常改变伴皮下软组织肿胀,结合临床考虑慢性骨髓炎。

中医诊断:痹证(湿热痹阻证)。西医诊断:慢性骨髓炎。

治法:清热解毒,化湿通络。

方药:蒲公英 30 g,白花蛇舌草 30 g,生石膏 30 g,生大黄 30 g,黄芩 15 g,山药 30 g,车前草 20 g,茯苓 15 g,猪苓 15 g,泽泻 15 g,枳实 15 g,厚朴 15 g,青皮 15 g,陈皮 15 g,丹参 20 g,甘草 5 g。4 剂,水煎服,每日 1 剂,早晚分服。中成药口服:新癀片 3 片,每日 3 次;黄芩清热除痹胶囊 3 粒,每日 3 次。中药外敷:芙蓉膏与五味骨疽拔毒散调匀后,均匀外敷患处(面积以超过患处周围 2~3 cm 为度),厚度 2~5 mm,纸棉包裹,每日 2 次,每次 12 h。

二诊:2015 年 2 月 12 日,患者左踝关节肿胀疼痛缓解、关节活动较前改善、局部皮温渐降,左踝关节偶有疼痛,前方加桃仁、红花各 15 g,6 剂。

三诊:2015 年 2 月 18 日,诸症明显好转,大便次数偏多,减生大黄、枳实,继服,并嘱患者适度加强关节功能锻炼。后患者左踝关节疼痛明显时加当归 20 g,鸡血藤 20 g,法半夏 15 g;伴有腰膝酸软、乏力,加杜仲 30 g,当归 20 g;后每次复诊时以上方随证加减。

四诊:2015 年 3 月 5 日,患者已可自行步入诊室,查体:神清,精神可,心、肺、腹(一),左踝关节无肿胀,压痛(一),关节功能正常,局部皮温及肤色正常,纳寐可,二便正常。复查肝功能、肾功能、RF、补体 C3(一),ESR 2 mm/h,hs-CRP 0.88 mg/L,补体 C4 32.9 mg/dL,IgG 14.3 g/L;左踝关节 CT 示左侧内踝近胫骨下端骨皮质毛糙并多发囊状骨质破坏,结合病史考虑骨髓炎治疗后改变,左侧踝关节及左足骨质疏松改变。继予以中药汤剂(随证加减)及新癀片、黄芩清热除痹胶囊维持治疗。

至 2015 年 4 月 5 日共复诊 10 余次,左踝关节肿痛症状未再复发。

● **按语**

骨髓炎是指由需氧或厌氧菌、分枝杆菌及真菌等多种病原微生物感染骨膜、骨皮质、骨髓等骨组织引起的一系列炎症性病变。中医学认为邪毒壅遏附骨,经络阻塞,气血阻滞是本病初期的主要病机,邪毒化热腐肌伤骨,是病情的进一步发展,而正虚邪实是本病的病机关键。古代文献中无"慢性骨髓炎"病名,从其临床症状特点看,当与中医学"附骨疽""骨蚀""贴骨疽"等相似。本案患者因外伤余毒清理不彻,复感湿邪,湿邪日久,郁而化热,故湿热蕴结之征明显;湿热毒邪滞留筋骨,以致气血壅滞,故肢体烦痛,行走受限;湿性重着黏滞,故见踝关节区肿胀不适。刘健教授认为,骨髓炎早期由于邪毒壅塞、气血阻滞致使血脉不充,组织溃腐,骨髓炎中期热毒内盛,溃腐成脓,耗损正气,托毒无力,骨髓炎后期邪盛正衰,致使气阴亏虚。

慢性骨髓炎疾病由来已久,其发病机制比较复杂,涉及诸多方面。久病体虚,机体正气不足,邪毒入里,导致气血阻滞,络脉不通郁而成脓;抑或嗜食辛辣肥膏厚腻之品,积热内盛,热毒流窜,深入骨髓,致使血脉壅滞,湿热壅盛,化腐成脓;再有先天肾精不足或后天肾精损耗之人,外感阴邪,变化入里,凝滞内郁;抑或久处寒湿之地,寒邪侵袭,郁而化热,湿热邪毒阻滞气机,血脉不充,化腐成脓;另有伤于虫石金刃者,筋肉骨骼受损,血脉瘀阻,加上伤口不洁导致脓毒炽盛,入骨成疽。就病机而言,骨髓炎的整个病机涉及阴阳表里、寒热虚实各个方面,处于不断发展变化的过程。但从整体来看,又有其特定规律,整个发展过程中以虚为主,气血两虚,至虚有盛候,则出现邪实的表现,逐渐发展,虚实夹杂。病情不断变化,发展入里,郁而化热,里热炽盛,热转为寒,阳转为阴,病情迁延难愈,脓毒郁积,脓为血化所生,导致气血甚亏,则见伤口窦道久脓不愈,骨折延迟愈合或骨折不愈合。

本案患者左踝关节红肿疼痛,行走不能,饮食尚可,夜寐差,大便干结,小便短黄。病机表现为湿热痹阻。治疗上予以清热解毒、化湿通络之法,药用蒲公英、白花蛇舌草、生石膏、生大黄、黄芩清热解毒,又以猪苓、茯苓、泽泻、车前草利水渗湿,通利小肠,导湿热从小便而解。佐以枳实、厚朴、青皮、陈皮行气通滞,气行则水行,故无湿聚痰凝之患,气行则血行,可解血滞瘀结之忧。

● 刘健教授治疗用药特点

慢性骨髓炎的基本病机为热毒内蕴、邪毒壅遏、阻滞气机。所以遣方用药多选用长于清热解毒、托毒排脓之品。临床上治疗慢性骨髓炎的基础方剂诸如四妙勇安汤、阳和汤、仙方活命饮、透脓散、小金丹、五味消毒饮等均有良好的疗效。临床治疗重用蒲公英、白花蛇舌草、生石膏、黄芩等。归其本因,"火毒"是本病的主要发病因素。由于内热炽盛,火毒深窜入骨,壅遏不行、热胜肉腐。脾气亏虚,则生化乏源,气血不充,无力鼓邪外出,日久蕴脓腐骨,余毒留恋潜伏,故虽表疮已敛,但仍反复发作。纵观本病慢性迁延的整个病程,"脾虚火郁"可谓是本病的主要矛盾。故在治疗上应兼顾清热解毒、祛腐生肌、益气健脾、祛湿化瘀。肾主骨生髓,脾主四肢,"脾旺则四季不受邪",故本病与脾、肾等关系密切;而湿热之邪虽盛于下,然其始未尝不由脾胃而生,治病求其本;以苦寒清热燥湿澄其源,甘淡利水渗湿通其流,标本同治,上下齐施,前后分消,使壅滞之湿热得宣通也。

刘健教授还常内服、外敷双管齐下。内服所选新癀片具有清热解毒、活血化瘀、消肿止痛功效。黄芩清热除痹胶囊主要由黄芩、薏苡仁、桃仁、栀子、威灵仙等药物组成,具有清热解毒、通络止痛之效。不仅可以改善局部炎症反应,还具有免疫抑制效果,能促进骨髓的造血功能修复。外敷所选芙蓉膏与五味骨疽拔毒散均是安徽省中医院经验方,芙蓉膏主要由木芙蓉、藤黄、生南星、薄荷油、冰片等中药经特殊工艺调制而成,经多年临床应用证实,芙蓉膏对感染性疾病疗效确切;五味骨疽拔毒散主要由山药、白矾、生南星、冰片等制成,临床主要用于急慢性骨髓炎、骨结核、骨肿瘤、化脓性关节炎等。中成药与中药汤剂合用既可清热解毒、利湿通络止痛,又可防燥湿、利湿过猛损伤脾胃;中药外敷可直达患处,对于改善局部红、肿、热、痛症状颇有良效,故中药内服外敷相互配合,增进疗效。

小 结

1. 脾虚致痹为重要病因

"痹,湿病也……"可见"脾""湿""痹"三者之间的关系极为密切。脾虚运化失职,气血生化无源,营阴无以供养,则肌肉、筋骨、关节不得濡养,不荣则痛,发为大偻;卫外不固,则邪气乘虚而侵入,闭阻肢体经络关节,而致气血运行不畅,不通则痛,而致大偻发生。《素问·至真要大论》载:"诸湿肿满,皆属于脾。"《医宗必读》云:"脾为生痰之源。"若脾胃虚弱,脾失健运,无力运化水湿,聚湿为痰,流注筋骨、关节等处,则可见关节肿胀、疼痛等症状,不通则痛,发为大偻。

2. 脾虚湿盛为重要病机

脾胃为后天之本,气血生化之源。痹证患者常服用西药如非甾体抗炎药、慢作用抗风湿药等以镇痛,而此类药物容易损伤脾胃,造成消化系统功能紊乱。《脾胃论·脾胃胜衰论》中提出:"百病皆由脾胃衰而生也。"脾胃功能不足导致机体功能紊乱,诱发痹证的发生发展。由此,刘健教授认为,从脾论治痹证的骨代谢失衡具有传统医学和现代医学的共同理论支撑。临床上患者就诊时出现腹胀、消化不良、大便不成形、舌苔白厚腻等症状、体征,均提示属脾虚湿盛,须从脾论治。湿邪为患,常有内湿、外湿之分,外湿常常由于天气原因,清明、谷雨等节气来临夹杂雨水,安徽属江淮流域,雨水充足,患者常因天气变化就诊;内湿由脾虚不能运化水谷精微所致,然两者都从脾论治。《素问·评热病论》云:"邪之所凑,其气必虚。"《灵枢·百病始生》云:"风雨寒热,不得虚邪,不能独伤人。"重视正气是中医防病治病的特色,健脾可化生水谷精微、充实正气,扶助正气则有利于提高机体免疫功能。

3. 从脾论治,用药条理清晰

(1)健脾化湿:脾胃身处中焦,传化水谷精微,如有饮食不节、情志不畅,病程日久或素体脾气不足,皆可导致脾失健运,津液输布失常,易聚而化为痰湿。正如《素问·至真要大论》所谓:"诸湿肿满,皆属于脾。"关节活动不便、肿胀是湿邪作崇,治湿必须从脾着眼,并能更好地改善患者免疫功能。脾主四肢,但除了四肢肌肉以外,包括脊柱在内的四肢百骸的濡养,同样依赖于脾之运化。脾气恢复,水谷精微得以化生,脏腑经络的生理功能得到保证,则肢体关节屈伸有力、活动顺畅,肌肉、骨骼关节形态功能正常。刘健教授临证常用薏苡仁、山药、茯苓、陈皮、半夏、甘草等,尤其喜用薏苡仁、山药药对,山药善补肺、脾、肾三脏之气;薏苡仁性凉利湿,有助于保存脾脏津液,一阳药一阴药相互配合,既防薏苡仁性凉伤脾,又善补肺、脾、肾之阳气。茯苓、陈皮、半夏、甘草乃二陈汤去生姜、乌梅,共奏健脾化湿之效,脾胃强则水湿之患自除。

(2)温肾暖脾:张仲景在《金匮要略》中提出:"病痰饮者,当以温药和之。"刘健教授常言,痹证患者关节疼痛肿胀,常见舌淡苔白厚,说明有寒湿在内。寒湿为阴邪,须加阳药以助运化。肾中藏一身之元阴元阳,且肾是水脏,主津液化蒸,肾阳充足有利于津液输布,并可温煦脾土,以助运化,而且还有祛散寒邪之功。从脾论治和从肾论治都是治疗痹证的重要切入点。肾虚督脉失养,而脾胃因水湿所困,无以化生精气又导致肾虚;另外,肾者,胃之关也,关门不利,故聚水而从其类,水湿蕴结关节则见肿胀。临床常用药物有桂枝、附片、杜仲、桑寄生等。桂枝性温,功善走经络、利关节,痹证关节病变,加入桂枝不仅可温寒邪止痛,又可以辅助健脾化湿药,增加运化痰湿的作用。附片、杜仲、桑寄生温煦肾阳,杜仲、桑寄生还具祛风湿、强筋骨之功。

(3)清热健脾:痹证亦多伴见 ESR 增快,hs-CRP 升高,可表现为关节红肿热痛、大便不成形、小便黄、舌红、脉数,多有火热之象。火性原本上炎,但阳郁湿滞日久,困于中焦,胃热则消谷善饥、浊阴不降,脾热则腹胀不适、清阳不升,清浊相干,气机郁闭,导致机体功能亢进,出现"热胜则肿"等一系列症状。探究此类患者病因根源,素体阴虚湿重;或寒湿之邪久郁,从阳化热;或原为肾虚督寒,经久服温补肾督、辛热祛寒之中药,阳气骤旺;或近期外感热邪,邪郁化热,而以热邪偏亢为主要病机。刘健教授临床常用药物有蒲公英、白花蛇舌草、薏苡仁、败酱草等。蒲公英性寒而不伤胃,白花蛇舌草清热而不碍脾。薏苡仁、败酱草,健脾利肠胃,清积热活血化瘀。

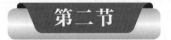

刘健教授膏方验案精撷

膏方,又称"煎膏""膏滋",作为中医传统八大剂型(丸、散、膏、丹、酒、露、锭、汤)之一,是以中医药理论为基础的传统剂型,由汤剂浓缩演变发展而来,功擅滋养、调补,在预防保健、疾病治疗、病后康复等方面发挥着重要作用。秦伯未云:"膏方非外单纯之补剂,乃包含救偏却病之义,故膏方之选药,须视个体体质而施以平补、温补、清补、涩补,亦须视各个之病根而施以生津、益气、固津、养血。"膏方历史悠久,起于汉唐,在《黄帝内经》中就有关于膏剂的记载,《膏方大全》曰:"膏方者,盖煎熬药汁成脂溢而所以营养五脏六腑之枯燥虚弱者,故俗称膏滋药。"其具有适用范围广、服用方便、便于储存、治疗与补益相结合的特点,尤其适用于慢性病的治疗。

冬令进膏,因时制宜。风湿病患者病程迁延难愈,因此根据病机运用膏方辨证论治,可有效缓解病情、改善生活质量。《素问·四气调神大论》曰:"春三月,此为发陈,天地俱生,万物以荣……夏三月,此为蕃秀,天地气交,万物华实……秋三月,此谓容平,天地以急,地气以明……冬三月,此为闭藏,水冰地坼,无扰乎阳。"冬季主要以封藏、闭藏为主,表现为阳气内敛、腠理闭塞。因此,冬季进补既有利于精微物质的吸收与累积,又能够祛除病邪、强身健体。膏方不仅有利于亚健康人群提高健康水平,而且有利于处于稳定期的慢性病患者扶助正气、祛邪祛病。根据痹证的病因病机进行辨证论治而制成相应的滋补膏方,既不可一味滋养补益,亦不能杀伐攻泻,需巧妙揣度,以达到扶正祛邪,调节机体阴阳平衡,使脏腑气血调畅,从而减轻患者的全身症状,改善生活质量。

同时,膏方适选辅料,怡情益胃。膏方的制备:首先所用诸药需用水煎煮,取汁浓缩,加入辅料制成稠厚半流体状制剂,沿袭古法工艺膏方的定制加工流程,主要有七个步骤,即配方、浸药、提取、浓缩、收膏、分装、凉膏。清代著名医家叶天士曾谓"食物自适者即胃喜为补",以气血调畅为优。刘健教授对于辅料的选择也尤为重视,针对痹证的病因病机特点,一般多用甘平补中润燥之蜂蜜收膏。炼蜜的作用,不仅可去除药性的偏激使之中和,又有一定的缓和、防腐作用,且能调节口感。此外,血肉有情之品忌用甘温鹿角胶,喜用阿胶滋阴清热养血,参类用西洋参补气养阴、清热生津,还有大枣、莲子、桂圆等益气养血补虚。大多数风湿病患者长期服用中药,内心对中药或多或少有点排斥畏惧。程杏轩有云:"人以胃气为本,久病服药,必究脾胃。"口服膏方后,脾胃健运,药物能消化吸收,方可达到扶正祛邪的目的。木糖醇味甜,口感清凉,具有特殊的生化性能,现也广泛运用。

刘健教授开具膏方,总佐以运脾健胃之品,用之与大枣、桂圆、参类相伍,可使膏方口感极佳,或配伍陈皮、山楂、神曲以益胃消食;或用桔梗、枳壳,以升降相因。患者心情舒畅,且能消除补药黏腻之性,易于接受服用。

总之,膏方处方的组织,既要遵循一定的原则,也要根据多方面的因素,在选择药物、酌定剂量等方面,参考患者的体质强弱、性别差异、年龄大小、气候变化等情况,予以灵活化裁,加减运用。现择验案数则以供评鉴。

（一）运用健脾化湿、温经通络膏方调治类风湿关节炎案

● **病案**

患者,女,72 岁,2015 年 12 月 26 日三诊。

主诉:反复全身大小关节疼痛 20 余年。

刻下症:患者自述确诊类风湿关节炎已 10 年,四肢关节疼痛肿胀,遇寒加重,得温痛减,冬季尤为严重,肢体常感困重,纳差,饭后时有腹胀,大便干,小便正常,无汗出,无恶心呕吐,舌暗苔白,脉沉细。

中医诊断:尪痹(风寒湿痹证)。西医诊断:类风湿关节炎。

治法:健脾化湿,温经通络。

方药:绵黄芪 300 g,全当归 200 g,潞党参 200 g,川桂枝 150 g,淫羊藿 150 g,薏苡仁 250 g,广陈皮 150 g,山药 300 g,云茯苓 200 g,厚朴 150 g,炒谷芽 150 g,炒麦芽 150 g,焦山楂 200 g,建神曲 150 g,白扁豆 200 g,紫丹参 200 g,桃仁 150 g,红花 150 g,鸡血藤 200 g,醋青皮 150 g,延胡索 150 g,威灵仙 200 g,杜仲 200 g,天麻 150 g,香附 150 g,太子参 200 g,甘草 50 g,阿胶 200 g,桂圆 100 g,西洋参 100 g,核桃仁 150 g,银耳 100 g,木糖醇 150 g,莲子 100 g,大枣 150 g。

患者大便干燥难解,佐以银耳滋阴润肺滑肠,核桃仁补肾润肠通便,辅料以蜂蜜收膏。患者自 2013 年起至今已服用膏方 3 年,现气色较佳,纳食可,二便调,肢体困重症状明显减轻,生活质量改善。

● **按语**

膏方是一种具有营养滋补和治病防病综合作用的成药。它是在大型复方汤剂的基础上,根据人的不同体质、不同临床表现而确立不同处方,经浓煎后掺入某些辅料而制成的一种稠厚状半流质或冻状剂型。刘健教授根据类风湿关节炎的病因病机特点,结合患者体质差异,攻补兼施,"形不足者,温之以气""精不足者,补之以味",针对湿热、寒湿、瘀血、痰饮等,宜加清热利湿、温经除湿、活血化瘀、健脾化湿之品,补中寓治,治中寓补,疏其气血,令其条达,"阴平阳秘,精神乃治",纠正患者阴阳之不平衡,减轻患者关节疼痛症状,提高生活质量。

刘健教授在临床实践诊疗过程中,依据风湿病基本病因病机,膏方药物常以滋补为主,配以活血化瘀、宣痹通络。遵循《黄帝内经》"虚者补之""劳者温之""损者益之"的原则,可分为补气血、补肝肾、补脾胃和攻补兼施四类。但用药要避免操之太急或补之太过,对于急性发作期的患者,不应急服膏方,通常建议服用短时间的汤剂,即"开路方",祛除病邪,待患者病情稳定,再着手膏方滋补,增强体质。以防"闭门留寇"或"助长邪气";时刻注意固护脾胃之气,过分滋填壅补,则妨碍脾胃升降,可致中焦阻塞,故方中常配伍理气扶胃之品。

刘健教授在冬三月"生机潜伏,阳气内藏"的季节,因时制宜,对类风湿关节炎患者辨证论治,针对脾胃虚弱、湿浊内生,气血不足、营卫失调,痰瘀互结、脉络阻滞等病机特点,施用膏方扶正补虚祛邪取得了满意的效果。本案方中绵黄芪、全当归益气生血、升阳除痹;潞党参、山药、白扁豆、大枣、太子参补脾养胃、健运中气,此类药皆味甘,为脾胃所喜,甘药培中,可使气血生化有源;陈皮、云茯苓、薏苡仁、醋青皮、厚朴益气健脾消痰;威灵仙、鸡血藤、紫丹参、桃仁、红花、延胡索、香附等活血化瘀、行气止痛、舒筋通络;山楂、炒谷芽、炒麦芽、建神曲消食健胃,顾护中州,促进脾土运化之能。"精血竭而为患者,必借血肉之滋填",方用阿胶滋肾填精、润肺、养血。

● 刘健教授类风湿关节炎膏方用药特点

1. 健脾和胃,化痰去湿

脾主运化,湿邪内生则责之于脾,脾的运化功能正常则体内水液输布正常。外湿伤脾,则脾失健运,易致湿邪内生,此即外湿引动内湿,内湿素盛之体,脾气必亏,又易感受外湿,内外湿邪互为影响,脾虚湿滞是类风湿关节炎发病的根本原因。刘健教授从脾论治类风湿关节炎,如《难经》所言"四季脾旺不受邪",在膏方中以健脾化湿之品为主,选方如四君子汤、保和丸、参苓白术散健脾和胃。山药、茯苓、陈皮、厚朴、薏苡仁、白扁豆、白术、黄芪等也为常用之品。其中茯苓甘能补中,淡能渗湿,补而不峻,利而不猛,健脾利湿,使湿无所聚,痰无由生。

类风湿关节炎患者大多长期服药,易伤及脾胃,膏方中顾护脾胃之剂必不可少,常加焦山楂、建神曲、炒谷芽、炒麦芽等和胃消食,脾胃旺盛,则生化有源,气血津液化生充足,药物吸收完全,有利于病情康复。刘健教授认为,健脾和胃之品在膏方中尤为重要:一者脾虚湿滞为类风湿关节炎的根本病机,健脾化湿和胃治其本,为治疗大法;二者老年患者多虚不受补,方中加入健脾和胃助运之品,可免其滋腻碍胃之弊;三者膏方多有滋补之腻,药味颇多,健脾和胃之品有助于膏方的吸收;四者脾胃为气血生化之源,后天之本,健脾益气和胃,鼓舞气血津液化生之源,气旺血足,"正气存内,邪不可干"。常选择白术、木香、陈皮、砂仁、山楂、枳壳、佛手一类的健脾和胃、理气和中药物进行配伍以防膏方中补益药滋腻碍胃,使之静药(党参、熟地黄、阿胶之类)与动药(木香、砂仁之类)相结合,做到补而不腻,避免"虚不受补"。其中麦芽、谷芽是常用健胃和中之药,常合用共奏其效,使用频率为90%。陈皮,使用频率为96%,性苦能燥能泄,取其理气燥湿之功。

2. 滋阴清热,虚实两清

《金匮翼·热痹》曰:"热痹者,闭热于内也……脏腑经络,先有蓄热,而复遇风寒湿气客之,热为寒郁,气不得通,久之寒亦化热。"风寒湿邪郁而化热,湿性重着黏滞与热胶结,痹阻经络,可发为痹。类风湿关节炎活动期病因病机主要是湿热之邪痹阻,流注骨节。痹证寒湿日久化热,热易伤肺、胃、肝之阴,以致阴虚内热。素体阴虚类风湿关节炎患者,过用温燥之品,耗伤津液导致阴精亏虚。刘健教授认为,类风湿关节炎常常湿热痹阻与阴虚内热夹杂,虚虚实实,配制膏方时常湿热与虚实兼顾,虚实两清。湿热偏盛者,加蒲公英、白花蛇舌草、紫花地丁、半枝莲、土茯苓、黄芩、黄柏等清热解毒利湿;阴虚内热偏盛者,加青蒿、地骨皮、黄精、麦冬、银柴胡、生地黄等滋营阴清透虚热。真阴暗耗,血液不充,行而迟缓,患者常表现出口干口渴的症状,膏方中加入滋阴清热之品补助机体的津液亏虚,可纠正体内阴阳平衡状态。

3. 补益气血,强筋健骨

痹证日久风寒湿邪气侵袭,脾胃亏虚必致气血亏虚,且祛风除湿药大多辛温燥烈,活血祛瘀止痛之品行散走窜,有耗血动血之患,久之伤阴耗血,《灵枢·阴阳二十五人》曰:"血气皆少……善痿厥足痹。"吴澄云:"虚劳之人,精不化气,气不化精,先天之真元不足则周身之道路不通,阻碍气血不能营养经络而为痛也。"肾主精髓,精血亏虚,则筋脉骨窍失其濡养,故机关不利,肩臂足膝酸痛。脾虚湿滞,脾胃虚弱,气血生化乏源,筋脉失养,刘健教授在膏方中常加当归补血汤、四君子汤、四物汤补益气血,桑寄生、杜仲、枸杞子、狗脊、菟丝子、续断等祛风湿,补肝肾,强筋骨。营行脉中,卫行脉外,阴阳相贯,气调血畅,可濡养四肢百骸、经络关节。其中当归补血汤重用黄芪益气健脾固表,伍以当归补血和营,阳生阴长,气旺血生。桑寄生、狗脊祛风湿,益肝肾,强腰膝。

4. 攻补兼施,化瘀通络

类风湿关节炎发病本于脾胃亏虚,痰湿血瘀贯穿于病程始终。风寒湿热之邪乘虚而入,走窜经络、筋脉、关节,导致气滞血瘀,经脉不通则痛。血瘀甚者,可见骨节刺痛,入夜尤甚,强直畸形,关节局部见瘀斑。病久顽痹,刘健教授在膏方中常用丹参、桃仁、红花、川芎、威灵仙、延胡索等活血祛瘀、行气止痛,也用效峻力宏之搜剔、破瘀的虫类药,如地龙、全蝎、蜈蚣等搜风通络利关,其性走窜,内而脏腑,外而经络,长于祛风定痛,透达关窍,对关节走注疼痛难忍者尤宜。瘀血化,痰湿除,风邪散,经络通,故无痹痛。其中威灵仙祛风除湿,通经活络,《药品化义》曰:"走而不守,宣通十二经络。主治风、湿、痰、壅滞经络中,致成痛风走注,骨节疼痛。"虫类药富含蛋白质、脂肪、挥发油及多种微量元素,此类药物大都药性峻猛,其气血之质,跃动攻冲之性,能钻透搜剔,破瘀散结。丹参,使用频率为88%,善通行血脉,祛瘀止痛;鸡血藤苦甘温,使用频率为77%,行血养血,舒筋活络,《饮片新参》载:"去瘀血,生新血,流利经络。"桃仁、红花为常用药对,使用频率为85%,味苦,主入血分,善泄血滞,共奏活血破瘀之功。

(二)运用滋阴润燥、清热生津膏方治疗干燥综合征案

● **病案**

高某,女,67 岁,2014 年 12 月 25 日初诊。

主诉:反复口眼干燥 5 年。

刻下症:口干口苦,眼干涩,有磨砂感,燥热烦渴饮,不喜进食干食,进食干性食物如大馍、饼干须用水送服,形体消瘦,平素稍作劳动即汗出,倦怠懒言,时有咳嗽,无痰,夜寐差,多梦,大便燥结,舌红少苔,脉细数。

中医诊断:燥痹(阴虚火旺型)。西医诊断:干燥综合征。

治法:滋阴润燥,清热生津。

方药:太子参 200 g,生地黄 150 g,熟地黄 150 g,黄精 150 g,山茱萸 100 g,当归 200 g,麦冬 150 g,玄参 150 g,五味子 150 g,山药 200 g,阿胶 150 g,桃仁、红花各 150 g,丹参 200 g,知母 200 g,黄柏 150 g,决明子 200 g,陈皮 150 g,厚朴 150 g,茯苓 150 g,泽泻 150 g,白扁豆 200 g,炒麦芽、炒谷芽各 150 g,焦山楂 150 g,建神曲 150 g,核桃仁 150 g,银耳 100 g,莲子肉 150 g,大枣 150 g,甘草 150 g。

● **按语**

方中生地黄、熟地黄、黄精、山茱萸、麦冬、五味子、当归、山药滋阴补肾,填精益髓,正合燥痹阴液亏虚之本,五味子、山茱萸味酸,酸甘所以化阴,又兼性涩,能收敛止汗,治平素易汗;太子参、大枣、白扁豆、甘草补气,气足自能津生,有阳升而阴长之妙;玄参、知母、黄柏、泽泻清热泻火,同滋阴药相配伍,标本同治,乃滋阴降火常见组合,即"壮水之主,以制阳光"之意;陈皮、厚朴行气,取气能行津,使已生之精血津液运行输布。同时口舌干燥、津不上乘多责之气血输布失司,故应重视中焦脾胃气机的升降,调理中焦脾胃,临床在膏方中喜用黄芪、白术、山药、太子参等益气健脾,陈皮、法半夏、木香、砂仁、枳壳等行气醒脾,使脾胃运化功能增强,气机升降有序。

● **刘健教授干燥综合征膏方用药特点**

膏方药味虽多,但并非杂乱无章,饾饤堆砌,而是根据疾病的病因病机、证候类型、患者体质及主要兼症,全面考虑,立法处方,只有兼顾各个方面病理变化,调畅气血,调和阴阳,才能达到阴平阳秘,气血充盈旺盛。通常 1 料膏方用药 30 多味,可选择 1~2 张经方或验方为君,1~3 张方为臣,1~2 张方为佐,1 张方或数味药为使。这样,1 料膏方看似庞杂,无规律可循,实际上法度井然,层次分明,从而使药味众多的膏方成为有制之师。

1. 补阴药、补阳药、补气药、补血药间的配伍

干燥综合征总的病机在于阴虚燥热,轻则肺胃阴伤,重则肝肾阴虚。治疗重

点当滋阴救液、清燥生津,故滋阴药当属改善病理的首选药物,如生地黄、玉竹、南沙参、北沙参、天花粉、天冬、麦冬、葛根等,通过滋阴增加体内物质之基础"津液"的来源,以纠正体内阴阳失衡状态,提高机体的抗病能力,改善口鼻眼腺体的分泌。津与血同源而互生互化,阴虚尤其是心阴虚和肝阴虚,常伴有血虚,血虚者亦可发展致阴虚,故治疗干燥综合征的膏方中往往配伍少许补血药,如熟地黄、当归、阿胶、白芍以期补血而生津。由于生理上阴阳互根互用,病理上又相互影响,所以对阴虚患者若纯予补阴之药,则无阳以化,已亏之阴亦难受益,诚如张介宾所言"善补阴者,必于阳中求阴,则阴得阳升而源泉不竭"。另外,补阴药偏于静谧,久服恐有碍胃伤中之弊,宜在大量的补阴药中,加一二味补阳药鼓舞阳气,所谓"扶阳以配阴"以散邪气,常用补阳药有鹿角胶、菟丝子、锁阳、杜仲、狗脊之类。燥邪致病,易伤阴耗气,盖津液之生,源于脏腑气化,气旺则津充,气虚则津亏,又"气为血之帅,血为气之母",精血津液的运行输布全赖气的运行无碍,故必用益气补中之品,如人参、党参、黄芪、白术、白扁豆等。《成方便读》析天王补心丹用人参之理曰"必得人参之大力驾驭其间,方有阳生阴长之妙",即是此意。

2. 补益药与行气解郁药的配伍

干燥综合征多见于中老年女性,盖女子以肝为先天,肝主疏泄,具有疏泄气机,调畅情志,保持全身气机疏通畅达,通而不滞,散而不郁的作用,故女子为病则易于怫郁,再者,本病缺乏特异性诊断,就诊时病程较长,患者临床多不同程度表现有肝气郁结症状,如性情急躁或淡漠寡言、月经不调、闭经、脉弦细涩等。同时肝还能通过主疏泄功能而助五脏气化。故治疗上多遣用柴胡、郁金、香附、陈皮、厚朴、合欢皮、玫瑰花等,以行气解郁、养肝柔肝。另外,于大队补益之品中佐少许行气之药,可增强脾胃运化功能,防止腻滞不化之弊,使膏方补而不滞,收到更好的治疗效果。

3. 补益药与健脾药的配伍

干燥综合征膏方中配伍健脾药主要有以下几个原因:①切合病机。干燥综合征从本质上来说,是体内津液的生成、输布、排泄发生了紊乱。《素问·经脉别论》论水液代谢时曰:"饮入于胃,游溢精气,上输于脾,脾气散精,上归于肺,通调水道,下输膀胱,水精四布,五经并行。"在此生理过程中,脾起着至关重要的作用,一方面,津液的生成依赖于脾胃对水饮食物的运化功能;另一方面,津液的输布依赖于脾的"散精"功能,即脾胃通过经脉,将津液"以灌四旁"和全身,同时将津液"上输于肺"。②促进消化。脾胃为仓廪之官,主受纳、运化水谷精微,乃后天之本,气血生化之源,药物的吸收亦赖脾胃的健运。1料膏方往往要连服2~3个月,因此处方时一定要考虑周全,兼顾脾胃功能,只有脾胃能运化吸收,气血才能充盈,五脏有养,九窍得润,达到补益调理之功,使膏方功效彰显。③防其滋腻。膏方多用于调补,其滋补之流弊在于壅塞气机,尤其在脾虚及气机不畅者,服用膏方后则更易壅滞脾胃,阻碍运化吸收,甚至于加重病情。刘健教授在治疗风湿病开具膏方用药时强调动静结合,在重剂滋补方中为防止药量太多导致脾运失健,胃纳不佳的情况,酌加健脾开胃、行气消滞之药,如白术、山药、砂仁、木香等。

4. 补益药与清热药的配伍

干燥综合征主要病理基础是阴阳偏衰,即人体阴精亏虚,阴精阳气之间相对平衡状态被打破,而形成阴虚阳亢的虚热证,而膏方又多以温热之性的补益药为主,《景岳全书》云:"阴虚有火者,大忌辛温,……盖恐阳旺则阴愈消,热增则水益涸耳。"且阴虚阳亢者,病情易从热化,因此处方时适当配合清热药同用,如知母、玄参、黄柏、生地黄、牡丹皮、白薇、地骨皮等防止补药之温燥,不宜用黄连、胆草等大苦大寒之品,以免败胃。本病热象实因阴虚,故滋阴仍为第一要义,使阴长自可配阳,因此方中清热药之比例当慎重以权衡,不可喧宾夺主,否则反有掣肘之虞。

5. 补益药与活血化瘀药的配伍

古代医家对"瘀血致燥"早有所认识。唐宗海《血证论》曰:"有瘀血,则气为血阻,不得上升,水津因不能随气上布……瘀血在里则口渴……内有瘀血,故气不得通,不能载水津上升,是以发渴,名曰血渴。"明确指出瘀血致燥的病机是瘀血内停、气机受阻、水津不能输布。《医学入门》亦阐述了瘀血致燥的病机,其曰:"盖燥则血涩而气液为之凝滞,润则血旺而气液为之宣通。"而瘀血形成以后,闭塞经脉,脉络不畅,再者阻碍气机升降,气滞血瘀,形成恶性循环。此时治燥,若不活血则津不得升,若不祛瘀则阴不得复。因此活血化瘀法应贯穿整个干燥综合征治疗过程。但活血化瘀法不是简单的活血化瘀药物的机械堆砌,而应当审证求因。因热毒迫血妄行,血液离经而为瘀者,加生地黄、牡丹皮、赤芍清泻血分热毒;因真阴暗耗,血液不充,行而缓迟,或热毒之邪煎灼津液,津亏不能载血以行而成瘀者,加生地黄、麦冬、玄参,意取增液汤以增液行舟;因痹证日久而为瘀血者,加桃仁、红花、鸡血藤活血化瘀、通络止痛;瘀热蕴结日久成血瘀者,非一般活血药所能胜任,加鳖甲、全蝎、蜈蚣等有情之品,缓消癥块,即所谓"虫以动血"之意;因郁而为瘀者,加香附子、佛手、郁金、延胡索疏肝解郁、行气活血。

6. 补益药与辅料的配伍

常见的膏方辅料有糖类,如冰糖、白砂糖、饴糖、蜂蜜等,亦有胶类,如阿胶、鹿角胶、龟胶、鳖甲胶、霞天胶等。辅料应根据患者体质、病情需要与平素饮食习惯辨证选用,一般膏方用蜂蜜收膏,如为糖尿病者改为木糖醇,或掺入适量蜂蜜;若素体血虚可用阿胶以期能补益血分不足;若素体阳虚可加用鹿角胶以温阳;若素体阴虚,多选用鳖甲胶、龟甲胶;阴阳两虚者可选用龟鹿二仙膏;中焦素虚,疲于运化者,可用霞天胶健脾升清。上述血肉有情之品味多腥膻,若患者不喜食用,可选素胶如金樱子膏、桑椹膏、枇杷叶膏等。

(三) 运用补益肝肾、益气活血膏方治疗骨关节炎案

● **病案**

患者,女,68岁,2015年12月28日初诊。

主诉:反复多关节疼痛3年。

刻下症:双膝关节疼痛,双肩、肘关节疼痛,气候变化时腰背酸痛难忍尤甚,平时怕冷,易感冒,全身困倦乏力,遇劳加重,夜间时有燥热,纳食欠佳,形体消瘦,纳可,舌淡苔薄白,脉沉细。

中医诊断:骨痹(肝肾亏虚证)。西医诊断:骨关节炎。

治法:补益肝肾,益气活血。

方药:黄芪200g,当归200g,桂枝150g,附片100g,淫羊藿100g,黄精150g,麦冬150g,薏苡仁300g,陈皮150g,茯苓150g,山药300g,厚朴150g,炒麦芽、炒谷芽各150g,山楂150g,建神曲150g,杜仲150g,狗脊150g,续断150g,枸杞子150g,丹参300g,桃仁150g,红花150g,白扁豆300g,甘草50g,阿胶100g,鹿角胶100g,龟甲胶100g,桂圆100g,核桃仁100g,银耳100g,莲子100g,大枣100g。以木糖醇为辅料熬制收膏。

● **按语**

患者痹证日久,气血亏损,气血虚不能上荣于头面,可见面色无华,神疲乏力;气虚卫外不固则易感受外邪;伤及肝肾,肝主筋,肾主骨,则腰背酸痛,关节疼痛不适,伤及肝肾之阴则燥热。故膏方以扶正为主,黄芪、当归、山药、白扁豆、甘草、桂圆、大枣、阿胶气血双补;因患者素来阳虚怕冷,故用淫羊藿、杜仲、狗脊、续断补肾阳,益精血,强筋骨;久痹必瘀,故配伍丹参、桃仁、红花活血化瘀,攻补兼施;病邪燥热,易伤津液,日久可致阴虚燥热,故配伍麦冬、黄精、枸杞子滋阴;同时配健脾药如陈皮、茯苓、炒麦芽、炒谷芽、山楂、建神曲、薏苡仁固护脾胃,防补益药碍脾胃,辅料则用鹿角胶、龟甲胶、木糖醇和银耳收膏,其中鹿角胶温肾壮元阳,龟甲胶滋补肝肾之阴,木糖醇热量低同时有矫味的功效。膏方治疗骨关节炎常用健脾开胃药,使脾胃功能健全,常用二陈汤、异功散等为基础加减以健脾益气,化痰除湿。

● **刘健教授骨关节炎膏方用药特点**

刘健教授在临床实践诊疗过程中,依据风湿病基本病因病机,膏方药物常以滋补为主,配以活血化瘀、宣痹通络。遵循《黄帝内经》"虚者补之""劳者温之""损者益之"的原则,可分为补气血、补肝肾、补脾胃和攻补兼施四类。但用药要避免操之太急或补之太过,对于急性发作期的患者,不应急服膏方,通常建议服用短时间的汤剂,即"开路方",祛除病邪,待患者病情处于稳定,再着手膏方滋补,增强体

质。以防"闭门留寇"或"助长邪气";时刻注意固护脾胃之气,过分滋填壅补,妨碍脾胃升降,可致中焦阻塞,故方中常配伍理气扶胃之品。

1. 补气血

膏方多选补气方如四君子汤、补中益气汤、参苓白术散等,补血方如当归补血汤、归脾汤或气血双补的八珍汤。补气血类中药性味多甘温平。常用药如黄芪使用频率为72%,有补气升阳、益卫固表之功;当归使用频率为70.3%,性味甘温,能补血活血;党参使用频率为51%,《本草从新》曰:"补中益气,和脾胃,除烦渴。中气微虚,用以调补,甚为平妥。"

2. 补肝肾

膏方多选滋补肝肾之阴的六味地黄丸、左归丸、虎潜丸和补肾助阳的肾气丸、右归丸,常用中药可分补肝肾之阳的巴戟天、淫羊藿、杜仲、续断、菟丝子,补肝肾之阴的山茱萸、枸杞子、女贞子、熟地黄、何首乌、龟甲、鳖甲。其中杜仲使用频率为53.8%,甘温能补,微辛则润。色紫则入肝经气分,润肝燥,补肝虚。子能令母实,故兼补肾。肝充则筋健,肾充则骨强,能使筋骨相着。菟丝子使用频率为51%。《本经逢原》载:"其功专于益精髓,坚筋骨,止遗泄……去膝胫酸软,老人肝肾气虚,腰痛膝冷。"枸杞子,使用频率为71%,还具有一定性腺保护作用,对一些免疫抑制药物(如环磷酰胺、雷公藤制剂等)的不良反应有所调护。

3. 补脾胃

膏方多选健脾和胃方如四君子汤、保和丸、参苓白术散。一方面防膏方中补益药滋腻碍胃,常选择白术、木香、陈皮、砂仁、山楂、枳壳、佛手一类的健脾和胃、理气和中药物进行配伍,使之静药(党参、熟地黄、阿胶之类)与动药(木香、砂仁之类)相结合,做到补而不腻,避免"虚不受补"。其中麦芽、谷芽是常用健胃和中之药,常合用共奏其效,使用频率为90%。陈皮使用频率为96%,性苦能燥能泄,取其理气燥湿之功。另一方面脾虚湿盛,湿邪久羁,化生痰浊,瘀滞筋脉则关节肿大变形。湿郁肌肤则肢体困重,四肢浮肿。湿滞脾土则纳少痞满。故常配伍运脾化湿药如藿香、佩兰、厚朴、苍术、薏苡仁等。厚朴使用频率为84%,归脾、胃、肺经,能燥湿、下气除胀满。

4. 攻补兼施

常用地龙、全蝎、蜈蚣等虫类药以通络止痛、破瘀散结、搜风透骨,以及丹参、桃仁、红花、鸡血藤、川芎、牛膝以活血祛瘀止痛。虫类药富含蛋白质、脂肪、挥发油及多种微量元素,此类药物大都药性峻猛,其气血之质,跃动攻冲之性,能钻透搜剔,破瘀散结。丹参使用频率为88%,善通行血脉,祛瘀止痛。鸡血藤苦、甘、温,使用频率为77%,可行血养血,舒筋活络,《饮片新参》载:"去瘀血,生新血,流利经络。"桃仁、红花为常用药对,使用频率为85%,味苦,主入血分,善泄血滞,共奏活血破瘀之功。

（四）运用健脾益肾、活血通络膏方治疗强直性脊柱炎案

● 病案

张某,男,25 岁,2013 年因"腰背疼痛"于某三级甲等医院诊断为强直性脊柱炎,2014 年 6 月于门诊就诊,一直予以中医治疗。2014 年服用膏方后效果尤著,2015 年 11 月 20 日再次求膏方治疗。

主诉:反复多关节疼痛 3 年。

刻下症:腰背疼痛,酸软,夜间明显,晨起活动后减轻,偶有眩晕,颈肌紧张,偶有盗汗、疲乏、怕冷等症状,平素纳食差,食后腹胀,大便稀溏,眠可,舌淡紫,苔白腻,脉细涩。

中医诊断:大偻(脾肾亏虚证)。西医诊断:强直性脊柱炎。

治法:健脾益肾,活血通络。

方药:太子参 300 g,黄芪 200 g,山药 250 g,薏苡仁 300 g,陈皮 150 g,茯苓 150 g,白扁豆 200 g,厚朴 150 g,知母 150 g,黄柏 150 g,女贞子 150 g,枸杞子 200 g,菟丝子 150 g,杜仲 150 g,狗脊 150 g,生地黄、熟地黄各 100 g,天麻 150 g,钩藤 150 g,丹参 200 g,桃仁 150 g,红花 150 g,威灵仙 300 g,鸡血藤 300 g,川芎 150 g,谷芽 200 g,麦芽 200 g,神曲 150 g,甘草 50 g,大枣 100 g,核桃仁 100 g,银耳 100 g,莲子 100 g,西洋参 100 g。辅以木糖醇收膏。每晚以温水冲饮半匙,若服药后无不适,可增至 1 匙,如遇感冒等急性病时暂停服用。

● 按语

本案患者强直性脊柱炎诊断明确,以脾肾亏虚为本,痰瘀困阻为标。脾虚运化失职,则见纳食差,食后腹胀,乏力,大便稀溏等症状;肾虚骨弱,则见腰背酸软,怕冷;痰瘀阻络,气虚运行不畅,不通则通,则见腰背疼痛,颈肌紧张,气血不能上荣清窍,则见头晕;痰瘀阻滞,日久化热伤阴,则见盗汗。舌淡紫,苔白腻,脉细涩,皆是脾虚湿甚、阴虚血瘀之象。方中黄芪、山药、薏苡仁、茯苓、白扁豆、大枣、莲子益气健脾化湿;陈皮、厚朴燥湿化痰;菟丝子、杜仲、狗脊、核桃仁补益肝肾;丹参、桃仁、红花、威灵仙、鸡血藤、川芎活血化瘀通络;知母、黄柏、女贞子、枸杞子、生地黄、熟地黄滋阴清热;天麻、钩藤配伍祛风通络止眩;谷芽、麦芽、神曲消食和胃,既防滋腻药物碍胃,又助药物吸收,木糖醇热量低同时可矫味以增强口感,甘草调和诸药。

● 刘健教授强直性脊柱炎膏方用药特点

1. 健脾化湿为风湿病膏方配伍基础

针对风湿病脾虚湿盛的病理机制,刘健教授膏方治疗风湿病以健脾化湿为立方基础。《杂症会心录》曰:"脾元健运,则散精于肺而肌腠坚固,外湿无由而入

也。"膏方配伍多选用黄芪、茯苓、白术、薏苡仁、陈皮、砂仁、白扁豆等药,临床使用率多在90%以上,既化湿祛痰以治其标,又益气健脾以治其本。但临床上当根据脾虚与湿盛的主次权衡用药,或以健脾为主,或以治湿为主。

(1)健脾药:健脾则有益气健脾、理气健脾、温阳健脾之分。若脾气虚,则肢体关节疼痛,肌肉瘦削,食少,纳呆,便溏,神疲乏力,舌淡苔白,脉缓或弱。治疗当以益气健脾为主,刘健教授常选用党参、太子参、山药、大枣等药益气健脾。其中党参使用频率为51%,太子参为80%,山药几乎为100%。《本草正义》谓党参:"力能补脾养胃,润肺生津,健运中气……健脾运而不燥,滋胃阴而不湿,润肺而不犯寒凉,养血而不偏滋腻,鼓舞清阳,振动中气,而无刚燥之弊。"若脾阳虚,则肢体关节疼痛,喜温喜按,得热痛减,大便稀溏,甚至完谷不化,舌淡苔薄白,脉沉迟无力。治疗当以温中健脾为主,可选用附子、干姜、蜂蜜、饴糖等药温阳健脾。刘健教授喜用蜂蜜、饴糖,其使用频率均在50%以上。其中蜂蜜甘平,具有益气补中、解毒止痛之功;饴糖甘温质润,温补中焦,缓急止痛,即《长沙药解》所谓:"补脾精,化胃气,生津,养血,缓里急,止腹痛。"蜂蜜、饴糖运用于风湿病膏方中,既可以温中健脾以治其本,又可以缓急止痛以治其标。同时,两药在膏方中还能起到收膏的作用。若脾虚气滞,则关节疼痛、肿胀,脘腹胀痛,嗳气吞酸,腹泻或便秘,舌淡苔薄,脉弦。治疗上当予以理气健脾,常用中药有陈皮、木香、砂仁、厚朴、白扁豆等。运用于风湿病膏方中,既可以理气健脾以杜生痰之源,又能使膏方中补益药补而不滞。刘健教授认为木香、陈皮等药还具有保护胃黏膜而不受抗风湿药物的刺激,其中陈皮的使用频率为68%。

(2)治湿药:治湿有健脾化湿、清热燥湿、利尿消肿之别,临证时则当随证选用。若脾虚湿盛,则关节疼痛肿胀,肢体困重,纳呆,便溏,舌淡苔白腻,脉濡缓。治疗上则可选用健脾化湿药如黄芪、白术、茯苓、薏苡仁等。黄芪甘微温,能补气健脾,利水消肿,使用频率为72%;薏苡仁甘淡微凉,能健脾利湿,除痹,使用频率为83%。若湿热内盛,关节红肿疼痛,发热,肢体困重,大便黏腻,舌红苔黄腻,脉滑数。治当清热燥湿,临床多选用黄芩、黄柏、栀子、蒲公英、白花蛇舌草等,其苦寒清降,燥湿力强。刘健教授治疗风湿病属湿热内盛者喜用蒲公英、白花蛇舌草,临床使用率均达90%以上。若水湿内盛,则关节疼痛,肢体浮肿,小便不利,舌淡苔白滑,脉沉滑。治疗则当利尿消肿,刘健教授善用茯苓,其使用频率为100%,治疗水湿内盛,常配伍猪苓、泽泻、车前草等淡渗利水,使水湿从小便而去,即所谓"洁净府""里湿宜利下之"。并且猪苓、茯苓、泽泻配伍,取《伤寒论》"猪苓汤"配伍思路,使水湿去,邪气清,正气存,诸证除。

2.健脾化湿药与其他药配伍

(1)与祛风湿药:《济生方·痹》云:"皆因体虚,腠理空疏,受风寒湿气而成痹也。"中医认为风湿病内外合邪而发病,外邪多为风、寒、湿、热等。临证中常根据病因随证选用祛风寒湿药如羌活、独活、木瓜、青风藤、海风藤等,或祛风湿热药如秦艽、防己、桑枝、豨莶草、海桐皮等。

（2）与活血通络药:《杂症会心录》言:"痹者闭也,乃脉络涩而少宣通之机,气血凝而少流动之势。"邪痹经络,影响气血津液的运行与输布,血滞为瘀,津停成痰,痰浊瘀血在疾病发展过程中起着重要作用。在风湿病膏方的配伍中要重视痰瘀这一重要病理因素,常配伍丹参、桃仁、红花、鸡血藤、姜黄、牛膝、桂枝、威灵仙、当归、路路通、川芎、蜈蚣等活血化瘀止痛药。

（3）与养阴清热药:患者素体脾胃亏虚,加之外感燥热邪毒,或内食温热药品致津失敷布,不能濡养五脏六腑及五官九窍而燥象丛生。临证中,常配伍知母、黄柏、青蒿、地骨皮、银柴胡、鳖甲、龟甲等养阴清热药。

（4）与培补肝肾药:《素问·逆调论》曰:"肾者水也,而生于骨,肾不生则髓不能满,故寒甚至骨也……病名曰骨痹。"痹证日久不愈,耗伤正气,皆有不同程度的肝肾不足证候,临证中膏方配伍常选用杜仲、狗脊、桑寄生、续断、鹿茸、菟丝子等以补益肝肾。

（5）与辅料配伍:膏方辅料常见的有饴糖、核桃仁、蜂蜜、木糖醇、银耳、大枣、龟甲胶、鳖甲胶、阿胶、鹿角胶等。辅料的选用应当根据患者体质、病情或者患者喜好随证选用,如糖尿病患者可用木糖醇或加入少量蜂蜜;血虚可选用阿胶、大枣、桂圆以补益气血;阳虚可加入鹿角胶、核桃仁以温肾助阳;阴虚可选用鳖甲胶、龟甲胶、银耳等养阴清热;中焦脾虚可用莲子、桂圆、霞天胶健脾升清。

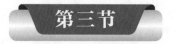

第三节

刘健教授论治风湿病数据挖掘研究

一、 数据挖掘在临床医学领域的运用

（一）新时期数据挖掘在临床医学研究中的意义

随着计算机技术的发展,数据呈爆炸趋势增长,社会的运转是软件的运转,社会的历史是数据的历史,如何使人们从大量的数据中有效地获取自己所需的知识,成为广大信息工作者的重要研究课题。相应的数据库技术也得到了飞速发展,数据的存取、查询、描述统计等技术已日益完善,关系型数据库技术日趋成熟

并得到了越来越广泛的应用,人们提出在数据库的基础上建立数据仓库,并应用统计分析和机器学习相结合的方法处理数据,这种结合逐渐促成了数据挖掘(data mining,DM)技术的诞生。

医学领域,大部分医院已经引进了医院信息系统(hospital information system,HIS),以及影像存储与传输系统(picture archiving and communication system,PACS)。HIS 和 PACS 累积了大量病例资料信息,这些信息能改善当前医院管理水平和医疗水平。如何获取这些信息中隐藏的价值,发现更深层次的规律,是数据挖掘亟待探索的领域。

统计学、数据库、机器学习这三个因素共同构成了数据挖掘技术的三大支柱。现代社会越来越多的应用需求正推动着数据挖掘的进一步发展。

(二)常用数据挖掘技术简介

1. 关联规则分析

关联规则反映了事物之间的相互依赖性或关联性。其最著名的算法是 Apriori 算法。该算法的思想是:首先找出频繁性至少和预定意义的最小支持度一样的所有频集,然后由频集产生强关联规则。最小支持度和最小可信度是为了发现有意义的关联规则给定的两个阈值。在这个意义上,数据挖掘的目的就是从源数据库中挖掘出满足最小支持度和最小可信度的关联规则。经学者们不断对关联规则挖掘进行改进,目前已成为数据挖掘中成果颇丰而且比较活跃的研究分支。

关联规则挖掘在医学研究方面已广泛应用,如某种疾病可能同时呈现不同的症状,而这些症状之间存在互相关联;或某些指标是某几种疾病的共同风险因素等。

作为数据挖掘方法,关联规则的有效性验证主要用支持度(support)和置信度(confidence)加以度量。支持度表达了关联规则在总体中发生的概率,反映了规则出现的频繁程度;如某种药物在治疗某一疾病时的使用频繁程度等。计算公式:

$$\text{support}(X \rightarrow Y) = \sigma \frac{(X \cup Y)}{N}$$

式中,X、Y 为项目变量;N 为总体项目数量;$(X \cup Y)$ 为 X、Y 同时发生的概率;σ 为 N 的 support 值。

置信度表示构成关联规则的一个特征属性 X 发生时,另一个特征属性 Y 的发生概率,也就是反映这两个特征属性之间的关联强度。如在治疗某种疾病时,较易在选择某一种药物时配伍另一种药物等。计算公式:

$$\text{confidence}(X \rightarrow Y) = \sigma \frac{(X \cup Y)}{\sigma(X)}$$

式中,X、Y 为项目变量;$(X \cup Y)$ 为 X、Y 同时发生的概率;$\sigma(X)$ 为 X 发生的概率。

提升度(lift)反映了关联规则的重要性及研究者对其感兴趣的程度。如果提升度为1,表示该关联规则的价值不大,不会引起研究者的很大兴趣;如果提升度小于1,说明该规则为负关联,设计的特征属性是相互排斥的;如果提升度大于1则表现为正关联,反映所涉及的特征属性是共生的。如某位医者更易使用某几种药物去治疗某特定疾病等。计算公式:

$$\text{lift}(X \rightarrow Y) = \text{confidence} \frac{(X \rightarrow Y)}{\sigma(Y)}$$

2. 聚类分析

聚类分析(cluster analysis)也是数据挖掘中比较常用的技术,是指将一组数据依据同组内数据对象距离小、不同组间数据对象距离大的原则划分为若干类别的过程,其中距离有多种定义方法。为中医药客观化、标准化研究提供了一种新的思路与方法。

将一组抽象或者物理的对象,根据它们之间相近似的程度,划分为若干组;其中较为相似的对象划分为一组,这个过程就是聚类过程。彼此相似的一组对象构成的集合称为一个聚类;不同的聚类之中的对象是不相似的。聚类是从给定的数据集合中搜索在数据项之间有价值的关联。聚类在机器学习中又称为无监督归纳,它和分类的最大不同是,分类问题是在知道训练样本的分类属性的情况下,将数据对象分到已知的不同类中,而聚类问题中,对于未知的数据对象,最后划分的结果需要在训练样本中寻找。聚类分析的应用范围非常广泛,包括商业、保险、生物、地理、医学等众多领域。在商业上,聚类分析能帮助市场工作者发现顾客群中不同特征的群组,并利用购买模式来描述他们的不同特征。在生物研究领域中,聚类分析可以用来得到动植物存在的层次结构,并根据基因功能对其进行分类。聚类分析还可以单独作为一个工具来使用,了解数据的特征、分析数据的分布,或作为其他算法的预处理步骤,如定性归纳算法等。而在医学领域中,聚类分析在DNA分析、医学影像数据自动分析、疾病危险因素分析等多个方面都得到了广泛应用。采用欧式距离(Euclidean distance)算法:

$$d(x,y) = \sqrt{\sum_{k=1}^{n}(x_k - y_k)^2}$$

式中,$d(x,y)$为x、y间的距离;n为在n维空间中两点之间的真实距离。

3. 随机行走模型评价

随机行走(random walk)的概念最早由皮尔逊(Pearson)于1905年提出,随机行走是一种数学现象,称为随机或随机过程,它描述了由一些数学空间(如整数)上的一系列随机步骤组成的路径,模拟的是统计数学中提供"最可能状态"常用的数学模型。随机行走的一个基本示例是整数线上的随机行走Z,从0开始,每一步以相同的概率移动+1或-1。随机行走解释了这些领域中许多过程的观察行为,因此可作为记录随机活动的基本模型。

利用 ORACLE 10g 工具实现指标实验室随机行走模型评价,随机行走模型的长程关联及数理概率论与人类疾病的发展规律类似,通过以西医实验室指标为基础构建随机行走模型,能够为中医临床的纵向综合疗效评价提供方法学基础。

根据随机行走模型建模思路启发,我们认为临床中疗效指标如症状体征、理化指标和一些量表指标的过程性变化反映了相应治疗方案的效果。

作为一个更加数学化的应用,随机波动幂律的值可以通过在基于代数的建模环境中使用随机行走来近似。若随机波动幂律值均大于 0.5,提示患者的主症积分变化和患者接受的干预措施存在长程关联,也就是说患者接受的治疗措施影响着患者主症的变化。借此可以反映中医准确辨证施治的确切临床疗效。

利用 SQL Server 管理工具从安徽中医药大学第一附属医院风湿病科临床数据库中将入选患者住院病历的全部数据进行提取、转换,建立新数据库。然后清理噪声数据,经过逻辑性检错,核查无误后锁定数据。

观察指标如下降则取值定为 T,不变或上升定为 F(治疗指标变化有利于减轻疾病时取值为 T;反之,不利于疾病发展取值为 F,指标无变化的剔除)。治疗中药"有"取值定为 T,"无"取值定为 F。

对于传统的一维随机行走模型,行走者在行走的每一步 i 中向上$[u(i)=+1]$或向下$[u(i)=-1]$移动一个单位长度(u)。对于不相关行走,每一步的方向与前一步的方向无关。对于相关随机行走,每一步的方向与行走者的历史("记忆")无关。随机漫步通过计算步行者在每一步后的"净位移"(Δy),即每一步 i 的单位步长 $u(i)$ 的总和,自然地激发了这种相关性的量化。

随机波动幂律 $F^2(l)$ 定义为平方的平均值与平均值的平方之差。

α 是 l 的指数,当 α 等于 1/2 时,就是 $F(l)$ 近似于 l 的 1/2 方。故此处指当 α 不等于 1/2 时作为计算条件。

该操作的输出相当于将一组卡尺移动固定距离 l,再将起点从 $l_0=1$ 依次移动到 $l=2$,以此类推,计算每个 l 的数量 $\Delta y(l)$ 及其平方,然后将所有计算数量取平均值,得到 $\Delta y(l)$。公式:

$$y(l)=\sum_{i=1}^{l} u(i)$$

$$F^2(l)=\overline{[\Delta y(l)-\overline{\Delta y(l)}]^2}=\overline{[\Delta y(l)]^2}-\left[\overline{\Delta y(l)}\right]^2$$

$$\Delta y(l)=y(l_0+l)-y(l_0)$$

$$F^2(l)\sim l^{\alpha},\text{ with }\alpha\neq\frac{1}{2}$$

利用 SPSS 22.0 软件进行统计分析,计数资料采用 χ^2 检验,计量资料用 $\bar{x}\pm s$ 表示,采用 t 检验;利用 ORACLE 10g 工具实现随机行走模型评价。

4. 粗糙集理论

粗糙集理论也称粗糙集法,是由波兰数学家在 20 世纪 80 年代初提出的,是一种新的处理含糊、不精确、不完备问题的数学工具,可以处理数据约简、数据相关性发现、数据意义的评估等问题。其优点是算法简单,在其处理过程中可以不需要关于数据的先验知识,可以自动找出问题的内在规律;缺点是难以直接处理连续的属性,须先进行属性的离散化。因此,连续属性的离散化问题是制约粗糙集理论实用化的难点。假定我们具有关于某个论域(论域是指感兴趣的对象组成的非空有限集合,设为 U)的某类知识,并使用属性(attribute)和相对应的数值(value)来描述其中的对象。在分类过程中,相差不大的对象被归为同一类,它们的关系定义为不可区分关系(indiscernibility relation)。例如,设空间物体为论域 U,描述其中对象的属性是"颜色""形状""大小"等概念,相对应的数值是"红、蓝、黄""矩形、圆、三角""大、小"等。属性之间又在论域 U 上构成一组不可区分关系。在各种独立的属性下可对论域进行相对应的分类。如果根据属性"颜色"可以把论域中的对象分为"红色物体""蓝色物体"和"黄色物体",这时两个颜色相同的物体就具有不可区分关系。因为它们在颜色这个属性上信息相同。根据对这一论域所具有的知识已经不可能把它们继续分类,它们就具有不可区分关系。不可区分关系正是粗糙集理论的起点,它意味着由于信息的缺失,不可能通过现有的信息辨别对象。

(三) 数据挖掘技术在医学研究中的运用

数据挖掘在医学领域的应用起步相对比较晚,已经取得了不少令人瞩目的成果,不过因为医学数据具有许多特殊性,加上医学图像数据挖掘本身目前存在一些理论和技术的瓶颈,所以研究进展缓慢。但是正是该领域研究难度较大,并且具有极大的应用前景,所以也激励着越来越多的学者对这一领域进行更加深入的研究。数据挖掘在医学领域的应用非常广泛,从制药信息挖掘到辅助医生智能诊断,都能利用数据挖掘中的方法来提高效率和效益。在制药方面,通过数据挖掘对药物的分子结构进行分析,可以准确得出病症对药物的哪个原子会产生反应。合成新药时,也可以通过数据挖掘的方法确定该药有可能对哪一类疾病产生疗效。在辅助医生智能诊断方面,数据挖掘可以对复杂的医学图像进行智能分类,也可以用来预测医学实验或者手术的效果。目前,大部分医院都普及了 HIS。HIS 的主要目标是支持医院医护人员的临床活动,搜集并处理患者的临床医疗资料,完善和累积临床医学知识,并提供咨询、辅助决策,像常见的医嘱处理系统、患者床边系统、重症监护系统、移动输液系统、合理用药检测系统等都属于 HIS 范畴。在 HIS 中,临床部分最重要的是 PACS。数据挖掘在 PACS 中有大量的应用。目前大部分医院的影像科都配备了包括磁共振仪、CT 扫描仪、超声波扫描仪、X 线机等众多医学影像设备,PACS 的工作就是把这些仪器每日产生的大量图像通过不同类型的接口以数字化方式储存起来,这样在需要的时候,通过一定授权就能快速调用,这种方便的调用使得医生能充分借鉴过去的诊断经验从而做出更准确的判断。PACS 还能对医学图像进行多种处理,使本来难以观察的病变变得更为清晰,同时提供一定程度的辅助诊断。PACS 实现了医学影像从胶片化到数字化的跨越,极大简化了医务人员在设备上的工作量,使他们可以更专注于疾病的诊断和治疗,通过该系统促进各个医院间的交流,有助于整体医疗水平的提高。PACS 一般包括五个子系统,分别是图像采集子系统、数据库和图像归档子系统、图像显示处理子系统、图像通信和控制子系统、信息安全子系统。可以看到医学数据挖掘的发展也在推动着医学各种信息系统的不断完善。同时可以预见,在今后的几年里,医学领域内的数据挖掘技术水平会更高,应用范围会更广。

(四) 数据挖掘技术在中医药临床研究中的运用

近年来,相关学者采用数据挖掘的技术,挖掘中医诊断的科学知识,解决中医治疗过程中的局限性。例如,关联规则算法利用方剂信息,挖掘海量方药配伍和方证关系中的规则,减轻数据分析整理的负担,探索中医数据中的客观规律;分类算法利用临床诊疗数据,模拟医师的诊断模式,客观地分析疾病治疗机制,提高中医诊断的准确性;聚类算法以无监督的方式,挖掘高维中医数据中属性间的固有联系,探索诊断-用药的模式,提高中医诊疗的创新性。当前基于数据挖掘的中医诊断方法在一定程度上缓解了中医诊疗的局限性,为中医临床治疗的发展开拓了新的思路。

大数据技术和中医诊断方法相结合,可以提高中医诊断结果的准确率。中医方面信息系统中的中医特色治疗和护理数据是中医智能分析的基础,中药制剂、经络、针灸、拔罐、按摩、贴敷等中医特色治疗方法,药浴、药熏等中医护理手段,在中医治疗过程中都会用到,这些信息都会录入到医院的信息系统中,形成中药的中医医案数据并长期有效保存下来。在大数据背景下,这些数据以合理有效便利的方式实现智能辅助,如中药合理用药、中草药方剂的配方规律。结合中医医学医术知识,通过对中医病例数据的分析,建立中药与疾病、检查检验结果、身体健康指标等的关联,构造临床诊断和治疗时合理选取中药的用药模型。在用药模型的指导下,能够根据患者的当前状况,自动给出可能的诊断方案和中医用药,可以对用药的合理性进行判断。

二、 刘健教授论治风湿病数据挖掘研究

中医临床数据是人体信息系统的动态、多维和随机样本反映。它以时间为变化因素，以动态随机过程为主线构建其数据空间，包括病程和医嘱用药等主要内容，其所含的信息是患者机体反应、医生思维过程和复杂干预手段的非线性互动过程，其变量关系不符合以独立同分布假设为基础的传统统计方法的前提，具有局部复杂相关性和涌现性等特点。中西医结合诊疗数据离散术语值（症状等描述性信息）和连续值（理化指标信息）并存，具有多变量、多种类数据集的特点；若采用传统的统计方法研究将面临诸多的限制。刘健教授博取众家之长，潜心研究临床复杂干预治疗方案，基于长程时序模式，利用数学模型，借鉴先进的技术，对中医药治疗风湿病进行临床疗效评价，尝试实现以药物为核心的临床疗效评价研究。

（一）类风湿关节炎

● 病案 1

贺某，女，65 岁，农民，2019 年 10 月 9 日初诊。主诉：多关节对称性反复疼痛 4 年，加重半个月。患者 2015 年无明显诱因先后出现双足跖趾关节与双膝关节疼痛，就诊于当地医院，未明确诊断及规律诊治，间断中药治疗，症状稍缓解。后逐渐出现周身多关节对称性疼痛，主要累及双手近端指间关节、掌指关节，双膝关节及双足跖趾关节，晨僵大于 1 小时，伴双下肢乏力、发凉、肿胀，口唇紫，四肢凉。未系统诊治。半个月前上述症状加重，今为求进一步诊治来安徽中医药大学第一附属医院风湿病科就诊。刻下症：双手近端指间关节、双手掌指关节、双膝关节、双足跖趾关节疼痛，双下肢屈伸不利，双下肢发凉、腰膝酸软，劳累及久立后加重，口苦，咽干，精神可，食欲差，夜间睡眠可，二便调，舌淡红，苔白厚，脉细滑。查体：双手近端指间关节、掌指关节压痛（＋），双腕关节压痛（－），无活动受限，双肘关节压痛（－），双侧膝关节压痛（＋），浮髌试验（－），骨擦感（＋），双足跖趾关节压痛（＋），双下肢肿胀。实验室检查：WBC 7.0×10^9/L，RBC 4.19×10^{12}/L，Hb 105.0 g/L，PLT 438.0×10^9/L，FBG 6.98 g/L，ESR 77 mm/h。抗 CCP 抗体（＋），RF 151.50 IU/L，IgG 23.5 g/L，IgM 2.12 g/L，IgA 3.02 g/L，hs-CRP 52.40 mg/L。

中医诊断：痹证（肝肾亏虚，寒湿瘀阻）。西医诊断：类风湿关节炎。

治法：补益肝肾，蠲痹通络。

方药：茯苓 20 g，山药 20 g，黄芩 20 g，半夏 15 g，知母 15 g，独活 15 g，桑寄生 15 g，防风 12 g，杜仲 15 g，牛膝 10 g，香附 10 g，狗脊 10 g，鸡血藤 10 g，甘草 5 g。

7剂,每日1剂,水煎服,早晚分服。

二诊:2019年10月17日,患者诸关节疼痛缓解,下肢肿胀、发凉减轻,口苦,咽干,纳食欠佳,上方加茯苓12 g,白术12 g,14剂,每日1剂。

三诊:2019年11月3日,患者诸症好转,病情稳定,效不更方,续守上方,14剂,每日1剂,以资巩固。嘱其避风寒,畅情志,饮食清淡,不适随诊。

● **按语**

类风湿关节炎属中医学"痹病"范畴,与古籍中记载的"尪痹"等临床表现类同。中医学认为,类风湿关节炎是以虚实夹杂为主要表现的慢性虚损性疾病,如《济生方·痹》云:"皆因体虚,腠理空虚,受风寒湿气而成痹也。"类风湿关节炎的发病是内外合邪而致,以正虚为本,邪实为标,正虚以脾虚为先,脾虚湿盛、痰浊瘀血是本病发病的关键所在,基本病机为脾胃虚弱、气血不足、痰湿内蕴、瘀血阻络。刘健根据临床工作经验,认为类风湿关节炎治疗应遵循健脾化湿通络的治疗大法,并贯穿于类风湿关节炎治疗的始终。

● **数据挖掘**

通过收集2012年5月至2017年12月于安徽中医药大学第一附属医院风湿病科刘健教授诊治的类风湿关节炎患者3 881个病历,对其药性、药味及归经频数分析发现:研究共涉及3 881张处方、355味中药,基于中医性味归经理论进行统计。在四气方面(表2-1),根据出现频率,寒性药(133味,37.46%)和温性药(119味,33.52%)出现较为频繁,根据使用频率,平性药(3 876次,99.87%)、温性药(3 868次,99.67%)和寒性药(3 702次,95.39%)使用较为频繁。基于五味理论(表2-2),在出现频率和使用频率两个方面,苦味药、甘味药、辛味药运用较为频繁。基于药物归经(表2-3),在出现频率和使用频率两个方面,脾(胃)、肝(胆)经药物出现频率较高。

表2-1 基于类风湿关节炎患者3 881张处方药性的分布

药性	出现频数	出现频率/%	使用频数	使用频率/%
寒	133	37.46	3 702	95.39
温	119	33.52	3 868	99.67
平	79	22.25	3 876	99.87
凉	18	5.07	3 275	84.39
热	8	2.25	162	4.17

注:出现频率=每一类药物出现的数量(如133)/出现的所有中药数量(如355);使用频率=出现某类药物的处方数(如3 702)/出现的所有处方数量(如3 881)。

表 2-2　基于类风湿关节炎患者 3 881 张处方五味的分布

药味	出现频数	出现频率/%	使用频数	使用频率/%
苦	179	50.42	3 879	99.95
甘	162	45.63	3 878	99.92
辛	136	38.31	3 874	99.82
咸	32	9.01	3 173	81.76
酸	27	7.61	1 889	48.67

注:出现频率=每一类药物出现的数量(如179)/出现的所有中药数量(如355);使用频率=出现某类药物的处方数(如3 879)/出现的所有处方数量(如3 881)。

表 2-3　基于类风湿关节炎患者 3 881 张处方归经的分布

归经	出现频数	出现频率/%	使用频数	使用频率/%
脾(胃)	115(118)	65.63	3 876(3 868)	99.77
肝(胆)	198(21)	61.69	3 880(2 725)	99.97
肺(大肠)	130(51)	50.98	3 877(3 630)	99.89
肾(膀胱)	101(36)	38.59	3 868(3 641)	99.66
心(小肠)	88(14)	28.73	3 871(2 216)	99.74
三焦(心包)	3(8)	3.09	235(1 289)	6.05

注:出现频率=每一类药物出现的数量(如115+118)/出现的所有中药数量(如355);使用频率=出现某类药物(仅为归脾、肝、肺、肾、心、三焦经的药物)的处方数(如3 876)/出现的所有处方数量(如3 881)。

通过对 3 881 张处方的 355 味中药进行频数统计分析发现,使用频数较高的前 20 味中药,排名前 3 位的依次是茯苓、甘草、陈皮,使用频率在 60% 以上的有茯苓、甘草、陈皮、丹参、薏苡仁、红花等(表 2-4)。

表 2-4　基于类风湿关节炎患者 3 881 张处方前 20 味中药使用频数的分布

编码	中药	使用频数	使用频率/%
1	茯苓[a]	2 870	73.95
2	甘草[b]	2 779	71.61
3	陈皮[c]	2 743	70.68
4	丹参[d]	2 699	69.54
5	薏苡仁[a]	2 561	65.99
6	红花[d]	2 577	66.40
7	山药[b]	2 489	64.13
8	威灵仙[f]	2 447	63.05
9	桃仁[d]	2 442	62.92
10	蒲公英[e]	2 320	59.78
11	豨莶草[f]	2 018	52.00

续　表

编码	中药	使用频数	使用频率/%
12	泽泻[a]	1 872	48.23
13	白花蛇舌草[e]	1 832	47.20
14	鸡血藤[d]	1 676	43.18
15	麦芽[g]	1 338	34.48
16	半夏[h]	1 307	33.68
17	黄芪[b]	987	25.43
18	杜仲[b]	964	24.84
19	黄芩[e]	923	23.78
20	白术[b]	935	24.09

注:使用频率=出现某药物的处方数(如2 870)/出现的所有处方数量(如3 881)。a 利水渗湿药;b 补虚药;c 理气药;d 活血化瘀药;e 清热药;f 祛风湿药;g 消食药;h 化痰药。

为进一步研究中药处方药对的配伍使用,使用关联规则分析处方中药物的搭配关系:将关联规则置信度设为80%,支持度设为20%。置信度较高的前3组药对分别为活血化瘀的桃仁与红花(99.18%),清热解毒的白花蛇舌草与蒲公英(98.88%),健脾化湿的泽泻与茯苓(97.01%)(表2-5)。

表2-5　基于类风湿关节炎患者3 881张处方中药物的关联

前项	后项	支持度/%	置信度/%
桃仁	红花	75.74	99.18
白花蛇舌草	蒲公英	55.43	98.88
泽泻	茯苓	57.01	97.01
半夏	茯苓	38.99	96.36
白花蛇舌草	茯苓	55.43	95.62
半夏	陈皮	38.99	95.30
蒲公英	茯苓	73.57	95.26
豨莶草	茯苓	62.11	94.93
薏苡仁	茯苓	80.82	94.92
山药	茯苓	77.85	94.72
桃仁	茯苓	75.74	94.68

使用系统聚类方法,针对使用频次前20位(出现频次≥935次)的中药进行聚类分析,结果得出:红花、桃仁、茯苓、陈皮、甘草、丹参、薏苡仁、威灵仙、山药可归入一类,功可健脾化湿,活血化瘀,通络止痛;蒲公英、白花蛇舌草、泽泻、豨莶草、鸡血藤为一类,功可清热解毒,利水消肿,活血通络;白术、黄芪、杜仲为一类,功可健脾益肾,强筋健骨;黄芩、麦芽、姜半夏为一类,功可清热除湿、健脾和胃(图2-1)。

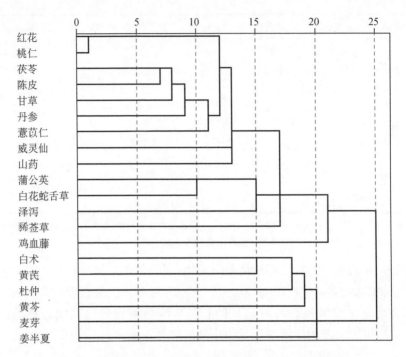

图 2-1　刘健教授治疗类风湿关节炎前 20 位中药聚类分析

　　进一步运用关联规则观察药物与实验室指标变化间的相关性可以发现,中药的使用与 RF、ESR、hs-CRP、抗 CCP 抗体、C3、IgA、IgG 等 7 个疾病活动度相关指标间的置信度、支持度较高,置信度最高的组合可揭示该药对可能与该指标的变化具有较大影响(表 2-6)。

表 2-6　常用药对与实验室指标间的关联规则分析

前项	后项	支持度/%	置信度/%
黄芩、茯苓	RF ↓	26.31	80.70
半夏、豨莶草	ESR ↓	24.12	85.31
半夏、泽泻	hs-CRP ↓	21.91	89.10
白花蛇舌草、茯苓	抗 CCP 抗体 ↓	22.82	85.14
蒲公英、山药	C3 ↓	58.97	90.37
杜仲、威灵仙	IgA ↓	20.94	88.66
杜仲、山药	IgG ↓	22.60	87.68

注:↓提示该项指标的变化趋势为下降,全书同。

● 临床用药特点

根据药性频数分析结果,寒性、温性、平性药出现频率较高,同时也是使用频率前3位的中药。寒性药多能清热泻火、凉血解毒,平性药平和、作用较缓和,温性药物可有活血化瘀、温经通络等功效。五味中出现及使用频率前3位依次为苦味、甘味、辛味药。类风湿关节炎活动期患者炎症反应强烈,而苦味药的清泄火热、通泄大便等作用可起到缓解炎症反应的作用,苦温能燥湿,亦具有一定的健脾功效。甘味能补、能和、能缓,具有补益和中、调和药性、缓急止痛的作用,甘味药多用于正气虚弱、身体诸痛、调和药性等,类风湿关节炎活动期若疼痛较为剧烈,甘味药可起到缓急止痛的功效,且甘味补脾和中,可调理脾胃。辛味能散、能行,具有发散、行气行血的作用,多用于气血阻滞之证。处方中归脾(胃)、肝(胆)经中药出现频率排名前2位。脾胃为后天之本,气血生化之源,一旦人体脾胃失于运化,气血乏源,筋骨血脉失于调养,或脾失运化,水湿停聚,聚为痰饮,则易发为痹证。肝与脾生理上相互依赖、病理上相互影响,肝气郁结,木乘土位,横逆犯脾,木旺克土,脾虚湿盛,诸症丛生。

处方中利水渗湿药、补虚药、活血化瘀药占了重要比重。使用频数排名前20位中药包括利水渗湿药、补虚药、理气药、活血化瘀药、清热药、祛风湿药等。脾恶湿,利水渗湿有利水消肿之功,水消则痰湿转聚无源,则脾气健旺。补虚药以补气药为主,多归脾经,有补气健脾之功,扶正祛邪兼顾,如黄芪、白术既能补脾益气,又可燥湿利尿除湿邪,标本兼治,尤宜于脾虚水湿失运之证。理气药多辛苦芳香,理气和中,气行则湿化,脾气得以健运。活血化瘀药能行血活血,治疗关节痹痛日久,必有湿痰败血瘀滞经络,可使瘀滞消散、血脉通畅,正合类风湿关节炎痰瘀互结、经脉痹阻不通的特点。清热药药性寒凉,能泻火、解毒、凉血,现代药理研究表明,清热药一般具有解热抗炎、消肿止痛的作用,能改善活动期类风湿关节炎患者关节红肿热痛症状,部分药物还能增强机体免疫功能。祛风湿药能祛除留着于肌肉、经络、筋骨的风寒湿热之邪,可用于痹证肢胃为后天之本,气血生化之源,一旦人体脾胃失于运化,气血乏源,筋骨血脉失于调养,或脾失运化,水湿停聚,聚为痰饮,则易发为痹证。

关联规则分析发现置信度较高的3个药对是活血化瘀的桃仁与红花,清热解毒的白花蛇舌草与蒲公英,健脾化湿的泽泻与茯苓。此外,利水渗湿药茯苓与清热解毒药白花蛇舌草和蒲公英、活血化瘀药桃仁、祛风湿药豨莶草等关联度较高。根据系统聚类结果,刘健教授认为聚一类中红花、桃仁相辅相成,桃仁入于血分,善泄血滞,祛瘀力强;红花活血通经,化瘀止痛。前者长于破瘀,后者长于行血和血,两者配伍,活血通经,化瘀止痛之效增强。茯苓、陈皮也为常用药对,茯苓甘能补,淡能渗,利水消肿健脾;陈皮理气健脾,燥湿化痰。两药合用,尤宜于湿邪困脾或脾胃虚弱、气滞不通之证。聚二类中蒲公英、白花蛇舌草更为湿热证候首选,二药苦寒,清热解毒、利水通淋,协同配伍具有较好抗炎抗免疫作用。聚三类中白术、黄芪均为补气健脾之要药,补气健脾,土旺则能健运、能胜湿。其余聚类皆为健脾药与祛风湿药、清热药、活血化瘀药的配伍组合。可见,类风湿关节炎从脾论治,以健脾化湿为核心,常配以清热解毒、活血化瘀、祛风除湿通络之法,标本兼治,攻补兼施。

此外,中医药治疗对类风湿关节炎患者 RF、hs-CRP、ESR、C3、C4、IgA、IgG 等免疫炎症指标均有明显改善。治疗后,试验组差值 ESR、C3、IgG、IgA 较对照组明显降低,关节红、肿、热、痛等临床症状得到有效缓解。通过关联规则分析,化痰药半夏、祛风湿药豨莶草、利水渗湿药泽泻与炎症指标 ESR、hs-CRP 存在明显关联,置信度达 85% 以上。清热药黄芩与利水渗湿药茯苓和 RF 存在明显关联关系,置信度达 80.70%。清热药蒲公英、补虚药山药和杜仲、祛风湿药威灵仙与 C3、IgA、IgG 免疫指标存在明显关联关系,置信度达 85% 以上。山药多糖具有免疫调节功能,可促进鸡胸腺、脾脏和法氏囊的发育,进而提高机体免疫力。

综上所述,在治疗类风湿关节炎时强调脾虚致痹、从脾治痹,重点是健脾化湿作用的中药,其可能是治疗过程中的关键因素。同时,与活血化瘀药、清热药、祛风湿药的配伍是处方的基础。本研究通过频数统计、关联规则分析、聚类分析,发现中医药治疗类风湿关节炎的处方模式,为临床类风湿关节炎辨治提供了参考。但由于本研究样本库具有一定的地区局限性,故未来将联合更多地区研究合作单位进一步研究,扩大样本量,使研究结果更有代表性。

● 病案 2

患者,女,72 岁,2018 年 12 月 26 日初诊。主诉:全身大小关节肿痛 10 年余,加重伴畏寒 1 周。患者自述确诊类风湿关节炎已 10 年,四肢关节疼痛肿胀,遇寒加重,得温痛减,冬季尤为严重,肢体常感困重,纳差,饭后时有腹胀,大便干,小便正常,无汗出,无恶心呕吐,舌暗苔白,脉沉细。

中医诊断:尪痹(寒湿痹阻证)。西医诊断:类风湿关节炎。

治法:温里除湿,活血通络。

方药:黄芪 30 g,当归 20 g,党参 10 g,桂枝 10 g,薏苡仁 20 g,陈皮 15 g,山药 30 g,茯苓 20 g,厚朴 15 g,桃仁 15 g,红花 15 g,鸡血藤 20 g,威灵仙 30 g,杜仲 20 g,甘草 6 g。7 剂,每日 1 剂,水煎服,早晚分服。

二诊:2019 年 1 月 7 日,患者诉全身大小关节疼痛稍好转,仍有畏寒,纳食较差,加路路通 30 g,炒谷芽 15 g,炒麦芽 15 g,14 剂。

三诊:2019 年 1 月 22 日,患者诉诸症好转,畏寒稍好转,纳食一般,守前方 14 剂。

● **按语**

方中黄芪、当归益气生血,升阳除痹,党参、山药补脾养胃,健运中气,此类药皆味甘,为脾胃所喜,甘药培中,可使气血生化有源,陈皮、茯苓、薏苡仁、厚朴益气健脾消痰、威灵仙、鸡血藤、桃仁、红花等活血化瘀、行气止痛、舒筋通络,炒谷芽、炒麦芽消食健胃、顾护中州,促进脾土运化之能。"精血竭而为患者,必借血肉之滋填"(《临证指南医案》)。

● **数据挖掘**

痹病寒湿证由风寒湿邪直接浸淫,或由各种原因导致脾胃虚弱,正气不足,寒湿之邪侵袭机体,闭阻经络,不通则痛。治疗上以祛风寒湿为主,兼以健脾散寒。常用桂枝、片姜黄、细辛、制附片、苍术、半夏、茯苓、陈皮、藿香、佩兰等配伍。刘健教授根据多年临床实践,研制了治疗风寒型痹证的五味温通除痹胶囊(WWT)。该方具有温通血脉、驱散寒邪、温里止痛的功效,多年来应用于临床。该方对类风湿关节炎、骨关节炎、强直性脊柱炎等寒湿痹阻所致的关节肿胀、疼痛、畏寒怕冷等症状有较好的疗效。

通过选取 2018 年 12 月至 2019 年 6 月在安徽中医药大学第一附属医院住院治疗的类风湿关节炎寒湿证患者 390 例。根据是否使用 WWT 将患者分为治疗组(WWT＋中药)73 例,对照组(单纯中药)317 例。治疗组中,与治疗前相比,治疗后 hs-CRP、抗 CCP 抗体、RF、C3、C4、IgA、IgG 明显降低,且差异具有统计学意义($P<0.05$)(表 2-7)。

表 2-7　两组类风湿关节炎患者实验室指标治疗前后变化

指标	治疗组($n=73$)		对照组($n=317$)	
	治疗前	治疗后	治疗前	治疗后
hs-CRP(mg/L)	15.65 (2.31, 34.72)	1.64 (0.32, 8.39)[ab]	17.61 (4.55, 46.59)	1.87 (0.44, 8.34)[a]
RF(IU/mL)	60.30 (16.15, 181.85)	41.50 (13.15, 140.85)[a]	89.50 (24.25, 210.85)	72.30 (22.35, 188.35)[a]
抗 CCP 抗体 (IU/mL)	140.68 (27.95, 347.76)	139.23 (29.23, 385.43)[ab]	212.82 (38.06, 545.26)	226.62 (34.09, 544.14)
C3(mg/dL)	111.80 (92.00, 131.55)	104.60 (91.55, 115.30)[a]	115.10 (98.15, 128.85)	106.90 (91.35, 118.45)[a]
C4(mg/dL)	24.40 (18.75, 31.50)	21.80 (15.25, 26.45)[a]	25.40 (20.35, 31.25)	22.30 (17.85, 28.30)[a]

续　表

指标	治疗组($n=73$)		对照组($n=317$)	
	治疗前	治疗后	治疗前	治疗后
IgA(g/L)	2.53 (1.89, 3.46)	2.34 (1.84, 3.22)[a]	2.50 (1.94, 3.31)	2.37 (1.82, 3.17)[a]
IgG(g/L)	14.43 (11.95, 18.29)	13.90 (11.60, 16.25)[a]	12.37 (10.09, 15.33)	11.78 (9.51, 14.27)[a]
IgM(g/L)	1.28 (0.97, 1.94)	1.28 (0.93, 1.86)[ab]	1.21 (0.91, 1.60)	1.27 (0.95, 1.66)[a]

注:a 与本组治疗前比较,$P<0.05$;b 与对照组治疗后比较,$P<0.05$。

设定前项为 WWT,后项为实验室指标,经过 Apriori 模块分析,得出 WWT 与免疫炎症指标的改善有明显关联,且以 WWT 与 hs-CRP、RF、C3、C4、IgA、IgM 指标改善的关联为主,支持度>10%,置信度>80%,提升度>1;余下指标不满足设定的规则(表 2-8)。

表 2-8　WWT 与实验室指标的关联规则分析

前项	后项	支持度/%	置信度/%	提升度
WWT	hs-CRP↓	19.623	80.303	1.063
WWT	RF↓	19.623	84.737	1.011
WWT	抗 CCP 抗体↓	19.623	91.304	0.999
WWT	C3↓	19.623	89.041	1.086
WWT	C4↓	19.623	90.740	1.005
WWT	IgA↓	19.623	80.655	1.008
WWT	IgG↓	19.623	89.393	0.983
WWT	IgM↓	19.623	87.272	1.006

设定前项数为 WWT 联合中药,后项为实验室指标,分析得出,WWT 联合中药与实验室指标的改善均有明显关联,且 WWT 联合丹参、鸡血藤、威灵仙、桂枝与 RF、C3、IgM、IgA 指标改善的关联较高,支持度>10%,置信度>90%,提升度>1。并且联合中药后,改善指标的置信度明显高于单纯应用中成药组(表 2-9)。

表 2-9　WWT 联合中药与实验室指标的关联规则分析

前项	后项	支持度/%	置信度/%	提升度
WWT 与丹参	RF↓	13.172	91.633	1.069
WWT 与鸡血藤	C3↓	10.215	94.737	1.155

续　表

前项	后项	支持度/%	置信度/%	提升度
WWT 与威灵仙	IgM↓	17.742	92.303	1.370
WWT 与桂枝	IgA↓	16.398	93.328	1.099

● **临床用药特点**

WWT 为刘健治疗痹证寒湿痹阻证的经验方,由桂枝、淫羊藿、片姜黄、茯苓、黄芩等药物组成。桂枝辛、温,发汗解肌、温经通脉,淫羊藿辛甘温,祛风除湿、补肾壮阳,两者共为君药。片姜黄辛、苦、温,可破血行气、通经止痛,为臣药。茯苓甘、淡、平,可健脾和胃、宁心安神、渗湿利水,为佐药。桂枝伍茯苓化气行水,茯苓伍桂枝温阳除湿,两者相伍可增强利水除湿之功。黄芩苦、寒,调和诸药并制约桂枝、淫羊藿、片姜黄的辛温过度,为使药。全方以健脾温肾、祛风除湿、散寒除痹为主要功效,已在长期的临床应用中显示出很好的疗效。

WWT 能明显改善患者的炎症指标可能与其中的部分中药具有抗炎作用相关,而改善免疫指标可能与茯苓、淫羊藿等具有调节免疫的作用相关。表明 WWT 能较好地延缓病情发展,调节患者免疫功能。WWT 与 hs-CRP、RF、C3、C4、IgA、IgM 指标改善的关联性较强。WWT 联合丹参、鸡血藤、威灵仙、桂枝与 RF、C3、IgM、IgA 指标改善的关联性较强。表明 WWT 在调节患者免疫炎症方面疗效较好。

本研究结果显示,WWT 能有效改善类风湿关节炎患者免疫炎症指标,调节免疫炎症反应,中药内服能有效改善类风湿关节炎患者的各项指标,且联合 WWT 后,患者免疫炎症指标改善更明显。

● **病案 3**

患者,女,52 岁,2019 年 6 月 20 日初诊。主诉:双肩、双膝疼痛 5 年。患者 5 年前无明显诱因出现双手、双肩、双膝疼痛,伴双手晨僵＞1 h/d,就诊于安徽某医院,经相关检查确诊为类风湿关节炎,间断服用药物,上述症状反复,今为求进一步治疗就诊于安徽中医药大学第一附属医院风湿病科。病程中常伴双侧中指近端指间关节肿胀,间断服用塞来昔布胶囊,纳食减少,睡眠欠佳,大便干,小便调,舌质暗红,苔白稍腻,脉细涩。查体:双手、双膝关节压痛(＋),皮色红,肤温升高,双膝活动不利,被动活动时有骨擦感。实验室检查:RF 106 IU/mL,抗角蛋白抗体(＋),ESR 16 mm/h,抗 CCP 抗体 896 IU/mL,hs-CRP 135.6 mg/L。

中医诊断:尪痹(湿热痹阻证)。西医诊断:类风湿关节炎。

治法:清热除湿,活血通络。

方药:蒲公英20 g,紫花地丁20 g,薏苡仁20 g,陈皮15 g,茯苓15 g,山药20 g,川厚朴15 g,桃仁15 g,红花15 g,威灵仙20 g,海桐皮15 g,杜仲15 g,甘草5 g。7剂,水煎服,每日1剂,早、晚各1次,饭后半小时温服。黄芩清热除痹胶囊(huangqin qingre chubi capsule,HQC),每日3次,每次3粒。

二诊:2019年6月28日,患者诉用药后双肩、双膝关节疼痛稍减。前方加泽泻15 g,14剂。继服HQC。

三诊:2019年7月15日,患者诉双肩、双膝关节疼痛改善明显,中指近侧指间关节肿胀发作频次减少,守上方,海桐皮增至20 g,继服。

经多次复诊,疼痛甚时加桂枝、海桐皮、威灵仙;关节肿胀热象明显时,加金银花、连翘;纳差时加炒谷芽、炒麦芽、建神曲。患者疼痛症状日渐改善,相关指标均明显改善。

● **按语**

本案患者病程较长,就诊时辅助检查类风湿关节炎相关指标明显增高,结合既往病史、症状、体征可明确诊断为类风湿关节炎,且处于活动期,应积极治疗控制疾病发展。初诊时,关节红肿疼痛,皮色红,肤温升高,处于急性期,故应急则治其标,故予蒲公英、紫花地丁等清热除湿之药,加用HQC,以增强清热除湿之功。桃仁、红花配伍增强活血化瘀功效,各药配伍共除脉络瘀阻之态。患者病程日久,且间断服用西药,损伤脾胃,久可损及肝肾。脾虚生湿,湿邪与瘀血常相互影响,"瘀血"既是致病因素又是病理产物,而脾虚又是血瘀证产生的重要因素,故补脾健脾实脾治正虚之本,以茯苓、山药、薏苡仁健脾补脾祛湿,配伍陈皮、半夏理气祛痰。患者病程日久,正气不足,且方中大队祛邪药物,有伤正之弊,以杜仲益气扶正、滋补肝肾,最后配以甘草缓和各类药效,全方配伍得当,祛邪不伤正,活血不留瘀。复查类风湿关节炎相关指标下降明显。

● **数据挖掘**

风湿热型痹病主要由风湿热邪侵袭人体,或由外邪入侵日久,郁而化热,或由素体阴虚阳盛,邪从热化所致。刘健教授治疗以健脾化湿、清热通络为主,酌加养阴之品。常用蒲公英、紫花地丁、豨莶草、黄芩、白花蛇舌草、泽泻、茯苓、猪苓利湿以祛邪,佐以地骨皮、青蒿、生石膏、知母、炒栀子等养阴清热以扶正。刘健教授根据多年临床经验研制出治疗风湿热型痹病的HQC,其具有健脾化湿、清热通络的功效。

通过收集安徽中医药大学第一附属医院风湿病科2012年5月至2017年12月年活动期类风湿关节炎住院患者的病历资料,共计1 029例类风湿关节炎患者符合要求。根据是否使用HQC将患者分为治疗组(HQC＋中药,共350例),

对照组(单纯中药,共 679 例)。与治疗前相比,两组患者 RF、抗 CCP 抗体、hs-CRP、ESR 治疗后均降低,RBC、Hb、超氧化物歧化酶(SOD)治疗后均升高(表 2-10)。

表 2-10　两组类风湿关节炎患者实验室指标治疗前后差值情况

指标	治疗组差值	对照组差值
SOD(IU/mL)	13.18±1.25ª	12.89±1.31
RF(IU/mL)	−112.61±13.42	−157.17±14.10ª
抗 CCP 抗体(IU/mL)	−299.38±38.64	−333.38±36.79ª
C3(mg/dL)	−1.91±0.45	−1.91±0.45
C4(mg/dL)	−1.71±0.62	−1.76±0.79
IgA(g/L)	−0.41±0.10	−0.43±0.09
IgG(g/L)	−0.46±1.71	−4.79±1.76
IgM(g/L)	0.30±0.02	0.29±0.00
hs-CRP(mg/L)	−35.10±22.47ª	−34.46±19.15
ESR(mm/h)	−25.13±16.10ª	−23.30±12.85
RBC($\times 10^{12}$/L)	0.41±0.11	0.32±0.08
Hb(g/L)	9.93±2.70	9.50±3.25
PLT(10^9/L)	−63.64±9.72	−62.66±8.83

注:a 两组治疗前后差值(治疗后−治疗前)比较,$P < 0.01$。

设定前项为实验室指标(SOD、抗 CCP 抗体、RF、C3、C4、IgA、IgM、IgG、hs-CRP、ESR、RBC、Hb、PLT),后项为 HQC,最小置信度为 50%,最小支持度为 20%。经 Apriori 模块分析,前项与后项支持度、置信度结果见表 2-11,SOD、hs-CRP、ESR 等指标改善均与 HQC 有较强关联关系。

表 2-11　HQC 与实验室指标的关联规则分析

前项	后项	支持度/%	置信度/%
SOD↑	HQC	25.76	90.00
抗 CCP 抗体↓	HQC	55.53	50.73
RF↓	HQC	45.61	73.20
C3↓	HQC	45.76	80.05
C4↓	HQC	60.91	83.99
IgA↓	HQC	70.29	83.20
IgG↓	HQC	66.31	84.25
IgM↓	HQC	66.31	73.88
hs-CRP↓	HQC	75.11	87.72
ESR↓	HQC	78.69	85.25

续 表

前项	后项	支持度/%	置信度/%
RBC↑	HQC	70.89	73.17
Hb↑	HQC	73.21	75.22
PLT↓	HQC	76.44	64.05

　　HQC 联合中药改善实验室指标的关联规则分析:设定前项为 HQC＋中药,后项为实验室指标(SOD、抗 CCP 抗体、RF、C3、C4、IgA、IgM、IgG、hs-CRP、ESR、RBC、Hb、PLT),最小置信度为 55%,最小支持度为 15%。经 Apriori 模块分析,结果见表 2-12、表 2-13,HQC 联合中药与实验室指标改善有较强关联关系。

表 2-12　HQC 联合单味中药与实验室指标的关联规则分析

前项	后项	支持度/%	置信度/%
HQC 与陈皮	SOD↑	22.87	90.63
HQC 与杜仲	抗 CCP 抗体↓	15.01	57.92
HQC 与山药	RF↓	35.67	74.91
HQC 与泽泻	C3↓	32.07	83.33
HQC 与泽泻	C4↓	42.68	87.82
HQC 与麦芽	IgA↓	28.28	84.61
HQC 与豨莶草	IgG↓	52.56	84.43
HQC 与紫花地丁	IgM↓	21.23	77.45
HQC 与姜半夏	hs-CRP↓	32.01	79.93
HQC 与白术	ESR↓	15.31	87.50
HQC 与姜半夏	RBC↑	27.87	75.70
HQC 与姜半夏	Hb↑	27.87	78.52
HQC 与姜半夏	PLT↓	27.87	69.36

表 2-13　HQC 联合药对与实验室指标的关联规则分析

前项	后项	支持度/%	置信度/%
HQC 与蒲公英、陈皮	SOD↑	21.08	91.05
HQC 与猪苓、薏苡仁	抗 CCP 抗体↓	15.98	57.67
HQC 与山药、陈皮	RF↓	32.28	75.91
HQC 与泽泻、山药	C3↓	25.58	84.03
HQC 与泽泻、鸡血藤	C4↓	24.30	89.80
HQC 与麦芽、蒲公英	IgA↓	25.06	85.41
HQC 与泽泻、甘草	IgG↓	42.99	84.81
HQC 与紫花地丁、蒲公英	IgM↓	21.06	77.68

前项	后项	支持度/%	置信度/%
HQC与姜半夏、豨莶草	hs-CRP ↓	24.23	82.32
HQC与姜半夏、白花蛇舌草	ESR ↓	16.83	89.39
HQC与麦芽、白花蛇舌草	RBC ↑	20.90	77.46
HQC与姜半夏、山药	Hb ↑	21.29	81.56
HQC与姜半夏、豨莶草	PLT ↓	21.09	71.16

● **临床用药特点**

HQC具有健脾化湿、清热通络止痛之功。方中黄芩、栀子共为君药,功可清热利湿解毒,药理研究表明黄芩素、黄芩苷具有抑制炎症模型渗出肿胀、毛细血管通透性增加的作用。而栀子凉血解毒泻火,可消关节之红肿、热痛,药理研究表明栀子环烯醚萜类化合物可以明显抑制急性炎症渗出。威灵仙祛风除湿、通络止痛,可加强治疗风湿痹痛,为臣药。薏苡仁功可健脾清热、舒筋除痹,为佐药,土能胜水除湿,尤宜于脾虚湿盛痹证。桃仁味苦能泻血热,体润能滋肠燥,主破蓄血,有舒筋活血、祛瘀生新之功。

分析显示,HQC能有效改善类风湿关节炎患者氧化应激状态、免疫炎症反应、贫血。SOD、RBC、Hb升高和RF、C3、C4、IgA、IgM、IgG、hs-CRP、ESR降低与HQC存在明显关联关系,置信度达70%以上。HQC联合使用健脾化湿药(陈皮、山药、泽泻、姜半夏、白术、麦芽)、清热解毒药(蒲公英、白花蛇舌草、紫花地丁)、祛风除湿药(豨莶草)、活血化瘀药(鸡血藤)与实验室指标的关联置信度进一步增强,说明在中药汤剂内服的基础上加上HQC可以起到协同治疗作用,提升疗效。

分析挖掘后发现HQC降低活动期类风湿关节炎患者SOD、hs-CRP有确切作用。HQC能有效改善类风湿关节炎患者SOD及免疫炎症血液指标,调节类风湿关节炎氧化应激状态、免疫炎症反应、贫血,且联合中药内服与免疫炎症指标的改善存在明显关联关系。两组患者综合评价指标和接受的干预措施存在长程关联,HQC联合中药内服对实验室指标SOD、hs-CRP的改善优于单纯中药内服,但其抗氧化、抗炎及抗免疫机制仍待进一步研究。

(二) 骨关节炎

● **病案**

患者,女,59岁,2017年4月16日初诊。主诉:颈肩部、双膝疼痛10年余,加重2周。患者10余年前因提重物后出现颈肩部疼痛,随后出现双膝疼痛,久行及负重后颈肩部及双膝疼痛加重,自行口服止痛药,疼痛间歇发作且渐进性加重,2周前患者因劳累后颈肩部及双膝关节疼痛再发,伴头晕、头痛、心慌,至刘健教授门诊就诊,见舌暗红,苔薄白,脉涩。患者自诉有高血压病史,现服药控制不佳;有慢性浅表性胃炎30余年,现未服药;有高脂血症病史,未经规范治疗;有脑梗死病史,未治疗及服药;有青霉素过敏史。查体:颈肌紧张,颈椎后伸受限,棘突及椎旁压痛(−);腰椎棘突及椎旁压痛(−),髋关节压痛(−),双膝浮髌试验(−)。实验室检查:ESR、RF、ASO、hs-CRP均在正常参考范围;抗CCP抗体、葡糖-6-磷酸异构酶、抗角蛋白抗体、血常规均未见明显异常。心脏彩超示左室舒张功能下降。既往查颈椎正侧位片示颈椎退行性病变。双膝关节正侧位片示双侧膝关节间隙变窄,部分关节面骨质增生明显,提示双膝关节退行性病变。

中医诊断:骨痹(瘀血阻络证)。西医诊断:骨关节炎。

治法:健脾祛湿,活血祛瘀。

方药:薏苡仁20 g、陈皮15 g、茯苓15 g、山药20 g、桃仁15 g、红花15 g、鸡血藤15 g、天麻15 g、钩藤10 g、威灵仙25 g、白芷15 g、甘草5 g。7剂,每日1剂,水煎服,早晚分服。嘱勿操劳,注意保暖避寒。

二诊:2017年4月23日,患者诉纳差、腹胀;守上方加法半夏、川厚朴、炒麦芽、炒谷芽各15 g,7剂。考虑患者基础疾病较多,多次于门诊就诊不便,遂入院综合治疗,症状稍缓解后出院。

三诊:2017年5月21日,诉纳差明显,关节疼痛稍缓解,仍伴有头晕头痛,心慌,乏力。守上方加焦山楂10 g,继服。

复诊多次,患者诉疼痛减轻,心慌胸闷症状改善,上方加减6月余,痰湿甚时加瓜蒌皮、薤白理气祛痰;乏力甚时,加黄芪、当归;瘀血痰湿郁久化热,热势明显时,加用金银花、连翘、白花蛇舌草、蒲公英等清热解毒。

2017年11月23日复诊,关节已无明显疼痛,头晕头痛、乏力改善明显,欲继服中药巩固治疗,嘱患者忌劳累,饮食清淡,定期监测血压,定期复查血脂、心功能。

● **按语**

患者骨关节炎病程长达10年余,兼病较多,常年服用药物,致脾胃亏虚,痰湿内生,瘀血阻络,呈本虚标实之证。病理产物瘀血、痰湿阻于关节经络局部使气血运行迟缓,不仅濡养失职,而且可影响全身气血运行,使瘀滞状态更重。病久脾胃亏虚,痰湿内生,选用参苓白术散,方中薏苡仁、陈皮、茯苓、山药理气健脾祛湿,治脾虚之本,生痰之源;病邪日久入络,瘀血、痰浊互结根深蒂固,非活血通络不除,故重用桃仁、红花、鸡血藤活血通络,配伍共除经络血瘀之态。

● **数据挖掘**

骨关节炎是一种以关节软骨损害为主,并累及整个关节组织的疾病,最终发生关节软骨退变、纤维化、断裂、溃疡及整个关节面的损害,主要表现为关节疼痛、僵硬、肥大及活动受限。本病好发于老年人,患病率与年龄、性别、民族,以及地理环境因素有关。我国一项关于骨关节炎的"十五"攻关计划课题研究表明,全国40岁以上人群原发性骨关节炎患病率为46.3%,男性为41.6%,女性为50.4%;60岁人群比40岁人群的患病率高出1倍,致残率高达53%。骨关节炎多由先天禀赋不足、劳作虚损、六淫外邪入侵人体,以及年老肝肾精血亏虚等内外因所引起。刘健教授以《黄帝内经》为基础,以"新安医学"治痹经验为指导,认为本虚标实、虚实夹杂为痹证的中医证候特点,其基本病机为肝肾虚损,脾胃亏虚,湿浊内生;气血不足,营卫不和;痰瘀互结,经脉瘀阻。骨关节炎是由于肝肾亏虚累及脾虚,脾虚反之影响肝肾,其基本理论为"肾为先天之本,脾为后天之本",先后天互滋互用,因此骨关节炎脏腑病变是以脾肾为主导。根据不同病邪特征,使用祛风除湿、清热解毒、逐瘀通络之法。通过收集安徽中医药大学第一附属医院风湿病科2012年6月至2016年6月骨关节炎住院患者的病历资料,共3 609张处方,461味中药。其中,使用频率在50%以上的中药共计10味,分别为茯苓、甘草、陈皮、丹参、红花、山药、薏苡仁、桃仁、威灵仙、蒲公英(表2-14)。

表 2-14 刘健教授治疗骨关节炎的药物使用频数统计表

药物	使用频数	使用频率/%	性味	归经
茯苓	3 093	85.7	甘、淡,平	心、脾、肾
甘草	3 082	85.4	甘,平	心、肺、脾、胃
陈皮	2 946	81.6	辛、苦,温	脾、肺
丹参	2 851	79.0	苦,微寒	心、肝
红花	2 649	73.4	辛,温	心、肝
山药	2 605	72.2	甘,平	脾、肺、肾
薏苡仁	2 496	69.2	甘,平	脾、肺、肾
桃仁	2 469	68.4	甘、淡凉	脾、胃、肺
威灵仙	2 203	61.0	辛、咸,温	膀胱
蒲公英	2 032	56.3	苦、甘,寒	肝、胃
鸡血藤	1 730	47.9	甘,平	心、肝
豨莶草	1 561	43.3	苦,寒	肝、脾、肾
白花蛇舌草	1 372	38.0	苦,寒	胃、大肠、小肠
独活	1 307	36.2	辛、苦,微温	肾、膀胱
麦芽	1 269	35.2	甘,平	脾、胃
川芎	1 263	35.0	辛,温	肝、胆
杜仲	1 259	34.9	甘,温	肝、肾

续　表

药物	使用频数	使用频率/%	性味	归经
川牛膝	1 164	32.3	甘、苦,平	肝、肾
黄芪	1 124	31.1	甘,微温	肺、脾、肝
羌活	791	21.9	辛、苦,温	肾、膀胱

注:使用频率=出现某类药物的处方数(如3 093)/出现的所有处方数量(如3 609)。

在药物关联规则分析中,以刘健教授治疗骨关节炎医案中用药频率在前20味中药为分析对象,将前项最小支持度设置为30%,最小置信度设置为90%,分别进行二项关联及三项关联规则分析。得出刘健教授治疗骨关节炎时较常用的7个药对:蒲公英与白花蛇舌草、茯苓与豨莶草、茯苓与白花蛇舌草、茯苓与山药、茯苓与蒲公英、茯苓与桃仁、茯苓与陈皮(表2-15)。

表2-15　药物二项关联规则分析

前项	后项	支持度/%	置信度/%
蒲公英	白花蛇舌草	38.01	97.89
茯苓	豨莶草	43.25	92.72
茯苓	白花蛇舌草	38.02	91.99
茯苓	山药	72.18	90.78
茯苓	蒲公英	56.30	90.55
茯苓	桃仁	68.41	90.23
茯苓	陈皮	81.62	90.05

刘健教授治疗骨关节炎医案中较常用的三项关联药物组合是健脾药与祛风除湿、活血化瘀、清热解毒药的配伍,其中健脾药主要是茯苓和陈皮,这样的组合体现了刘健教授治疗骨关节炎时注重标本兼顾之思想(表2-16)。

表2-16　药物三项关联规则分析

前项	后项	支持度/%	置信度/%
蒲公英	白花蛇舌草与薏苡仁	33.28	98.33
蒲公英	白花蛇舌草与丹参	33.31	97.92
茯苓	豨莶草与山药	33.30	94.68
茯苓	豨莶草与桃仁	34.33	94.18
茯苓	白花蛇舌草与陈皮	33.66	93.49
茯苓	豨莶草与蒲公英	31.84	93.12
茯苓	蒲公英与山药	41.78	93.10
茯苓	豨莶草与陈皮	38.54	93.03

续 表

前项	后项	支持度/%	置信度/%
茯苓	豨莶草与威灵仙	33.44	92.96
茯苓	山药与陈皮	61.65	92.90
陈皮	豨莶草与威灵仙	33.44	92.13
茯苓	鸡血藤与山药	36.63	91.91

根据上述频数统计结果,选取用药频率前20味中药进行系统聚类分析,功效相同或相近的药物共聚为5类。桃仁、红花、茯苓、陈皮、甘草、丹参为一类,功可活血化瘀,化湿健脾;山药、薏苡仁、威灵仙为一类,功可健脾化湿,补肝益肾,通络止痛;蒲公英、白花蛇舌草、豨莶草为一类,功可清热解毒,消肿止痛;川牛膝、杜仲、独活、羌活、黄芪、川芎为一类,功可补肝肾、强筋骨、益气活血;麦芽、鸡血藤为一类,功可活血止痛,健脾和胃(图2-2)。

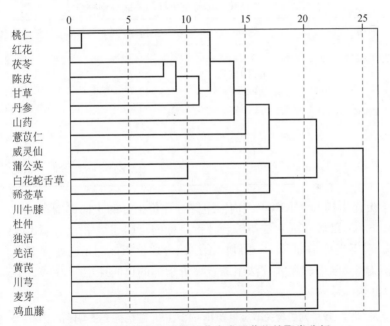

图2-2 刘健教授治疗骨关节炎常用药物的聚类分析

设定最小置信度为75%,最小支持度为20%。经Apriori模块分析,列出与实验室指标置信度、支持度较高的一组中药进行分析。得出茯苓、薏苡仁关联于SOD指标上升,薏苡仁、豨莶草关联于hs-CRP指标下降,薏苡仁、鸡血藤关联于ESR下降,豨莶草、蒲公英关联于补体C3下降、关联于补体C4下降,川牛膝、独活关联于IgA下降、关联于IgG下降、关联于IgM下降(表2-17)。

表 2-17　中药与实验室指标的关联规则分析

前项	后项	支持度/%	置信度/%
茯苓、薏苡仁	SOD↑	32.05	88.06
薏苡仁、豨莶草	hs-CRP↓	23.29	84.03
薏苡仁、鸡血藤	ESR↓	20.16	84.40
豨莶草、蒲公英	C3↓	32.51	79.50
豨莶草、蒲公英	C4↓	32.51	83.14
川牛膝、独活	IgA↓	22.81	81.17
川牛膝、独活	IgG↓	22.81	79.55
川牛膝、独活	IgM↓	22.82	83.44

设定最小置信度为 75%，最小支持度为 20%。经 Apriori 模块分析，列出与实验室指标置信度、支持度较高的外用药进行分析。其中外用药芙蓉膏和消瘀接骨散与代谢、炎症、免疫等指标关联度较高（表 2-18）。

表 2-18　外用药与实验室指标的关联规则分析

前项	后项	支持度/%	置信度/%
芙蓉膏与消瘀接骨散	SOD	31.42	87.82
芙蓉膏	hs-CRP	42.80	86.72
芙蓉膏	ESR	42.89	82.33
芙蓉膏	C3	42.67	89.06
消瘀接骨散	C4	47.18	83.36
芙蓉膏	IgA	42.67	93.23
芙蓉膏	IgG	42.67	93.23
芙蓉膏	IgM	42.67	91.49

对于炎症指标 hs-CRP，单纯内治组综合评价指标的正向递增率为 0.113 2，行走比值为 8.83，健脾单元疗法组综合评价指标的正向递增率为 0.178 1，行走比值为 5.62。对于炎症指标 ESR，单纯内治组综合评价指标的正向递增率为 0.152 4，行走比值为 6.56，健脾单元疗法组综合评价指标的正向递增率为 0.264 5，行走比值为 3.78（表 2-19）。

表 2-19　两组骨关节炎患者 hs-CRP、ESR 随机行走模型评价指标

指标	组别	随机波动最大值	行走步数	综合评价指标的正向递增率	综合评价指标记录次数	行走比值
hs-CRP	健脾单元疗法组	391	1 081	0.178 1	1 081	5.62
	单纯内治组	210	797	0.113 2	797	8.83
ESR	健脾单元疗法组	924	1 771	0.264 5	1 771	3.78
	单纯内治组	478	1 399	0.152 4	1 399	6.56

● 临床用药特点

刘健教授治疗骨关节炎中用药频数前 20 味中药,主要有健脾化湿、活血通络、祛风除湿和清热解毒四大类,其中健脾类药物使用频率较高。其中茯苓、甘草、陈皮的用药频次分别是 3 093 次、3 082 次、2 946 次,远高于其他药物。这与刘健教授从脾论治骨关节炎的学术思想是一致的。刘健教授提出骨关节炎的中医病机为本虚标实,其中本虚又以脾虚为先,标实则以湿盛为主。脾胃虚弱,则气血不足。脾胃为后天之本,为气血生化之源。《脾胃论》亦云:"百病皆因脾胃衰而生也。"《灵枢·阴阳二十五人》指出痹证的发病机制为"血气皆少……感于寒湿,则善痹骨痛",说明气血亏虚是痹证的内在原因。脾胃虚弱,湿浊内生,《素问·至真要大论》云:"诸湿肿满,皆属于脾。"脾位于中焦,主运化,是一身水液代谢的枢纽。脾运失司,饮食水谷不能转化为水谷精微,反而聚为水饮,此时若感受外邪,外邪引动内湿,可致痹证发作。脾胃虚弱,痰瘀互结,《类证治裁》云:"痹者……必有湿痰败血瘀滞经络。"脾气亏虚,则气血生化乏源,脉络不充,加之气虚推动无力,血行缓慢,日久成瘀;或因脾虚运化失司,水湿内停,聚而为痰,痰可碍血,瘀可化水,日久痰浊瘀血互结,致使脉络瘀阻。综上可见,脾虚则贯穿骨关节炎发病过程的始末。因此治疗上需重视健脾化湿,辅之活血通络、祛风除湿和清热解毒,控制急性发作症状及改善关节功能。四季脾旺不受邪。健脾包括健脾和胃和健脾化湿。脾胃功能受损,气血营卫不足是本病发病的根本原因。健脾和胃的治疗方法在补气养血、扶正固本以及抑制某些药物副作用等方面起着重要作用。临床观察发现,患者除一般的关节局部表现以外,常见气血生化乏源之证候如乏力、肌肉消瘦、肢体痿弱不用等。故处方之中善用山药、甘草、黄芪等,一方面补益气血,另一方面补而不腻。脾胃运化失司,湿聚为痰,留注关节,常应用急则治标、兼顾本虚的原则,故善用健脾化湿类中药。患者的临床表现也可见脾湿不运、胃失和降之证候如胃脘痞满、大便溏泄、食少纳呆等,故善用薏苡仁、茯苓、陈皮等,一方面祛除痰湿,另一方面保护胃黏膜不受辛烈药物的损伤。

通过药物二项及三项关联规则分析发现,最常见的为健脾药与活血化瘀、祛风除湿和清热解毒三大类药的配伍,而又以健脾药为主。健脾药以茯苓和陈皮为主,其中茯苓淡渗利湿以祛湿邪。脾虚则变生内湿,因脾主四肢,而湿邪其性缠绵,故久病气血亏虚则必致肢体失用。陈皮苦、辛、温,具有理气健脾、燥湿化痰的功效,为脾、肺二经气分之药,能随所配药之不同而补泻升降也。

根据系统聚类结果,聚一类中桃仁、红花为常用药对。其中桃仁破血行瘀,善入血分,且质润多脂,润肠通便;红花活血通经,化瘀止痛。前者长于破瘀,后者长于行血,两者配伍,活血通经、化瘀止痛之效增强,用于治疗膝痹病日久,瘀血内阻见关节刺痛、固定不移者。茯苓、陈皮、甘草可补脾健脾,标本兼治,土旺则能胜湿,土旺则能健运,针对脾虚湿困或脾胃虚弱之病机特点或湿邪偏盛之着痹,正合

"参以补脾之剂"之意。聚四类中的杜仲能入肝而补肾。川牛膝苦重于甘,攻破之力较胜,活血调经、祛瘀止痛,多用于瘀血实证。杜仲配川牛膝,则补肝肾及强筋骨之力增强,常用于治肝肾不足的腰腿疼痛等症。独活能祛风胜湿、宣痹止痛,入膀胱经和肾经,其升中有降,行下焦而理下,长于疏导腰膝腿足。羌活能发汗解表,祛风湿止痹痛,散足太阳膀胱经游风,其行"上焦而理上,上行巅顶,横行支臂",常用于治疗上部风寒湿邪。二药相合而用,直通上下督脉,疏调太阳之经气,用于治疗膝痹病风寒湿邪为患,项背拘急,关节肿痛,游走不定,周身窜痛,痛势剧烈,昼轻夜重者。根据此聚类结果,治疗骨关节炎在临床配伍时,可以将上述聚为同一类的药物配合使用加强药效。由此可以看出,刘健教授在骨关节炎防治中重视扶正祛邪。扶正当以健脾为主,因脾虚运化失职,湿邪内生,可合他邪而致痹证发生、加重或复发。治疗上以健脾化湿为主,辅以祛风除湿、清热解毒、活血化瘀之法。

通过对刘健教授治疗骨关节炎的用药挖掘,可以发现药物的组合运用规律,这些配伍和组合是在大样本的临床数据下挖掘总结得出,有着可靠的疗效,可以直接指导疾病治疗,为初学者治疗某种病证提供宝贵的经验。当然,应用关联规则和系统聚类研究得到的组合配伍规律有其局限性,还需结合中医药理论与临床实践进行综合分析和评价。

健脾单元疗法是刘健教授总结多年临床经验提出的治痹方案,主要由中医辨证论治联合内服特色制剂与外用特色制剂组成。其中,安徽中医药大学第一附属医院风湿病科常用的前 20 味中药主要以健脾化湿药、活血化瘀药、祛风除湿药和清热补肾药四类为主。健脾单元疗法组 hs-CRP、ESR 在随机波动最大值、综合评价指标的正向递增率、综合评价指标记录次数等方面均优于单纯内治组。

(三) 干燥综合征

● 病案

患者,女,50 岁,2018 年 10 月 14 日初诊。主诉:反复口眼干燥 3 年,加重伴关节肿痛 1 个月。患者 3 年前因口干、眼干于某西医院行相关检查,查抗 SSA 抗体(+)、抗 SSB 抗体(+),ANA>1∶320,唇腺病理活检示淋巴细胞灶>1 个/4 mm^2,诊断为干燥综合征,经治疗症状无明显改善,为求助中医就诊于刘健教授门诊。刻下症:口舌干燥,灼痛,两眼干涩,心胸烦热,盗汗,双手关节肿痛,平素食纳少,腹胀,便溏,寐差。查体:患者面色萎黄,口唇干裂、腮肿,关节活动不利,唇痿舌红,苔白腻微黄,边有瘀点,脉细数。

中医诊断:燥痹(脾虚血瘀证)。西医诊断:干燥综合征。

治法:益气健脾,滋阴清热,活血化瘀。

方药:茯苓 15 g,山药 20 g,薏苡仁 25 g,白扁豆 20 g,青蒿 10 g,地骨皮 20 g,

知母 15 g,黄柏 15 g,蒲公英 20 g,白花蛇舌草 20 g,酸枣仁 25 g,丹参 20 g,桃仁、红花各 15 g,鸡血藤 20 g,甘草 5 g。7 剂,每日 1 剂,水煎服,早晚分服。芙蓉膏外敷双手,每日 1 次。

二诊:2018 年 10 月 21 日,患者服药后无不良反应,口舌干燥明显好转,双手关节肿痛减轻,腹胀、便溏减轻,仍觉眼睛干涩,视物模糊,于上方减蒲公英、白花蛇舌草,加夏枯草 10 g,野菊花 10 g,继服。

后根据患者病情变化稍调整药物,随证辨治 1 年余,诸症好转,口干眼干、关节疼痛症状明显改善。近 2 年来,患者坚持服用中药治疗,偶觉口干,无其他明显不适主诉,病情基本稳定。

● 按语

干燥综合征属于中医学"燥痹"范畴,早在《黄帝内经》就有记载。《素问·阴阳应象大论》记载"燥胜则干",首论燥邪致病的病理特点。刘完素《素问玄机原病式》中"诸涩枯涸,干劲皴揭,皆属于燥",对燥病的特点进行了描述。刘健教授认为干燥综合征之燥与一般六淫燥邪致病不同,本病起病隐匿,病程冗长,且缠绵难愈。燥有内外之分,外燥乃感受燥气之邪,内燥由阴虚液亏所致。风火燥热之外邪横逆肆行,或素体脏腑阴液亏虚,津液不足,或失治误治、过投辛热之剂,均可导致津亏液伤,清窍失于濡润,四肢百骸无以濡养,病久瘀阻血络,深至脏腑而成本病。

中医的辨证论治在改善患者实验室指标及全身症状的同时,在提高患者感受及预后方面具有重要意义。刘健教授立足经典,在"新安医家"治痹理论基础上,结合多年临床经验,提出痹证"从脾论治"。基于数据挖掘技术探索刘健教授运用中药治疗干燥综合征的用药规律,为临床综合治疗干燥综合征提供参考。

● 数据挖掘

选取 2012 年 6 月至 2020 年 3 月就诊于安徽中医药大学第一附属医院刘健教授诊治的干燥综合征患者。诊断标准参照 2002 年制订的原发性干燥综合征国际分类(诊断)标准。排除合并其他系统疾病或其他自身免疫性疾病等严重原发性疾病以及精神病患者。共收集干燥综合征患者 574 诊次,其中女性 542 诊次,男性 32 诊次,年龄范围 25~67 岁,涉及中药 84 味,处方 1 298 张。

药物的性味归经分析显示,其中寒性、温性、平性药使用频率排名前三;苦味、甘味、辛味药使用频率排名前三(表 2-20)。对于药物归经,以归属于脾、肺、肝、胃经药为主,其次是肾、心、大肠经(表 2-21)。

表 2-20　刘健教授治疗干燥综合征药物性味、使用频数分析统计表

性味	使用频数	使用频率/%	性味	使用频数	使用频率/%
寒	140	10.79	苦	179	13.79
温	113	8.71	甘	156	12.02
平	83	6.39	辛	127	9.78
凉	16	1.23	酸	51	3.93
热	6	0.46	咸	29	2.23

注:使用频率=出现某类药物的处方数(如 140)/出现的所有处方数量(如 1 298)。

表 2-21　刘健教授治疗干燥综合征药物归经、使用频数分析统计表

归经	使用频数	使用频率/%	归经	使用频数	使用频率/%
脾	195	15.02	大肠	49	3.78
肺	135	10.40	膀胱	33	2.54
肝	112	8.63	胆	18	1.39
胃	112	8.63	小肠	15	1.16
肾	102	7.86	心包	9	0.69
心	82	6.32	三焦	3	0.23

注:使用频率=出现某类药物的处方数(如 195)/出现的所有处方数量(如 1 298)。

根据复杂网络图分析可以看出刘健教授治疗干燥综合征核心药物:薏苡仁、茯苓、桃仁、山药、黄精、五味子、石斛、麦冬、芦根、丹参、红花、酸枣仁、炒麦芽、生地黄、白芍、太子参、甘草、北沙参、陈皮、佛手(图 2-3)。

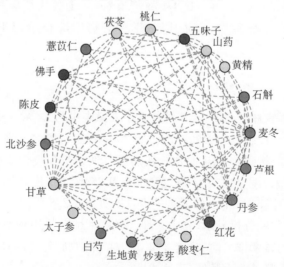

图 2-3　刘健教授治疗干燥综合征复杂网络图

使用频率较高的前 20 味中药可归纳为健脾化湿药如甘草、山药、茯苓、陈皮、太子参、炒麦芽、薏苡仁等；养阴生津药如白芍、麦冬、石斛、五味子、北沙参等；清热解毒药如芦根、生地黄、黄芩、黄精等；活血化瘀药如丹参、佛手、红花、桃仁等四大类（表 2-22）。

表 2-22 刘健教授治疗干燥综合征用药频数分析统计表

中药分类	药物	使用频数	使用频率/%	性味	归经
健脾化湿药	甘草	942	72.57	甘，平	心、肺、脾、胃
	山药	650	50.08	甘，平	肺、脾、肾
	茯苓	584	44.99	甘、淡，平	心、脾、肾
	陈皮	412	31.74	辛、苦，温	脾、肺
	太子参	313	24.11	甘、微苦，平	脾、肺
	炒麦芽	307	23.65	甘，平	脾、胃、肝
	薏苡仁	303	23.34	甘、淡，凉	脾、胃、肺
养阴生津药	白芍	427	32.90	苦、酸，微寒	肝、脾
	麦冬	738	56.86	甘、微苦，微寒	胃、肺、心
	石斛	420	32.36	甘，微寒	胃、肾
	五味子	416	32.05	酸、甘，温	肺、心、肾
	北沙参	401	30.89	甘、微苦，微寒	肺、胃
清热解毒药	芦根	371	28.58	甘，寒	肺、胃
	生地黄	367	28.27	甘、酸，平	心、肝、胆
	黄芩	365	28.12	苦，寒	肺、胆、脾、胃、大肠、小肠
	黄精	319	24.58	甘，平	脾、肺、肾
活血化瘀药	丹参	763	58.78	苦，微寒	心、心包、肝
	佛手	517	39.83	辛、苦，温	脾、胃、肝、肺
	红花	527	40.60	辛，温	心、肝
	桃仁	427	32.90	苦、甘，平	心、肝、大肠

注：使用频率＝出现某类药物的处方数（如 942）/出现的所有处方数量（如 1 298）。

选取出现频率前 20 味中药进行系统聚类分析，聚类结果发现共可归为 5 类：桃仁、红花、丹参、甘草、茯苓、山药为一类，功可益气健脾、活血化瘀；薏苡仁、陈皮、炒麦芽为一类，功可健脾化湿、和胃消食；白芍、麦冬为一类，功可养血敛阴、益胃生津；黄精、五味子、生地黄、佛手为一类，功可养阴生津、理气化痰；北沙参、石斛、太子参、芦根、酸枣仁为一类，功可养阴润肺、生津止渴（图 2-4）。

根据关联规则结果，可以看出刘健教授治疗干燥综合征关联度较高的 10 个药对：桃仁与红花、山药与丹参、佛手与麦冬、茯苓与山药、佛手与丹参、红花与山药、甘草与麦冬、茯苓与丹参、红花与茯苓、甘草与茯苓（表 2-23）。

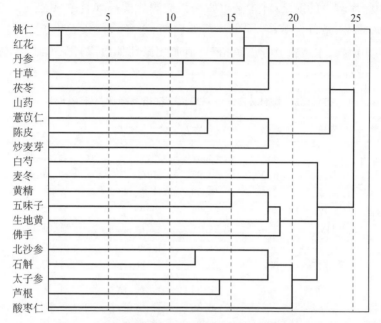

图 2-4　刘健教授治疗干燥综合征用药的聚类分析

表 2-23　刘健教授治疗干燥综合征常用药对关联规则分析

前项	后项	支持度/%	置信度/%	提升度
桃仁	红花	55.66	80.35	1.709
山药	丹参	66.60	78.96	1.106
佛手	麦冬	52.59	78.47	1.084
茯苓	山药	61.61	77.88	1.169
佛手	丹参	52.59	76.64	1.073
红花	山药	55.66	75.17	1.129
甘草	麦冬	85.03	75.17	1.039
茯苓	丹参	61.61	74.14	1.038
红花	茯苓	55.66	67.59	1.097
甘草	茯苓	85.03	63.21	1.026

　　药物与实验室指标的关联规则分析显示,茯苓与 C3、C4、hs-CRP、ESR 下降关联度较高,五味子与 IgA、IgG、IgM 下降关联度较高。茯苓配伍山药与 C3、C4、IgA、IgG、IgM 下降关联度较高,茯苓配伍丹参与 ESR、hs-CRP 下降关联度较高(表 2-24、表 2-25)。

表 2-24 单味中药与实验室指标关联规则分析

前项	后项	支持度/%	置信度/%	提升度
茯苓	C3 ↓	61.610	70.72	1.032
茯苓	C4 ↓	61.610	84.42	1.018
五味子	IgA ↓	42.610	72.52	1.080
五味子	IgG ↓	42.610	75.68	1.074
五味子	IgM ↓	42.610	66.22	1.092
茯苓	hs-CRP ↓	61.612	81.62	1.026
茯苓	ESR ↓	61.612	75.39	1.026

表 2-25 常用药对与实验室指标关联规则分析

前项	后项	支持度/%	置信度/%	提升度
茯苓、山药	C3 ↓	47.99	70.40	1.027
茯苓、山药	C4 ↓	47.99	84.00	1.013
茯苓、山药	IgA ↓	47.99	68.80	1.024
茯苓、山药	IgG ↓	47.99	71.20	1.011
茯苓、山药	IgM ↓	47.99	62.40	1.029
茯苓、丹参	hs-CRP ↓	45.68	81.09	1.006
茯苓、丹参	ESR ↓	45.68	74.37	1.012

随机行走模型评价分析显示,治疗组炎症指标 hs-CRP、ESR 行走比值、好转或改善系数均明显优于对照组(表 2-26),说明中药内服联合特色制剂(新风胶囊)与 hs-CRP、ESR 存在长程关联,优于单纯中药内服。

表 2-26 两组患者 ESR、hs-CRP 随机行走模型评价指标

指标	组别	行走步数	综合评价指标记录次数	随机波动幂率值	行走比值	行走正向增长率	好转或改善系数
hs-CRP	对照组	266	133	0.221 3	3.28	0.298 5	0.480
	治疗组	287	159	0.231 3	3.47	0.275 5	0.572
ESR	对照组	271	141	0.245 3	3.16	0.270 5	0.423
	治疗组	292	152	0.251 2	3.58	0.291 4	0.489

● **临床用药特点**

刘健教授认为干燥综合征的起病源于"燥",多由外感和内伤所致,外感燥热

之邪伤及肺胃之阴,内伤为脏腑阴液亏虚,失于濡养,而脏腑中尤重脾胃亏虚,津液不布。

脾胃亏虚,胃阴不足为其本。刘健教授诊治干燥综合征发现患者除有口眼干燥等症状外,多伴有腹胀、便溏、纳差、乏力,甚至出现口苦而黏、舌淡苔白腻或黄腻,边有齿印,脉濡等证候。其认为本病的发生与脾胃亏虚密切相关,《素问·经脉别论》曰:"饮入于胃,游溢精气,上输于脾……水精四布,五经并行。"干燥综合征患者素体脾胃亏虚,加之外感燥热邪毒,或内食温热药品,致脾胃功能失调,脾失运化,聚湿生痰,阻碍气机,致津失输布,不能濡养五脏六腑及五官九窍而燥象丛生。

刘健教授治疗干燥综合征不仅寒温并用,且甘苦同调。中医理论认为,甘味能补、能和、能缓,一般滋养补虚、调和药性及缓急止痛的药物具有甘味;苦味能泻、能燥、能坚,一般清热解毒、燥湿的药物具有苦味。药物多归脾、胃、肺经。其较多使用的药物有健脾化湿药如甘草、山药、茯苓、陈皮、太子参、炒麦芽、薏苡仁;养阴生津药如白芍、麦冬、石斛、五味子、北沙参;清热解毒药如芦根、生地黄、黄芩、黄精;活血化瘀药如丹参、佛手、红花、桃仁四大类,更加突出了"从脾论治"在干燥综合征治疗中的关键作用,这一点在复杂网络图、聚类分析结果中也得到了证实。

根据关联规则结果,可以看出刘健教授治疗干燥综合征关联度较高的 10 个药对,桃仁、红花关联度较高,且健脾化湿药、活血化瘀药、清热解毒药、养阴生津药是相互关联的。脾主运化,为后天之本,若失于运化,则水液内停而产生痰饮水湿等病理产物,痰饮水湿阻滞经络、筋骨、关节,影响气血运行而为瘀。痰瘀互结,又可影响水液代谢,水湿又易困遏脾气,致使脾气不升,脾阳不振,加重脾虚。健脾化湿药茯苓与 C3、C4、hs-CRP、ESR 下降关联度较高,五味子与 IgA、IgG、IgM 下降关联度较高。茯苓配伍山药与 C3、C4、IgA、IgG、IgM 下降关联度较高,茯苓配伍丹参与 ESR、hs-CRP 下降关联度较高。茯苓甘、淡、平,归心、脾、肾经,具有健脾渗湿、宁心的功效,是刘健教授健脾法的核心药物之一。茯苓、山药、丹参、五味子可能是刘健教授治疗干燥综合征方中调节免疫的核心药物,其机制有待于进一步研究。

通过随机行走模型评价结果可以发现,中药内服联合特色制剂(新风胶囊)与 ESR、hs-CRP 改善存在长程关联,优于单纯中药内服。新风胶囊是刘健教授创制的具有健脾化湿通路作用的中药制剂,其可改善干燥综合征患者口眼干燥的症状;以及患者气血亏虚、脾虚湿盛症状,提高患者生活质量。

综上,根据干燥综合征本虚标实的特点,本虚以脾胃亏虚、阴液不足、气阴两虚,标实则表现为燥、热、瘀互结的特点,刘健教授治疗以益气健脾、养阴生津、清热解毒、活血化瘀为大法。益气健脾、养阴生津以补本虚,清热解毒、活血化瘀以祛标实。

(四)强直性脊柱炎

● 病案

殷某,男,40岁,2019年9月10日初诊。主诉:颈、腰骶部僵痛4年,加重半个月。患者诉自4年前无明显诱因下出现胸背部疼痛,因不影响日常生活故一直未予重视及诊治。其间症状反复发作,每到疼痛时自行口服布洛芬,症状稍缓解。3年前渐出现颈肩、腰背部、双下肢近端疼痛,双膝关节肿胀,患者一直未行正规治疗,症状反复。3个月前患者颈肩、胸腰背部疼痛明显加重,自行口服布洛芬止痛,未明显减轻,因关节疼痛近1年体重下降15 kg,遂2020年7月28日至固镇县人民医院就诊,查腰椎MRI:①腰椎骨质增生;②第4～5腰椎间盘突出;③腰背部皮下水肿。髋关节MRI:双髋关节退行性变伴关节腔少量积液,右侧髋关节周围软组织稍肿胀。泌尿系彩超:前列腺钙化灶。HLA-B27(＋)。诊断为强直性脊柱炎,建议外院进一步治疗。今为求进一步诊治来安徽中医药大学第一附属医院就诊。刻下症:颈、腰骶部僵痛,双肩关节疼痛,抬举、背展受限,右侧胸胁部隐痛,双膝关节偶有疼痛,左踝关节肿痛,双手远端指间关节、双足足趾肿痛,右侧足跟麻木,偶感心慌胸闷、口干口渴,小便色黄,大便正常,纳寐一般。查体:颈肌紧张,压痛(＋)、双肩关节压痛(＋)、胸腰椎体及棘突旁压痛(＋),右侧"4"字试验(＋)。指地距10 cm,枕墙距20 cm,颈椎、腰椎左右转侧活动受限。辅助检查:WBC 10.58×10⁹/L;ESR 18 mm/h;ALT 32 IU/L, AST 22 IU/L,空腹血糖(GLU)5.31 IU/L,尿酸(UA)419 μmol/L,CREA 6.22 mmol/L,hs-CRP 14.56 mg/L;尿常规示白细胞酯酶(±)。

中医诊断:大偻(肾虚湿热证)。西医诊断:强直性脊柱炎。

治法:清热祛湿,补肾强脊。

方药:蒲公英15 g,白花蛇舌草20 g,薏苡仁30 g,黄柏10 g,苍术10 g,忍冬藤15 g,秦艽10 g,萆薢10 g,牛膝10 g,骨碎补10 g,丹参20 g,桃仁10 g,红花10 g,陈皮10 g,麦芽20 g,白术10 g,炒山药20 g,甘草5 g,7剂,每日1剂,水煎服,早晚分服。

二诊:2019年10月11日,患者诸颈肩、胸腰背部疼痛,活动受限有所缓解,偶有头晕、头痛,纳食不馨。上方加茯苓15 g,白扁豆15 g,14剂,每日1剂。

三诊:2019年11月5日,患者诸症好转,病情稳定,效不更方,续守上方,14剂,每日1剂,以资巩固。嘱其避风寒,畅情志,饮食清淡,不适随诊。

● 按语

中医辨本病为"大偻",《素问·痹证》中"肾痹者,善胀,尻以代踵,脊以代头"即指此疾。从中医角度来看,中医学中是没有强直性脊柱炎这一病名的,根据本病的临床特点,将之归属为"痹证"的范畴,但从临床特征来看,又和一般所谓的"痹证"不同,具体属于其中的"肾痹""骨痹""背楼""历节""大偻""骨极"等。根据大部分中医学研究认为,强直性脊柱炎的发病包括内外两个方面的原因,内因包括先天不足、后天失养、督脉失养、肝肾亏虚、阴阳气血失调、正气不足等,其发病的关键是先天禀赋不足,后天失调,导致患者气血不足,肝肾亏损,脉络空虚的状态,以致风寒湿热之邪乘虚入侵,直至伏脊之脉,而致筋骨不利、气血凝滞及痿弱不用,日久可致肝、脾、肾三脏受损,脏腑阴阳气血失调。

● 数据挖掘

病例来源于 2013 年 6 月至 2017 年 6 月在安徽中医药大学第一附属医院风湿病科住院的患者。共收集患者 895 例,其中男性患者 641 例,女性患者 254 例,年龄 15～83 岁,平均年龄(32.6±12.9)岁。其中男性占比为 71.62%,女性占比为 28.38%,男女患病比约为 2.52∶1。

中药性味归经分析显示,共涉及 4 125 张处方,335 味中药。中药药性统计结果可知,335 味中药中,温性药、平性药、寒性药出现频率排名前三。在 4 125 张处方中,温性药、平性药、寒性药使用频率排名前三。根据中药药味统计结果可知,在 335 味中药中,苦味药、甘味药、辛味药出现频率排名前三。在 4 125 张处方中,甘味药、辛味药、苦味药使用频率排名前三。根据中药归经统计结果可知,肝经药物出现频数最多,而脾(胃)经和肝(胆)经药物在处方中较常被使用,使用频率均＞99%(表 2-27～表 2-29)。

表 2-27　中药药性统计表

药性	出现频数	出现频率/%	使用频数	使用频率/%
温	74	22.09	4 074	98.76
平	70	20.90	4 046	98.08
寒	59	17.61	3 193	77.41
凉	13	3.88	2 832	68.65
热	4	1.19	28	0.68

注:出现频率＝每一类药物出现的数量(如 74)/出现的所有中药数量(如 335);使用频率＝出现某类药物的处方数(如 4 074)/出现的所有处方数量(如 4 125)。

表 2-28 中药药味统计表

药味	出现频数	出现频率/%	使用频数	使用频率/%
苦	129	38.51	4 057	98.35
甘	124	37.01	4 088	99.10
辛	111	33.13	4 075	98.79
咸	24	7.16	2 619	63.49
酸	19	5.67	1 167	28.29

注:出现频率＝每一类药物出现的数量(如 129)/出现的所有中药数量(如 335);使用频率＝出现某类药物的处方数(如 4 057)/出现的所有处方数量(如 4 125)。

表 2-29 中药归经统计表

归经	出现频数	出现频率/%	使用频数	使用频率/%
脾(胃)	92(95)	55.82	4 109	99.61
肝(胆)	158(16)	51.94	4 108	99.59
肺(大肠)	107(42)	44.48	4 082	98.96
肾(膀胱)	84(29)	33.73	4 075	98.79
心(小肠)	68(12)	23.88	4 077	98.84
心包(三焦)	5(3)	2.39	1 382	33.50

注:出现频率＝每一类药物出现的数量(如 92＋95)/出现的所有中药数量(如 335);使用频率＝出现某类药物的处方数(如 4 109)/出现的所有处方数量(如 4 125)。

中药使用频数分析统计出使用频数排名前 20 味的中药。根据结果可知,前 20 味中药主要归纳为五类:补虚药,如甘草、杜仲、山药、当归;活血化瘀药,如丹参、红花、桃仁、鸡血藤、川芎、牛膝;健脾祛湿药,如陈皮、薏苡仁、茯苓、泽泻;祛风湿药,如威灵仙、豨莶草、狗脊、独活;清热解毒药,如蒲公英、白花蛇舌草(表 2-30)。

表 2-30 使用频数排名前 20 味的中药

药物	使用频数	性味	归经
甘草	3 013	甘,平	心、肺、脾、胃
丹参	2 841	苦,微寒	心、肝
陈皮	2 839	苦、辛,温	脾、肺
杜仲	2 752	甘,温	肝、肾
薏苡仁	2 701	甘、淡,凉	脾、胃、肺
茯苓	2 599	甘、淡,平	心、肺、脾、肾
红花	2 551	辛,温	心、肝
桃仁	2 269	苦、甘,平	心、肝、大肠
威灵仙	2 166	辛、咸,温	膀胱

续 表

药物	使用频数	性味	归经
山药	2 165	甘,平	脾、肺、肾
蒲公英	2 141	苦、甘,寒	肝、胃
鸡血藤	1 619	苦、甘,温	肝、肾
豨莶草	1 545	辛、苦,寒	肝、肾
狗脊	1 196	苦、甘,温	肝、肾
白花蛇舌草	1 192	苦、甘,寒	胃、大肠、小肠
泽泻	1 163	甘、淡,寒	肾、膀胱
独活	1 161	辛、苦,微温	肾、膀胱
川芎	1 150	辛,温	肝、胆、心包
牛膝	1 023	苦、甘、酸,平	肝、肾
当归	983	甘、辛,温	肝、心、脾

核心用药分析显示,895 例强直性脊柱炎患者共涉及 4 125 张处方、335 味中药。基于复杂网络图分析方法,可以得出安徽中医药大学第一附属医院风湿病科治疗强直性脊柱炎的常用药物(核心处方):陈皮、茯苓、薏苡仁、泽泻、山药、威灵仙、豨莶草、狗脊、丹参、桃仁、红花、蒲公英、白花蛇舌草、杜仲、甘草。药物关联规则分析显示,置信度较高的前 10 项药物中具有代表性的、置信度较高的三组药对为:红花与鸡血藤、蒲公英与白花蛇舌草、茯苓与薏苡仁(表 2-31)。

表 2-31 药物二项关联规则分析结果

前项	后项	支持度/%	置信度/%	提升度
红花	鸡血藤	46.674	98.750	1.243
红花	桃仁	61.727	98.677	1.242
红花	丹参	67.678	98.276	1.237
红花	薏苡仁	62.544	98.321	1.237
红花	茯苓	56.943	97.951	1.233
薏苡仁	蒲公英	51.459	93.878	1.154
蒲公英	白花蛇舌草	40.723	93.696	1.426
薏苡仁	白花蛇舌草	40.723	93.410	1.149
薏苡仁	威灵仙	50.058	91.841	1.129
茯苓	薏苡仁	72.229	80.129	1.026

使用聚类分析治疗强直性脊柱炎的常用药物,能够发现药物之间的配伍关系,药物可聚为三大类:第一类含桃仁、红花、丹参、陈皮、薏苡仁、威灵仙、茯苓、山药、蒲公英、白花蛇舌草、泽泻、豨莶草 12 味药;第二类含独活、伸筋草、鸡血藤 3 味药;第三类含黄柏、知母、黄芩、桑寄生、川芎 5 味药(图 2-5)。

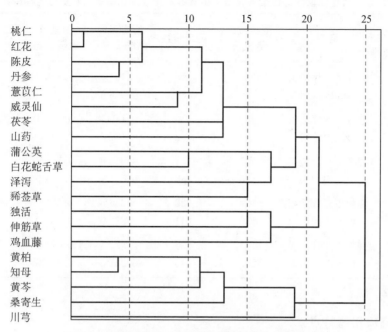

图 2-5　刘健教授治疗强直性脊柱炎用药的聚类分析

应用关联规则挖掘药对之间的关联规则,验证中医配伍模式,结果见表 2-32。

表 2-32　药物与实验室指标关联规则分析

前项	后项	支持度/%	置信度/%
伸筋草、蒲公英	PLT ↓	23.432	83.099
黄芩、陈皮	PCT ↓	20.792	82.540
白花蛇舌草、鸡血藤	PDW ↑	25.413	77.922
豨莶草、白花蛇舌草	MPV ↑	27.723	77.381
蒲公英、丹参	hs-CRP ↓	36.634	82.883
伸筋草、山药	ESR ↓	46.205	77.612
桑寄生、薏苡仁	WBC ↓	37.624	74.194
薏苡仁、独活	IgG ↓	36.634	80.180
鸡血藤、山药	C3 ↓	39.934	80.165
陈皮、丹参	IgA ↓	81.518	80.162
川芎、泽泻	IgM ↓	72.277	78.539
茯苓、山药	C4 ↓	56.766	78.488

采用随机行走模型评价两组强直性脊柱炎患者应用不同治法对其血小板参数 PLT、PCT,免疫炎症指标 C4、ESR、hs-CRP 的影响结果见表 2-33。

表 2-33　两组强直性脊柱炎患者血小板参数及免疫炎症指标的随机行走模型评价

指标	组别	随机波动最大值	行走步数	行走正向增长率	好转或改善系数	行走比值
PLT	健脾单元疗法组	79	465	0.169 9	0.169 9	5.89
	单纯内治组	45	466	0.096 6	0.096 6	10.36
PCT	健脾单元疗法组	85	456	0.186 4	0.186 4	5.36
	单纯内治组	68	462	0.147 2	0.147 2	6.79
C4	健脾单元疗法组	103	182	0.565 9	0.565 9	1.77
	单纯内治组	100	188	0.531 9	0.531 9	1.88
ESR	健脾单元疗法组	109	322	0.338 5	0.338 5	2.95
	单纯内治组	80	241	0.332 0	0.332 0	3.01
hs-CRP	健脾单元疗法组	185	438	0.422 4	0.422 4	2.37
	单纯内治组	157	445	0.352 8	0.352 8	2.83

● **临床用药特点**

强直性脊柱炎是一个全身性疾病,从中医理论分析其病因,脾虚是强直性脊柱炎发病的基础,脾胃亏虚,运化失职,气血亏虚是强直性脊柱炎的关键,而风、寒、湿、热、瘀血痹阻也是强直性脊柱炎发病的主要关键因素。从药物的使用角度分析,多以寒热平调,甘苦辛并用。温性、平性、寒性药为出现频率排名前三位的中药。同时也是使用频率前三位的中药。寒性药具有清热解毒、泻热通便等功效,主要用于热毒疮疡、热结便秘等阳热证;温性药具有温里散寒、温经通络等功效,主要用于中脏虚寒、风寒痹证等阴寒证;平性药药性平和、作用较缓和,且具有寒热双向适用性。甘味、苦味、辛味药为出现及使用频率排名前三位的中药。中医理论认为,甘味能补、能和、能缓,痹证以关节的肿痛为主要表现,甘味药可起到缓急止痛的功效,且甘味药具有补益和中的作用,能调和脾胃、营血,扶助正气;苦味能泄、能燥、能坚,在痹证中可起到清热泻火解毒的作用;辛味能散、能行,具有发散、行气活血的作用,可治疗痹证的气血阻滞。归脾(胃)经及肝(胆)经的药物使用频率较高,药物归经以脾(胃)经居首位,归脾(胃)经的药物使用最频繁。根据中医理论,脾为后天之本,气血生化之源,脾在体合肌肉而主四肢,主运化而喜燥恶湿,脾虚失于运化,则水液内停而产生水湿痰饮等病理产物,水湿痰饮等阻滞经络关节,影响气血运行而为瘀。水湿产生后,又困遏脾气,致使脾气不升,脾阳不振,加重脾虚。脾胃亏虚,气血生化乏源,营卫失调,风、寒、湿、热外邪易乘虚而入,痹阻筋骨、关节,影响气血运行,不通则痛;脾胃亏虚,运化失职,痰湿内生,影响血液运行,化而为瘀,不通则痛;痰瘀痹阻,郁久可化热。治疗中强调扶正祛邪为治疗强直性脊柱炎的配伍基础。

同时利用随机行走模型评价健脾单元疗法组(芙蓉膏外敷联合中药内服)对活动期强直性脊柱炎患者炎症指标的影响,发现两组患者综合评价指标存在长程关联,随机行走模型表明健脾单元疗法在改善实验室指标的行走正向增长率及好转或改善系数方面均较单纯内治组高。

(五) 痛风

● 病案

患者,男,53岁,2020年11月2日初诊。主诉:患者近3个月来出现双手、双腕、双肘关节肿痛,握拳不能,屈伸不利;双膝、双踝关节疼痛,蹲下、起立不能。2015年3月19日查尿酸(UA)759 μmol/L,ANA核颗粒型临界阳性(1:100);2015年3月20日查抗CCP抗体<25 IU/mL,抗角蛋白抗体临界阳性,24 h尿蛋白定量0.09 g/24 h。纳差,夜寐因关节痛而欠安,二便调。舌质红,苔黄厚腻,脉濡。治法:清热健脾化湿。方药:蒲公英10 g,土茯苓15 g,黄柏6 g,郁金10 g,焦山楂10 g,山慈菇6 g,泽兰10 g,泽泻10 g,车前草10 g,川牛膝10 g,薏苡仁15 g,豨莶草10 g,萆薢10 g,丹参10 g,威灵仙10 g。5剂,每日1剂,水煎服,早晚分服。

二诊:2020年11月8日,患者双手、双腕、双肘、双膝、双踝关节肿痛较前稍好转,形体消瘦。纳寐可,二便调,大便每日1～2次,完谷不化。舌质红,苔薄黄,脉濡。治法:清热健脾化湿。予前方加炒白术10 g。5剂,每日1剂,水煎服,早晚分服。

三诊:2020年11月13日,患者双手、双腕关节疼痛、麻木进一步好转,双肘、双膝、双踝关节肿痛减轻。纳寐可,二便调。舌质红,苔薄白,脉细。予前方去山慈菇、车前草、黄柏,加桂枝10 g。30剂,每日1剂,水煎服,早晚分服。

四诊:2020年12月16日,未再出现关节红肿疼痛,纳可。舌质红,苔薄白,脉细。嘱健康饮食,劳逸结合,未予处方。

● 按语

患者饮食不节,嗜食肥甘厚味,损伤脾胃,脾失健运,水湿内生,外感寒湿之邪,入里化热,痹阻筋骨、肌肉,致气血运行失畅,不通则痛,而见上诉诸症。脾喜燥而恶湿,湿邪困脾则脾胃运化失常,脾不运化则见纳呆;舌质红、苔黄腻皆为湿热之象。故治疗当以清热化湿为原则,方选祛痹痛风饮加减。方中山慈菇、土茯苓、黄柏、郁金、薏苡仁清热燥湿健脾,泽兰、泽泻、车前草、萆薢利水渗湿,豨莶草、威灵仙祛风除湿,川牛膝、丹参活血化瘀。二诊时,患者关节疼痛改善,但形体消瘦、完谷不化,加炒白术健脾化湿。三诊时,患者关节疼痛进一步好转,纳食较前增多,苔薄白,脉细,减寒凉药以防苦寒伤胃。四诊时,患者未再出现关节红肿疼痛,纳可,生活质量明显提高。

● **数据挖掘**

运用安徽中医药大学第一附属医院病例采集系统软件调取 2012 年 6 月至 2016 年 10 月刘健教授诊治的 732 例痛风患者的病例资料。732 张处方中 287 味中药之间的性味关联是根据四气五味分类的。基于性味的中医理论,寒性、温性和平性出现频数排前三,苦味、甘(淡)味和辛味药出现频率排前三。基于中医药归经理论,根据归经进行统计,按照频数由高到低排序如下,归肝、肺、胃、脾经的中药使用较频繁(表 2-34、表 2-35)。

表 2-34　中药性味统计情况比较

性味	出现频数	出现频率/%	性味	出现频数	出现频率/%
寒	144	50.2	苦	162	56.4
温	116	40.4	甘(淡)	146	50.9
平	71	24.7	辛	109	38.0
凉	16	5.6	酸(涩)	27	9.4
热	5	1.7	咸	23	8.0

注:出现频率=每一类药物出现的数量(如 144)/出现的所有中药数量(如 287)。

表 2-35　中药归经统计情况比较

归经	出现频数	出现频率/%	归经	出现频数	出现频率/%
肝	158	55.05	大肠	41	14.29
肺	106	36.93	膀胱	33	11.50
胃	101	35.19	胆	18	6.27
脾	98	34.15	小肠	13	4.53
肾	82	28.57	心包	5	1.74
心	71	24.74	三焦	3	1.05

注:出现频率=每一类药物出现的数量(如 158)/出现的所有中药数量(如 287)。

通过复杂网络分析的方法,总结治疗痛风网络中的核心药物(通过节点度分布计算)为车前草、薏苡仁、川牛膝、黄柏,对该网络的药物关联程度信息进行数据库存储,其中车前草、薏苡仁,川牛膝、黄柏,薏苡仁、川牛膝,薏苡仁、黄柏,土茯苓、薏苡仁常配对出现。

中药使用情况统计分析,使用频率较高的前 19 味中药可主要归纳为四类:健脾利湿药,主要有薏苡仁、车前草、泽泻、陈皮、茯苓;清热药,主要有黄柏、土茯苓、山慈菇、蒲公英、垂盆草;活血化瘀药,主要有川牛膝、桃仁、丹参、红花、郁金;祛风湿药,主要有威灵仙、豨莶草、透骨草、徐长卿(表2-36)。

表 2-36　前 19 味中药统计表

中药分类	药物	使用频率/%	性味	归经
健脾利湿药	薏苡仁	79.25	甘、淡,凉	脾、胃、肺
	车前草	74.56	甘,寒	肝、肾、肺、小肠
	泽泻	56.21	甘、淡,寒	肾、膀胱
	陈皮	44.34	辛、苦,温	脾、肺
	茯苓	36.71	甘、淡,平	心、肺、脾、肾
清热解毒药	黄柏	67.00	苦,寒	肾、膀胱
	土茯苓	62.99	甘、淡,平	肝、胃
	山慈菇	49.16	甘、微辛,寒	肝、脾、胃
	蒲公英	48.70	苦、甘,寒	肝、胃
	垂盆草	36.39	辛、苦,寒	肺、肝、肾
活血化瘀药	川牛膝	54.89	甘、微苦,平	肝、肾
	红花	53.20	辛,温	心、肝
	丹参	51.08	苦,微寒	心、肝
	桃仁	46.85	苦、甘,平	心、肝、大肠
	郁金	38.75	辛、苦,寒	肝、心、胆
祛风除湿药	威灵仙	39.32	辛、咸,温	肾、膀胱
	豨莶草	19.29	辛、苦,寒	肝、肾
	透骨草	5.24	辛、甘,温	肺、肝
	徐长卿	4.67	辛,温	肝、胃

　　运用聚类分析总结治疗的核心处方,共可聚为四类。丹参、桃仁、红花可聚为一类,有活血化瘀之功效;蒲公英、甘草、陈皮、茯苓为一类,具有清热消肿、健脾利湿之功效;车前草、薏苡仁、黄柏、川牛膝、土茯苓为一类,具有健脾利湿、清热祛湿、消肿止痛的功效;泽兰、威灵仙、泽泻、垂盆草、山药、山慈菇、郁金为一类,具有利湿消肿、活血定痛、疏肝醒脾的功效。由此可见,治疗痛风的处方融合健脾利湿、清热解毒、活血化瘀、祛风湿于一体,其中健脾利湿药是处方的关键(图 2-6)。

　　药物关联规则分析置信度较高的前 10 项药物,选取其中具有代表性的、置信度较高的 3 组药对,分别为红花与桃仁、山慈菇与薏苡仁、垂盆草与薏苡仁(表 2-37)。

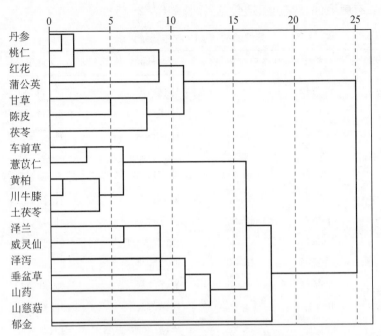

图 2-6　刘健教授治疗痛风性关节炎用药的聚类分析

表 2-37　药物二项关联规则分析

前项	后项	支持度/%	置信度/%	提升度
红花	桃仁	58.20	99.77	1.243
山慈菇	薏苡仁	49.04	93.04	1.242
垂盆草	薏苡仁	37.30	92.67	1.237
泽兰	泽泻	39.48	91.70	1.237
泽兰	薏苡仁	39.48	91.70	1.237
白术	薏苡仁	37.57	90.91	1.540
山慈菇	土茯苓	49.04	89.97	1.426
威灵仙	薏苡仁	55.19	89.85	1.149
土茯苓	薏苡仁	54.37	89.70	1.129
山慈菇	黄柏	49.04	89.42	1.026

中药与痛风患者免疫炎症指标的关联规则分析：设定前项为中药，后项分别为 IgA 下降、IgM 下降、IgG 下降、补体 C3 下降、补体 C4 下降、UA 下降、ESR 下降、hs-CRP 下降，最小置信度为 70%，最小支持度为 20%。经 Apriori 模块分析，提取与各项指标置信度、支持度较高的中药进行分析（表 2-38）。

表 2-38 中药与免疫指标的关联规则分析

前项	后项	支持度/%	置信度/%	提升度
泽泻	UA↓	28.20	84.71	1.243
薏苡仁	ESR↓	29.04	83.04	1.012
薏苡仁	hs-CRP↓	37.30	92.67	1.207
陈皮	C3↓	26.99	80.73	1.221
陈皮	C4↓	21.48	78.70	1.137
蒲公英	IgA↓	27.57	80.91	1.203
泽兰	IgM↓	29.04	77.91	1.242
陈皮	IgG↓	25.19	79.85	1.207

观察黄芩清热除痹胶囊（HQC）对痛风患者的临床疗效，对照组患者 UA 共有 1 770 次综合评价指标记录，患者好转或改善系数为 0.316 4。黄芩组患者 UA 共有 990 次综合评价指标记录，患者好转或改善系数为 0.484 6。对照组患者 hs-CRP 共有 1 974 次综合评价指标记录，患者好转或改善系数为 0.359 7。黄芩组患者 hs-CRP 共有 976 次综合评价指标记录，患者好转或改善系数为 0.484 6（表 2-39）。

表 2-39 两组患者 UA、hs-CRP 随机行走模型评价指标

指标	组别	随机波动最大值	行走步数	综合评价指标记录次数	行走正向增长率	比值	好转或改善系数
UA	对照组	560	3 299	1 770	0.169 7	5.89	0.316 4
	黄芩组	280	1 698	990	0.164 9	6.06	0.484 6
hs-CRP	对照组	710	3 533	1 974	0.201 0	4.98	0.359 7
	黄芩组	473	1 723	976	0.274 5	3.64	0.484 6

● **临床用药特点**

甘味、苦味和辛味药为刘健教授治疗痛风使用频率前三位。中医理论认为，甘味能补、能和、能缓，具有补益和中、调和药性、缓急止痛的作用，一般来说，滋养补虚调和药性及制止疼痛的药物多具有甘味，痛风性关节炎急性期疼痛非常剧烈，故用甘味药可起到缓急止痛的功效，甘味尚能补脾和中，可调理脾胃。苦味能泄、能燥、能坚，具有清泄火热、泄降气逆、通泄大便、燥湿、坚阴等作用。辛味能散、能行，具有发散、行气行血的作用，多用治气血阻滞之证。因此，具有健脾作用的甘味药、具有清热燥湿作用的苦味药和具有行气行血作用的辛味药相配，可起

到健脾利湿、清热解毒、活血化瘀之功效。

通过总结使用频率最高的药,可以体现刘健教授干预痛风主以健脾利湿之法,同时辅以清热解毒、化痰散瘀和祛风除湿之法。健运脾胃以扶助后天之本,清热利湿、活血化瘀、化痰散结等祛除有形之实邪,达到扶正祛邪之目的。通过中医辨证论治的方法,可从整体上调节机体系统,恢复"阴平阳秘"的状态。两药之间的关联显示,置信度较高的三个药对为:红花配伍桃仁(99.77%),山慈菇配伍薏苡仁(93.04%),垂盆草配伍薏苡仁(92.67%)。药对红花与桃仁可起到活血化瘀的作用;药对山慈菇与薏苡仁可起到健脾利湿、清热解毒的作用;药对垂盆草与薏苡仁可起到健脾利湿的作用。因此广泛应用于痛风的治疗。通过聚类分析可以发现,刘健教授在诊治风湿相关疾病立足新安医学理论提出从脾论治,突出使用具有健脾利湿的茯苓、陈皮、甘草、山药、白术、薏苡仁等,深明健脾不在补贵在运。另外,针对痹证病种分析,久病入络者需加活血化瘀通利络脉;在疾病早期,针对关节红肿热痛者使用垂盆草、泽兰、山慈菇、黄柏、车前草等清热解毒药。

(六) 系统性红斑狼疮

● 病案

患者,女,31岁,2017年11月8日初诊。主诉:反复多关节疼痛3月余,加重2日。患者3个月前因双手关节疼痛至某医院检查,查 ANA>3 000 IU/mL,抗 nRNP 抗体/Sm 抗体(++),抗 Sm 抗体、抗 SSA 抗体、抗 dsDNA 抗体、抗 nRNP 抗体(+),ESR 65 mm/L,C3 36.0 mg/dL,C4 6.6 mg/dL,诊断为系统性红斑狼疮,治疗症状好转即停服药物。2日前患者受凉后全身多关节疼痛,求诊于安徽中医药大学第一附属医院风湿病科门诊。刻下症:颈项部、腰背部、髋关节、双膝关节疼痛,畏寒怕冷,心慌胸闷,脱发,全身乏力,双手遇冷变白变紫,胃脘部不适,纳寐可,二便调。舌质红,苔薄白,脉沉细数。

中医诊断:阴阳毒(气阴两虚证)。西医诊断:系统性红斑狼疮。

治法:益气健脾,滋阴清热

方药:茯苓15 g,山药20 g,薏苡仁25 g,青蒿15 g,地骨皮20 g,知母15 g,黄柏15 g,黄芪15 g,酸枣仁25 g,丹参20 g,牡丹皮15 g,鸡血藤20 g,甘草5 g。7剂,每日1剂,水煎服,早晚分服。

二诊:2017年11月15日,患者服药后无不良反应,关节疼痛稍好转,心慌较前好转,继服。后根据患者病情变化稍调整药物,就诊半年余,诸症好转,复查相关指标:ESR 16 mm/L,C3 57.9 mg/dL,C4 7.7 mg/dL,关节疼痛症状明显改善。

● 按语

中医古代文献无系统性红斑狼疮此病名,从临床症状特点看与"周痹""阴阳毒""蝶疮流注"等有相似之处。《灵枢·周痹》云:"周痹者,在于血脉之中,随脉以上,随脉以下,不能左右,各当其所……此内不在藏,而外发于皮,独居分肉之间,真气不能周,故命曰周痹。"最早提出了"周痹"的病名,并认为周痹是"十二经脉阴阳之病也"。《金匮要略》中"阳毒之为病,面赤斑斑如锦纹,咽喉痛,唾脓血……阴毒之为病,面目青,身痛如被杖,咽喉痛",提出本病有阴毒、阳毒之分。《诸病源候论·赤丹候》云:"赤丹者,初发疹起,大者如连钱,小者如麻豆,肉上粟如鸡冠肌理,由风毒之重,故使赤也,亦名茱萸丹。"其描述与系统性红斑狼疮的红色丘疹、斑丘疹相似。

刘健教授在临床当中,据"急则治标,缓则治本"的原则,将系统性红斑狼疮分为急性发作期和慢性缓解期。系统性红斑狼疮急性发作期以壮热不退,皮肤斑疹鲜红,烦渴面赤,口舌生疮,口咽干燥,偶有关节肌肉酸痛,局部肤温高,甚或谵语神昏,小便黄赤,大便秘结,舌质红绛,苔黄或燥,脉滑数或弦数等症状为主要特征。刘健教授结合以上临床表现,认为急性发作期以清热解毒为主,同时兼顾健脾化湿。药用蒲公英、白花蛇舌草、紫花地丁、生地黄、知母、牡丹皮等。慢性缓解期主要表现为低热持续,盗汗,面颧潮红烘热,局部斑疹暗褐,口干咽燥,腰膝酸软,脱发,眼睛干涩或视物模糊,月经不调或闭经。当治以养阴清热为主,同时注重顾护脾胃,并强调活血化瘀药的应用。药用知母、黄柏、山药、熟地黄、牡丹皮、茯苓等,并在此基础上随证加减。本病虽无法根治,但尽早诊断及治疗,可有效控制及缓解症状,改善预后。

● 数据挖掘

关于本病的治疗,西医多采用免疫抑制剂、糖皮质激素、抗疟药等治疗,但患者异质性强,疗效差异明显,中医药在系统性红斑狼疮的防治方面积累了大量的临床经验,尤其在减少激素用量和维持量、减少激素副作用和并发症、顺利递减激素或免疫抑制剂的用量等方面初现了疗效优势。

选取 2012 年 6 月至 2019 年 12 月就诊于安徽中医药大学第一附属医院刘健教授诊治的系统性红斑狼疮患者。系统性红斑狼疮患者均符合中华医学会风湿病分会 2010 年发布的《系统性红斑狼疮诊断及治疗指南》,且已排除严重感染、妊娠、恶性肿瘤、糖尿病及其他自身免疫性疾病。纳入患者处方中中医处方次数均>1 次,排除合并其他系统疾病或其他自身免疫性疾病等严重原发性疾病及精神病患者。此次共收集系统性红斑狼疮患者 282 诊次,其中女性 276 诊次,男性6 诊次,年龄范围 15～81 岁,涉及中药 268 味,处方 1 118 张。

药物的性味归经分析显示:寒性、温性、平性药出现频率排名前三;苦味、甘味、辛味药出现频率排名前三(表 2-40)。对于药物归经,以归属于肝、肺、胃、脾经药物为主,其次是肾、心、大肠经(表 2-41)。

表 2-40　刘健教授治疗系统性红斑狼疮药物性味出现频数分析统计表

性味	出现频数	出现频率/%	性味	出现频数	出现频率/%
寒	104	38.81	苦	135	50.37
温	86	32.09	甘	128	47.76
平	62	23.13	辛	94	35.07
凉	12	4.48	酸	25	9.33
热	3	1.12	咸	17	6.34

注:出现频率＝每一类药物出现的数量(如104)/出现的所有中药数量(如268)。

表 2-41　刘健教授治疗系统性红斑狼疮药物归经出现频数分析统计表

归经	出现频数	出现频率/%	归经	出现频数	出现频率/%
肝	144	53.73	大肠	37	13.81
肺	97	36.19	膀胱	28	10.45
胃	92	34.33	胆	17	6.34
脾	85	31.72	小肠	13	4.85
肾	75	27.99	心包	6	2.24
心	65	24.25	三焦	3	1.12

注:出现频率＝每一类药物出现的数量(如144)/出现的所有中药数量(如268)。

根据复杂网络图分析可以看出刘健教授治疗系统性红斑狼疮的核心药物:茯苓、山药、甘草、薏苡仁、丹参、知母、白芍、青蒿、陈皮、酸枣仁、红花、牡丹皮、女贞子、炒白术、黄芪、黄柏、菟丝子、地骨皮、熟地黄。

出现频率前20味中药可归为四类。益气健脾化湿药:茯苓、甘草、山药、黄芪、太子参、薏苡仁、陈皮、白术;滋阴养血生津药:当归、菟丝子、白芍、酸枣仁、女贞子、熟地黄;清热凉血解毒药:知母、地骨皮、青蒿、黄柏、牡丹皮;活血化瘀药:丹参(表2-42)。

表 2-42　刘健教授治疗系统性红斑狼疮用药使用频数分析统计表

序号	药物	使用频数	使用频率/%	性味	归经
1	茯苓	752	67.26	甘、淡,平	心、脾、肾
2	甘草	704	62.97	甘,平	心、肺、脾、胃
3	山药	683	61.09	甘,平	肺、脾、肾
4	黄芪	508	45.44	甘,微温	脾、肺
5	丹参	507	45.35	苦,微寒	心、心包、肝
6	薏苡仁	480	42.93	甘、淡,凉	脾、胃、肺
7	陈皮	461	41.23	辛、苦,温	脾、肺
8	知母	398	35.60	苦、甘,寒	肺、胃、肾

续　表

序号	药物	使用频数	使用频率/%	性味	归经
9	地骨皮	365	32.65	甘,寒	肺、肝、肾
10	青蒿	359	32.11	苦,辛,寒	肝、胆
11	当归	359	32.11	甘,辛,温	肝、心、脾
12	黄柏	319	28.53	苦,寒	肾、膀胱
13	菟丝子	299	26.74	辛,甘,平	肝、肾、脾
14	炒白术	298	26.65	甘,苦,温	脾、胃
15	白芍	287	25.67	苦,酸,微寒	肝、脾
16	酸枣仁	270	24.15	甘,酸,平	心、肝、胆
17	女贞子	265	23.70	甘,苦,凉	肝、肾
18	熟地黄	252	22.54	甘,微温	肝、肾
19	红花	248	22.18	辛,温	心、肝
20	牡丹皮	246	22.00	苦,辛,微寒	心、肝、肾

注:使用频率＝出现某类药物的处方数(如752)/出现的所有处方数量(如1118)。

选取使用频数前20味中药进行系统聚类分析,聚类结果发现共可归为五类:其中知母、黄柏、青蒿、地骨皮、酸枣仁、牡丹皮为一类,功效为清热解毒、滋阴凉血;甘草、丹参、薏苡仁、陈皮、红花为一类,功效为健脾化湿、活血化瘀;茯苓、山药为一类,功效为补益脾胃、生津益肺;当归、白芍为一类,功效为活血止痛;菟丝子、女贞子、熟地黄、黄芪、炒白术为一类,功效为滋补肝肾、补脾益气(图2-7)。

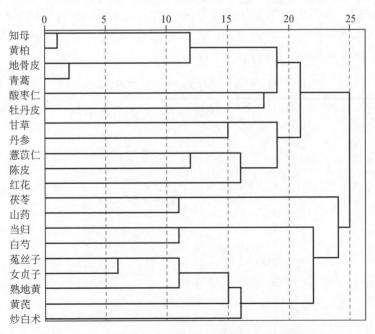

图2-7　刘健教授治疗系统性红斑狼疮用药的聚类分析

根据关联规则结果,可以看出刘健教授治疗系统性红斑狼疮关联度较高的 10 个药对:黄柏与知母、青蒿与地骨皮、菟丝子与黄芪、当归与黄芪、熟地黄与山药、菟丝子与山药、红花与甘草、女贞子与山药、女贞子与茯苓、丹参与甘草(表 2-43)。

表 2-43　刘健教授治疗系统性红斑狼疮常用药对关联规则分析

前项	后项	支持度/%	置信度/%	提升度
黄柏	知母	41.73	95.69	1.914
青蒿	地骨皮	43.53	85.12	1.908
菟丝子	黄芪	37.77	90.48	1.524
当归	黄芪	41.37	80.87	1.363
熟地黄	山药	35.25	90.82	1.250
菟丝子	山药	37.77	89.52	1.232
红花	甘草	29.14	87.65	1.231
女贞子	山药	34.53	86.46	1.190
女贞子	茯苓	34.53	92.71	1.156
丹参	甘草	53.60	82.55	1.159

药物与实验室指标的关联规则分析发现,知母、陈皮与 hs-CRP 下降关联度较高,地骨皮、陈皮、知母、丹参、山药、黄芪、茯苓与 ESR 下降关联度较高,地骨皮、知母、薏苡仁、山药、甘草、陈皮与 IgG 下降关联度较高(表 2-44)。茯苓配伍山药、丹参配伍甘草与 hs-CRP 下降关联度较高,茯苓配伍甘草、山药配伍甘草与 IgG 下降关联度较高,茯苓配伍黄芪、茯苓配伍山药、山药配伍甘草、茯苓配伍甘草、山药配伍黄芪与 ESR 下降关联度较高(表 2-45)。

表 2-44　单味中药与实验室指标关联规则分析

前项	后项	支持度/%	置信度/%	提升度
知母	hs-CRP↓	49.82	83.82	1.074
陈皮	hs-CRP↓	48.72	81.20	1.041
地骨皮	ESR↓	45.05	91.06	1.027
陈皮	ESR↓	48.72	90.23	1.018
知母	ESR↓	49.82	90.44	1.020
丹参	ESR↓	53.85	89.80	1.013
山药	ESR↓	73.63	89.55	1.010
黄芪	ESR↓	59.34	89.51	1.010
茯苓	ESR↓	79.85	89.45	1.009
地骨皮	IgG↓	45.05	85.37	1.045
知母	IgG↓	49.82	83.09	1.017
薏苡仁	IgG↓	49.08	85.07	1.041

续　表

前项	后项	支持度/%	置信度/%	提升度
山药	IgG↓	73.63	83.08	1.017
甘草	IgG↓	71.06	82.47	1.010
陈皮	IgG↓	48.72	81.95	1.003

表 2-45　常用药对与实验室指标关联规则分析

前项	后项	支持度/%	置信度/%	提升度
茯苓、山药	hs-CRP↓	62.27	80.00	1.025
丹参、甘草	hs-CRP↓	44.69	81.15	1.040
茯苓、甘草	IgG↓	56.41	81.82	1.001
山药、甘草	IgG↓	53.48	82.88	1.015
茯苓、黄芪	ESR↓	49.08	90.30	1.018
茯苓、山药	ESR↓	62.27	90.00	1.015
山药、甘草	ESR↓	53.48	90.04	1.004
茯苓、甘草	ESR↓	56.41	88.96	1.003
山药、黄芪	ESR↓	46.89	91.41	1.031

● **临床用药特点**

刘健教授治疗系统性红斑狼疮不仅寒温并用,且甘苦同调。中医理论认为,甘味能补、能和、能缓,一般滋养补虚、调和药性及缓急止痛的药物具有甘味;苦味能泻、能燥、能坚,一般清热解毒、燥湿的药物具有苦味。药物多归肝、肺、胃经。通过数据挖掘可知,依据功效可将出现频率前20味中药归纳为益气健脾化湿药、滋阴养血生津药、清热凉血解毒药、活血化瘀药四大类,可谓攻补兼施,更加突出了在系统性红斑狼疮的分期论治原则,这一点在复杂网络图、聚类分析结果中也得到了证实。

根据关联规则结果可以看出刘健教授治疗系统性红斑狼疮关联度较高的10个药对,健脾益肾、滋阴养血、清热凉血、活血通络药之间相互关联。脾主运化,为后天之本,若失于运化,则水液内停而生痰饮水湿等病理产物,痰饮水湿阻滞经络、筋骨、关节,影响气血运行而为瘀。痰瘀互结,又可影响水液代谢,水湿又易困遏脾气,致使脾气不升,脾阳不振,加重脾虚。而药物与指标的关联规则同样证明了这一观点。茯苓甘淡平,归心、脾、肾经,具有健脾渗湿、宁心的功效,是刘健教授健脾法的核心药物之一。

综上所述,刘健教授在治疗系统性红斑狼疮时,将健脾化湿、清热解毒、补肾活血等众多方法融于一方,充分体现了中医"整体观念"和"辨证论治"的精髓。从

"脾胃"入手,认为痹证多表现为关节肿痛变形,且呈缠绵难愈之势,久病必致气血亏虚,《证治准绳》曰"脾胃者,气血之父也",创造性地提出了痹证"从脾论治"的理论,并于临床取得了满意的疗效。

(七)贝赫切特综合征

● 病案

张某,女,28岁,2019年9月19日初诊。主诉:反复口腔、外阴溃疡3年余,伴关节疼痛1年。患者诉3年前无明显诱因出现散在分布的口腔溃疡,当时未予诊治,几日后自行缓解。此后患者常无明显诱因反复出现口腔溃疡,平均每年发作4~5次。后患者口腔溃疡明显增多,伴外阴溃疡,就诊于某医院,经相关检查(具体不详)后诊断为贝赫切特综合征,同时予沙利度胺等口服,用药后暂时缓解,减量后症状复发并加重,故求诊于安徽中医药大学第一附属医院风湿病科门诊。刻下症:口腔、外阴溃疡,肘关节疼痛,膝关节、踝关节肿痛,口干口苦,便稀,纳少,舌红、苔薄黄腻,脉弦数。实验室检查 hs-CRP 26.5 mg/L,自身抗体未见异常。

中医诊断:狐惑病(脾虚湿热证)。西医诊断:贝赫切特综合征。

治法:健脾化湿,清热解毒。

方药:蒲公英20 g,白花蛇舌草20 g,紫花地丁20 g,法半夏15 g,陈皮15 g,猪苓15 g,茯苓15 g,泽泻15 g,车前草20 g,白扁豆20 g,炒麦芽15 g,炒谷芽15 g,焦山楂15 g,厚朴15 g,桃仁15 g,红花15 g,威灵仙20 g,川芎15 g,薏苡仁20 g,甘草5 g。7剂,每日1剂,水煎服,早晚分服。

二诊:2019年9月26日,患者服药后无不良反应,口腔溃疡、外阴溃疡症状明显减轻,部分溃疡消退,将车前草、白扁豆、川芎各增至25 g,继服。

三诊:2019年10月6日,口腔溃疡基本消除,只存在少量散在分布灰白色未完全愈合溃疡,关节疼痛症状显著减轻,复查 hs-CRP 1.57 mg/L,将薏苡仁增至30 g,患者症状好转,热邪已清,当健脾化湿以治本。后根据患者病情变化稍调整药物,诸症好转,无其他明显不适主诉,病情基本稳定。

● 按语

贝赫切特综合征又名白塞综合征,属中医学"狐惑病"范畴。本病是口腔、外阴和眼反复溃疡,同时可累及皮肤、黏膜、关节、消化道、心血管及中枢神经系统等多器官损害的一种原因不明的免疫性疾病。《金匮要略论注》曰:"狐惑虫也,虫非狐惑,而因病以名之,欲人因名思义也。大抵皆湿热毒所为之病。"本病病位广泛,症状复杂,临床治疗棘手且易复发。历来医家多将本病归于热病的范畴,多是由感受湿热毒邪而成。刘健教授认为本病多由脏腑功能失调,致湿热蕴毒,伏藏于内,或外感湿毒之邪,湿热浊毒流注,火毒循经上攻所致。目前中医在本病的治疗中有其独特的优势,主要体现在控制病情、缓解对重要脏器的损害及预防复发方面。

刘健教授认为,本病初期,口腔、外阴溃疡频发,多属湿热熏蒸,邪热壅盛;病程日久,溃疡久难收敛,此期多为脾阳亏虚,邪毒留恋;疾病后期,病程迁延,责之肝肾,则见肝肾阴虚,湿热瘀阻。因此临床灵活选用清热健脾,祛湿解毒,活血通络的方法治疗,可取得较好的效果。

● 数据挖掘

选取 2012 年 6 月至 2020 年 5 月就诊于安徽中医药大学第一附属医院刘健教授诊治的贝赫切特综合征住院患者。共收集贝赫切特综合征患者 156 例,涉及处方 453 张,其中男性患者 52 例,女性 104 例,平均年龄(35.68±12.72)岁。

在纳入统计的 156 味中药间,基于中药性味归经理论进行统计,根据出现频率寒性药和凉性药出现较为频繁(表 2-46),根据出现频率苦味药和甘味药出现较为频繁。对于药物归经,以归属于脾、胃、肺经药物为主,其次是肝、大肠、肾经(表 2-47)。

表 2-46　药物性味频数分析统计表

性味	出现频数	出现频率/%	性味	出现频数	出现频率/%
寒	123	78.85	苦	49	31.41
凉	89	57.05	甘	42	26.92
温	43	27.56	辛	36	23.08
平	28	17.95	咸	14	8.97
热	6	3.80	酸	8	5.13

注:出现频率＝每一类药物出现的数量(如 123)/出现的所有中药数量(如 156)。

表 2-47　药物归经频数分析统计表

归经	出现频数	出现频率/%	归经	出现频数	出现频率/%
脾	87	55.77	胃	80	51.59
肺	38	24.36	大肠	30	19.23
肝	33	21.15	胆	18	11.54
肾	24	15.38	膀胱	9	5.77
心	20	12.82	小肠	9	5.77
心包	18	11.54	三焦	6	3.85

注:出现频率＝每一类药物出现的数量(如 87)/出现的所有中药数量(如 156)。

根据复杂网络图分析,刘健教授治疗贝赫切特综合征的核心药物主要是薏苡仁、陈皮、蒲公英、白花蛇舌草、连翘、车前草、泽泻、桃仁、红花、知母、黄柏等 24 味中药(图 2-8)。

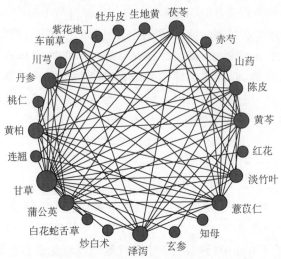

图 2-8　刘健教授治疗贝赫切特综合征的核心药物复杂网络图

使用频率较高的前 24 味中药可归纳为健脾化湿药：薏苡仁、陈皮、山药、茯苓、白术、车前草、泽泻；清热解毒药：蒲公英、白花蛇舌草、紫花地丁、连翘、甘草；活血化瘀药：桃仁、红花、川芎、丹参；养阴清热药：知母、黄柏、淡竹叶、黄芩、赤芍、玄参、生地黄、牡丹皮（表 2-48）。

表 2-48　使用频率前 24 味中药性味归经

分类	药物	使用频数	使用频率/%	性味	归经
健脾化湿药	薏苡仁	343	75.72	甘、淡,凉	脾、胃、肺
	茯苓	314	69.32	甘、淡,平	心、脾、肾
	泽泻	261	57.62	甘、淡,寒	肾、膀胱
	山药	227	50.11	甘,平	肺、脾、肾
	陈皮	221	48.79	辛、苦,温	脾、肺
	车前草	218	48.12	甘,寒	肝、肾、肺、小肠
	白术	139	30.68	甘、苦,温	脾、胃
清热解毒药	蒲公英	348	76.82	甘、苦,寒	肝、胃
	紫花地丁	215	47.46	苦、辛,寒	心、肝
	白花蛇舌草	139	30.68	苦、甘,寒	胃、大肠、小肠
	连翘	99	21.85	苦,微寒	肺、心、小肠
	甘草	357	78.81	甘,平	心、肺、脾、胃
活血化瘀药	丹参	284	62.69	苦,微寒	心、肝
	桃仁	163	35.98	苦、甘,平	心、肝、大肠
	红花	157	34.66	辛,温	心、肝
	川芎	145	32.01	辛,温	肝、胆、心包

续 表

分类	药物	使用频数	使用频率/%	性味	归经
养阴清热药	黄芩	319	70.42	苦,寒	肺、胆、脾
	淡竹叶	279	61.59	甘,淡,寒	心、胃、小肠
	黄柏	227	50.11	苦,寒	肾、膀胱、大肠
	牡丹皮	192	42.38	苦,辛,寒	心、肝
	赤芍	174	38.41	苦,微寒	肝
	玄参	145	32.01	苦,微寒	肝
	知母	105	23.18	苦,甘,寒	肺、胃、肾
	生地黄	87	19.21	酸,涩,微温	肝、肾

注:使用频率=出现某类药物的处方数(如343)/出现的所有处方数量(如453)。

选取使用频数前24味中药进行系统聚类分析,聚类结果发现共可聚为四类:桃仁、红花、山药、白花蛇舌草、蒲公英、丹参、薏苡仁、陈皮、茯苓为一类,功可活血化瘀、清热化湿;甘草、黄芩、泽泻、淡竹叶、车前草为一类功可清热泻火,利水消肿;炒白术、川芎、赤芍、紫花地丁、连翘、牡丹皮为一类,功可健脾化湿,活血化瘀,清热泻火;玄参、生地黄、知母、黄柏为一类,功可清热凉血养阴(图2-9)。

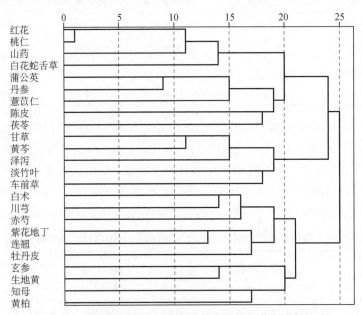

图2-9 刘健教授治疗贝赫切特综合征的中药聚类分析图

关联规则分析发现,药物与药物间的关联度较高的为蒲公英与白花蛇舌草(支持度77.62%,置信度98.78%)、桃仁与红花(支持度65.70%,置信度96.32%)、薏苡仁与山药(支持度56.62%,置信度95.12%)(表2-49)。药物与实验室指标之间的关联度较高的为蒲公英与 ESR(支持度 48.79％,置信度 88.38％)、白花蛇舌草与 hs-CRP(支持度 46.89％,置信度 80.73％)、山药与 IgG(支持度 40.20％,置信度 78.62％)(表 2-50)。

表 2-49　药物与药物间的关联规则分析

前项	后项	支持度/%	置信度/%	提升度
蒲公英	白花蛇舌草	77.62	98.78	1.709
桃仁	红花	65.70	96.32	1.106
薏苡仁	山药	56.62	95.12	1.023
黄芩	蒲公英	72.63	94.70	1.631
丹参	泽泻	70.82	92.79	1.073
茯苓	泽泻	64.97	90.63	1.239
车前草	泽泻	62.63	88.67	1.523
陈皮	黄柏	60.62	88.04	1.662
连翘	薏苡仁	67.79	86.43	1.093
丹参	黄芩	72.73	84.63	1.301

表 2-50　药物与实验室指标间的关联规则分析

前项	后项	支持度/%	置信度/%	提升度
蒲公英	ESR↓	48.79	88.38	1.420
白花蛇舌草	hs-CRP↓	46.89	80.73	1.201
山药	IgG↓	40.20	78.62	1.006
蒲公英、紫花地丁	hs-CRP↓	38.72	70.27	1.025
蒲公英、黄芩	ESR↓	36.87	66.90	1.627

随机行走模型评价结果显示,与中药组相比,中药＋HQC 组的贝赫切特综合征患者在评价 ESR 指标时,行走步数为 156 次,行走正向增长率为 0.208,随机波动幂率值为 0.376±0.120,在临床疗效评价方面时,以指标值乘以 0.376 为期望改善值;中药＋HQC 组贝赫切特综合征患者在评价 hs-CRP 指标时,行走步数为 156 次,行走正向增长率为 0.228,随机波动幂率值为 0.301±0.133(表 2-51)。

表 2-51　两组贝赫切特综合征患者 ESR、hs-CRP 随机行走模型评价指标

组别	指标	随机波动最大值	行走步数	行走正向增长率	好转或改善系数	行走比值
中药组	ESR↓	41	156	0.152	0.238	3.78
中药＋HQC 组	ESR↓	45	156	0.208	0.376	4.73
中药组	hs-CRP↓	59	156	0.154	0.278	2.43
中药＋HQC 组	hs-CRP↓	90	156	0.228	0.394	5.42

● **临床用药特点**

贝赫切特综合征是一种慢性、复杂性、累及多系统的疾病,基本病理改变为血管炎。典型的临床表现为反复发作的口腔溃疡、葡萄膜炎、生殖器溃疡三联征,可伴有关节炎、多发性血管阻塞及皮肤、消化道、神经系统损害。传统医学的狐惑病与本病的临床表现极为相似,《金匮要略·百合病狐惑阴阳毒篇》云:"狐惑之为病,状如伤寒,默默欲眠,目不得闭,卧起不安,蚀于喉为惑,蚀于阴为狐。""蚀于喉""蚀于阴""目赤如鸠眼"与口-眼-生殖器溃疡的临床表现相对应。历代医家从多方面认识本病的病因病机,张仲景认为狐惑病是"湿热虫毒"所致,医家孙思邈在《备急千金要方》中指出"温毒邪气"是本病的病因。本案中患者贝赫切特综合征病史3年,口腔、外阴溃疡,肘关节疼痛,膝关节、踝关节肿痛,口干口苦,便稀,纳少,舌红、苔薄黄腻,脉弦数。刘健教授认为脾虚湿盛、湿热蕴结、脉络瘀阻是本病发病基础,从此观点出发以中医药治疗取得良好疗效。

通过大量的临床实践,刘健教授认为贝赫切特综合征的发病与湿邪密切相关,病后脾胃功能虚弱,或平素脾胃虚弱,运化功能失职,津液停聚成湿。但因湿性重着黏腻,一旦侵入人体则深入脏腑,隐匿经隧,循经上蚀下注,故形成本病;另外,湿邪亦郁而化热,湿热之邪易与毒瘀互结,阻滞经脉,加之患者长期服用激素类药物,易产生阴虚燥热之状,若上扰则口舌糜烂生疮,双目红赤,若下注则阴部溃烂,多脏器受累,以成此证。

刘健教授在治疗贝赫切特综合征时强调整体观念,以健脾化湿治本为主,配合清热解毒、活血化瘀及养阴清热的药物以治其标,标本兼治,则湿去邪散。收集刘健教授治疗贝赫切特综合征的453张处方,通过复杂网络图分析其核心用药可以发现,出现频率较高的24味中药可归纳为健脾化湿药(薏苡仁、陈皮、山药、茯苓、白术、车前草、泽泻),清热解毒药(蒲公英、白花蛇舌草、紫花地丁、连翘、甘草),活血化瘀药(桃仁、红花、川芎、丹参),养阴清热药(知母、黄柏、淡竹叶、黄芩、赤芍、玄参、生地黄、牡丹皮),这些核心药物均是针对贝赫切特综合征脾虚湿盛、湿热蕴结、脉络瘀阻的病机,以及激素类药物产生的不良反应的。对核心药物的性味及归经进行分析发现,刘健教授治疗贝赫切特综合征以寒凉药物为主,甘苦同调,大多归脾、胃、肺经。中医理论认为,甘味能补、能和、能缓,具有滋养补虚、调和药性及缓急止痛的作用;苦味能泻、能燥、能坚,具有清热解毒、燥湿的作用。

贝赫切特综合征是以小血管炎为病理基础的自身免疫性疾病,蒲公英具有重要的清热解毒、消肿散结、利湿通淋等作用,《本草纲目》记载其可"治疗感染性疾病",现代研究表明蒲公英具有重要的抗炎、抗免疫、抗病毒等作用。薏苡仁药理作用广泛,包括增强免疫、抗肿瘤、抗炎、镇痛、抗菌和抗氧化等作用。桃仁、红花在改善微循环、血液流变学、调节免疫等方面有明显优势,是治疗本病不可或缺的环节。将贝赫切特综合征患者按照是否应用 HQC 分为中药组和中药＋HQC组，随机行走模型评价结果表明，中药治疗与 ESR、hs-CRP 的改善之间存在长程关联，而中药＋HQC 对 ESR、hs-CRP 的改善优于中药组。

综上所述，利用现代信息技术对临床大样本贝赫切特综合征患者用药情况、免疫炎症指标进行数据挖掘研究，总结出刘健教授治疗贝赫切特综合征以健脾化湿药为主，配合清热解毒、活血化瘀、养阴清热药，临床疗效显著，中药治疗与贝赫切特综合征患者免疫炎症指标的改善之间存在长程关联，中药联合特色制剂对免疫炎症指的改善优于中药组，其作用机制值得进一步探究。

(八) 皮肌炎

● **病案**

患者，女，47 岁，2019 年 7 月 8 日初诊。主诉：反复皮疹，肌肉疼痛无力 10 余年，皮下硬结 7 年余。患者自 2009 年 3 月无明确诱因出现颜面部红色皮疹，轻度瘙痒，至当地医院就诊，考虑过敏，未治疗。皮疹渐加重，逐渐蔓延至颈部、后背、腹部、双上肢伸侧，伴四肢近端、肩周、颈周肌肉酸痛无力，抬头、举臂、下蹲起立困难，进食食物有轻度哽咽感。2009 年 7 月至当地医院就诊，查谷草转氨酶（AST）、乳酸脱氢酶（LDH）、磷酸肌酸激酶（CPK）均升高，患者于 2009 年 7 月 9 日至中国人民解放军东部战区总医院住院诊治，查肌电图示肌源性损害，诊断为皮肌炎。2011 年 12 月起出现全身多处皮下硬结，继服药。2016 年 12 月再次全身肌无力加重，至明光市人民医院就诊，用药为"泼尼松、甲氨蝶呤、叶酸、羟氯喹"，病情减轻。近几年反复发作及调整用药，现为求进一步就诊，入住安徽中医药大学第一附属医院风湿病科。病程中伴口干、口苦、眼干、脱发，偶有心慌、胸闷，无发热、咳嗽、咳痰、口腔溃疡、光敏等症，纳可，夜寐可，二便调。

中医诊断：皮痹（脾虚血瘀证）。西医诊断：皮肌炎。

治法：健脾益肾，活血通络。

方药：茯苓 15 g，白术 10 g，山药 15 g，薏苡仁 15 g，陈皮 10 g，泽泻 15 g，丹参 15 g，桃仁 10 g，红花 10 g，蒲公英 15 g，白花蛇舌草 15 g，黄芩 10 g，豨莶草 15 g，法半夏 9 g，厚朴 15 g，地肤子 15 g，白鲜皮 15 g，蝉蜕 8 g。7 剂，每日 1 剂，水煎服，早晚分服。老鹳草软膏外敷皮下硬结处，每日 1 次。

二诊：2019 年 7 月 15 日，患者服药后无明显不适，全身疲劳乏力好转，仰卧时抬头仍有困难，眶周水肿好转，颜面部皮肤紧绷、变硬稍好转，肿胀感、瘙痒好转，左臀部皮下硬结破溃处定期至医院换药室换药，口干、口苦、眼干稍好转。于上方去法半夏，继服。后根据患者病情继续调整用药，近 1 年坚持服用中药，上述症状均有好转，病情较为稳定。

● **按语**

本病属中医学"肌痹"范畴,中医认为本病不外乎肝、肾、肺、胃四经之病,若肾精不足,髓海空虚,筋骨、肌肉失养,而致本病;肺主一身之气,肺虚则高原化绝,不能濡养筋骨,故手足痿弱不用;脾主四肢、肌肉,脾病不能为胃行其津液,气血生化不足,四肢、肌肉不得禀水谷之气,故痿废不用。由于患者素体虚弱,随着季节、区域的不同,风、寒、暑、湿、燥、火单独或兼夹数邪乘虚而入肤腠脉络之间,肌肉酸痛无力,湿热熏蒸,皮肤见紫红斑疹。标实郁久,化瘀化痰,痰瘀既是肌痹的致病因素,又是正气亏损、脏腑功能失调气血逆乱的病理产物。痰瘀互生互结,郁久化热生毒,变生他证。凝结于肌肉络脉,则肌肉肿胀、酸痛、无力、萎缩;流窜筋络皮肤,可见皮疹、红斑、关节疼痛;阻于肺脏,宣降失常,则发咳喘、气短;阻于脾胃,则见腹胀、消瘦等。

刘健教授认为,本病的主要病因病机是素体禀赋不足,阴阳气血失调,邪毒内蕴或内外合邪,瘀痹肌肤、内脏脉络,损及脏腑,故为邪痹虚损之证。其中邪毒痹血是致病的关键因素,因此治疗上,要标本兼顾,以益气养血、通经络、养荣生肌为主要大法;另外要根据累及脏腑不同而五脏分治,再根据病变的不同阶段及脏腑受损的寒热虚实情况辨证论治。总以理气和血通络、维护脏腑功能为治疗思路。临床积极配合中医药治疗,大部分患者能够达到病情的长期缓解,保护重要脏器功能,有效提高患者生存率和生活质量。

● **数据挖掘**

皮肌炎(dermatomyositis)/多发性肌炎属于炎症性肌病,是一种病因不明、预后不良的自身免疫性疾病,其特征是横纹肌受累、炎性细胞浸润、肌纤维变性和坏死、皮肤病变,以慢性近端肌群及吞咽肌无力为临床特征。皮肌炎除了肌肉表现之外,还有典型的皮肤症状,包括眶周皮疹、戈特隆(Gottron)征、甲周病变等,因其早期症状较为隐匿,易导致诊治延误,且可伴发各种内脏损害,如肺间质纤维化、肺动脉高压等,易并发严重感染或恶性肿瘤,临床多数患者病情较重,部分患者病情进展迅速,大多预后极差,属难治性疾病之一。许多患者经过治疗后临床症状暂时改善,但大多数经历病情反复和(或)慢性进展。

选取 2012 年 6 月至 2019 年 12 月在安徽中医药大学第一附属医院风湿病科住院的皮肌炎患者,共 32 例,其中男性 8 例,女性 24 例,年龄范围 37~88 岁。

药物的性味归经分析共涉及 211 张中药处方、177 味中药。基于药性理论,根据出现频率,寒性、温性和平性药出现较为频繁;根据使用频率,平性、温性和寒性药使用较为频繁(表 2-52)。

表 2-52　中药药性统计

药性	出现频数	出现频率/%	使用频数	使用频率/%
寒	68	38.42	199	94.31
温	58	32.77	203	96.21
平	43	24.29	206	97.63
凉	7	3.95	141	66.82
热	1	0.56	1	0.47

注：出现频率＝每一类药物出现的数量（如68）/出现的所有中药数量（如177）；使用频率＝出现某类药物的处方数（如199）/出现的所有处方数量（如211）。

　　基于药味理论，在出现频率和使用频率两个方面，甘味、苦味、辛味药运用较为频繁（表 2-53）。

表 2-53　中药药味统计

药味	出现频数	出现频率/%	使用频数	使用频率/%
甘	87	49.15	210	99.53
苦	84	47.46	207	98.10
辛	65	36.72	206	97.63
酸	13	7.34	108	51.18
咸	11	6.21	54	25.59
淡	10	5.65	187	88.63

注：出现频率＝每一类药物出现的数量（如87）/出现的所有中药数量（如177）；使用频率＝出现某类药物的处方数（如210）/出现的所有处方数量（如211）。

　　基于药物归经理论，根据出现频率，归肝经药较常出现（93味），而归肝、脾、胃、肾经药物较常被使用（使用频率＞98％），见表 2-54。

表 2-54　中药归经统计

归经	出现频数	出现频率/%	使用频数	使用频率/%
肝	93	52.54	208	98.58
肺	68	38.42	205	97.16
胃	67	37.85	207	98.10
脾	64	36.16	207	98.10
肾	49	27.68	207	98.10
心	49	27.68	206	97.63
大肠	19	10.73	161	76.30
膀胱	16	9.04	167	79.15
胆	13	7.34	157	74.41

归经	出现频数	出现频率/%	使用频数	使用频率/%
小肠	9	5.08	112	53.08
心包	5	2.82	42	19.91
三焦	1	0.56	27	12.80

注:出现频率=每一类药物出现的数量(如 93)/出现的所有中药数量(如 177);使用频率=出现某类药物的处方数(如 208)/出现的所有处方数量(如 211)。

根据中药出现频率及使用频率,处方中较常出现 5 种功效的药物:根据出现频率,清热解毒药出现最为频繁;根据使用频率,清热解毒药、活血化瘀药、健脾除湿药使用较为频繁(使用频率>90%),见表 2-55。

表 2-55　中药功效统计

功效	出现频数	出现频率/%	使用频数	使用频率/%
清热解毒药	81	45.76	202	95.73
祛风通络药	39	22.03	158	74.88
活血化瘀药	32	18.08	192	91.00
健脾除湿药	24	13.56	194	91.94
益气养血药	15	8.47	174	82.46

注:出现频率=每一类药物出现的数量(如 81)/出现的所有中药数量(如 177);使用频率=出现某类药物的处方数(如 202)/出现的所有处方数量(如 211)。

共 177 味中药、211 张处方纳入研究,以下 20 味中药使用较为频繁,其中茯苓、薏苡仁、山药为使用频率前三的中药(表 2-56)。

表 2-56　使用频率前 20 味中药性味归经统计

类别	中药名	使用频数	使用频率/%	性味	归经
健脾除湿药	茯苓	142	67.30	甘、淡,平	心、脾、肾
	薏苡仁	136	64.45	甘、淡,微寒	脾、胃、肺
	山药	123	58.29	甘,平	脾、肺、肾
	陈皮	105	49.76	辛、苦,温	脾、肺
祛风通络药	徐长卿	80	37.91	辛,温	肝、胃
	白鲜皮	69	32.70	苦,寒	脾、胃
	豨莶草	61	28.91	苦,寒	肝、肾
活血化瘀药	丹参	118	55.92	苦,微寒	心、心包、肝
	红花	79	37.44	辛,温	心、肝
	桃仁	71	33.65	苦,平	心、肝、肺、大肠
	郁金	55	26.07	辛、苦,寒	心、肝、胆
	鸡血藤	38	18.01	苦、微甘,温	肝

续 表

类别	中药名	使用频数	使用频率/%	性味	归经
清热解毒药	蒲公英	97	45.97	苦、甘,寒	肝、胃
	牡丹皮	91	43.13	苦、辛,微寒	心、肝、肾
	知母	80	37.91	苦、甘,寒	肺、胃、肾
	白花蛇舌草	63	29.86	微苦、甘,寒	胃、小肠、大肠经
	紫花地丁	50	23.70	苦、辛,寒	心、肝
益气养血药	甘草	120	56.87	甘,平	脾、胃、肺、心
	炒白术	45	21.33	苦、甘,温	脾、胃
	当归	37	17.54	甘、辛,温	肝、心、脾

注:使用频率＝出现某类药物的处方数(如 142)/出现的所有处方数量(如 211)。

　　根据核心处方复杂网络图分析可以看出刘健教授治疗皮肌炎的核心药物:茯苓、薏苡仁、山药、陈皮、徐长卿、白鲜皮、豨莶草、丹参、红花、桃仁、郁金、鸡血藤、蒲公英、牡丹皮、知母、白花蛇舌草、紫花地丁、甘草、炒白术、当归(图 2-10)。

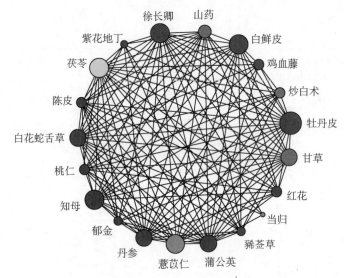

图 2-10　刘健教授治疗皮肌炎的核心处方复杂网络图

　　通过聚类分析可将使用频率前 20 味中药分为四类:桃仁、红花、茯苓、薏苡仁、山药、甘草为一类,功可健脾除湿、活血化瘀;陈皮、炒白术为一类,功可益气健脾;丹参、白鲜皮、徐长卿、牡丹皮、豨莶草、紫花地丁为一类,功可清热解毒、活血通络;当归、鸡血藤、郁金、蒲公英、白花蛇舌草、知母为一类,功可清热解毒、养血活血(图 2-11)。

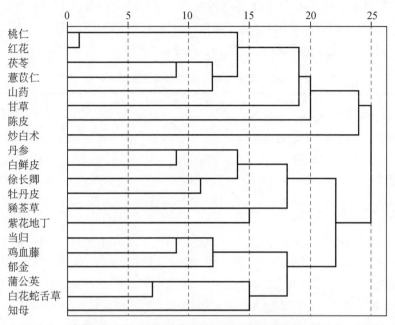

图 2-11 刘健教授治疗皮肌炎用药的聚类分析

中药间关联规则分析处方中药物的搭配关系,关联规则最小置信度设为80%,最小支持度设为50%。支持度较高的3组药对分别为茯苓与薏苡仁、山药与薏苡仁、山药与茯苓(表 2-57)。

表 2-57 药物间关联规则分析

前项	后项	支持度/%	置信度/%	提升度
茯苓	薏苡仁	82.759	83.333	1.051
山药	薏苡仁	65.517	89.474	1.128
山药	茯苓	65.517	89.474	1.081
陈皮	薏苡仁	62.069	88.889	1.121
陈皮	茯苓	62.069	88.889	1.074
红花	薏苡仁	55.172	100.000	1.261
红花	茯苓	55.172	93.750	1.133
红花	桃仁	55.172	87.500	1.692
红花	丹参	551.172	87.500	1.208

通过药物与实验室指标相互关联得出同型半胱氨酸(Hcy)的下降与茯苓、薏苡仁、山药相关联,hs-CRP的下降与丹参、山药、蒲公英、薏苡仁相关联,ESR的下

降与薏苡仁相关联,补体 C4 的下降与丹参相关联。Hcy、ESR 的下降和薏苡仁与茯苓配伍相关联,hs-CRP,补体 C3 的下降和丹参与薏苡仁配伍相关联,hs-CRP 的下降和丹参与薏苡仁配伍相关联(表 2-58、表 2-59)。

表 2-58　单味药与实验室指标关联规则分析

前项	后项	支持度/%	置信度/%	提升度
茯苓	Hcy↓	82.759	70.833	1.027
薏苡仁	hs-CRP↓	79.310	78.261	1.032
薏苡仁	Hcy↓	79.310	69.565	1.009
薏苡仁	ESR↓	79.310	52.174	1.081
丹参	hs-CRP↓	72.414	76.190	1.004
丹参	C4↓	72.414	57.143	1.275
山药	Hcy↓	65.517	78.947	1.145
山药	hs-CRP↓	65.517	78.947	1.041
蒲公英	hs-CRP↓	58.621	88.235	1.163

表 2-59　药对与实验室指标关联规则分析

前项	后项	支持度/%	置信度/%	提升度
薏苡仁、茯苓	Hcy↓	68.966	70.000	1.015
薏苡仁、茯苓	ESR↓	68.966	50.000	1.036
丹参、薏苡仁	hs-CRP↓	62.069	77.778	1.025
丹参、茯苓	C4↓	62.069	55.556	1.239
丹参、薏苡仁	C3↓	62.069	50.000	1.318

● **临床用药特点**

皮肌炎属于中医学"肌痹"的范畴,《素问·痹论》云:"以至阴遇此者为肌痹,以秋遇此者为皮痹……肌痹不已,复感于邪,内舍于脾;皮痹不已,复感于邪,内舍于肺。所谓痹者,各已其时,重感于风寒湿之气也。"《金匮要略》对皮肌炎的临床特点进行了描述:"阳毒之为病,面赤斑斑如锦纹,咽喉痛,唾脓血,五日可治,七日不可治。阴毒之为病,面目青,身痛如被杖,咽喉痛,五日可治,七日不可治。"《诸病源候论》曰:"面及身体皮肉变赤,与肉色不同,或如手大,或如钱大,亦不痒痛,谓之赤疵。"该描述与肌痹发作时出现的皮损非常相近。刘健教授认为肌痹由于外感六淫邪气,痹阻肌肉腠理;内因正气不足、气血亏虚,不能濡润荣养,最终导致病邪侵袭脉络,肌肉腠理不通不荣,故发为肌痹。

根据数据挖掘的结果,刘健教授在治疗皮肌炎患者时用药苦寒、甘温同用,从药性理论可知,苦能泄能燥,泄有通泄和清泄的含义;甘能补能和能缓,有补益、和中、调和药性、缓急止痛的作用。使用频率前20味中药可分为五类。健脾除湿药:茯苓、薏苡仁、山药、陈皮;祛风通络药:徐长卿、白鲜皮、豨莶草;活血化瘀药:丹参、桃仁、红花、鸡血藤、郁金;清热解毒药:蒲公英、牡丹皮、知母、白花蛇舌草、紫花地丁;益气养血药:甘草、炒白术、当归。由此可看出刘健教授提出的"从脾论治"风湿病在治疗皮肌炎中起了重要的作用。根据关联规则分析,茯苓与Hcy的下降关联度较强,薏苡仁与茯苓配伍与Hcy、ESR的下降关联度较强。茯苓甘、淡、平,可健脾、利水渗湿,薏苡仁甘、淡、微寒,可健脾利湿除痹,两味药均是刘健教授治疗皮肌炎的核心药物。

痰瘀内停是正虚邪毒引起的病理产物,寒湿、湿热、痰瘀是皮肌炎发生的重要因素。刘健教授坚持以健脾除湿、清热解毒、活血化瘀作为皮肌炎的基本治法,在临床上有着明显的疗效,可为临床治疗皮肌炎提供借鉴。

(九)成人斯蒂尔病

● 病案

王某,男,18岁,安徽颍上县人,2016年4月19日初诊。主诉:四肢多关节疼痛伴发热、皮疹5年,加重2周。约于2011年起无明确诱因情况下出现反复发热,最高体温达40℃,发热时伴有咽痛,颈项、胸、腹、后背部及四肢出现红色粟粒样皮疹,每每体温上升则皮疹加重。继而出现关节疼痛,以双肩、右腕、双膝等四肢大关节明显,至安徽省某医院诊断为成人斯蒂尔病,予甲泼尼龙40 mg/d口服,联合环磷酰胺0.4 g静脉滴注,每个月行2次冲击治疗,甲氨蝶呤每周10 mg,硫唑嘌呤50 mg/d口服,治疗3个月余,症状逐渐缓解后患者自行停药。就诊前2周患者再次出现发热、散发红色皮疹、关节疼痛,自服泼尼松10 mg/d,服用1周,效果不佳,遂来就诊。刻下症:发热少汗,斑疹显露,神疲乏力,四肢多关节肿痛,以双肩、右腕、双膝关节为甚,偶有心慌胸闷,口干,眼干,腹胀纳差,夜寐因疼痛欠安,大便干结,两日一行;小便偏黄,并有泡沫,舌紫暗,苔黄腻,脉弦细。辅助检查:白细胞计数(WBC)16.94×10^9/L,中性粒细胞计数(NEU)15.99×10^9/L,中性粒细胞百分比94.3%,红细胞计数(RBC)4.30×10^{12}/L,血红蛋白(Hb)129 g/L,丙氨酸转氨酶(ALT)64 IU/L,白蛋白(ALB)35.1 g/L,hs-CRP 278.77 mg/L,ESR 80 mm/h,血清铁蛋白2 224.49 ng/mL,RF 12.3 IU/mL,α_1-酸性糖蛋白(AGP)213 mg/dL。心电图:窦性心律,T波变化。胸部CT平扫:左肺感染可能。消化系彩超:肝脏轻度弥漫性变,脾脏稍大。

中医诊断:痹证(湿热痹阻证)。西医诊断:成人斯蒂尔病。

治法:清热祛湿,凉血消斑。

方药:予以白虎加桂枝汤合宣痹汤加减。石膏 30 g,知母 15 g,蒲公英 20 g,紫花地丁 15 g,黄芩 10 g,板蓝根 15 g,金银花 10 g,连翘 10 g,青蒿 15 g,地骨皮 15 g,当归 15 g,茯苓 15 g,丹参 15 g,薏苡仁 20 g,海桐皮 15 g,垂盆草 15 g,炒麦芽、炒谷芽各 15 g,甘草 5 g。7 剂,每日 1 剂,水煎服,早晚温服。

二诊:2016 年 4 月 26 日,患者诸症较前好转,夜间盗汗,大便干,小便偏黄,舌紫暗,苔黄腻,脉弦细。治以养阴清热,健脾化湿。方药:青蒿 15 g,地骨皮 15 g,知母 15 g,黄柏 15 g,蒲公英 20 g,紫花地丁 15 g,白花蛇舌草 20 g,薏苡仁 20 g,茯苓 15 g,泽泻 15 g,陈皮 15 g,萹蓄 15 g,瞿麦 15 g,丹参 15 g,海桐皮 15 g,大黄 10 g,炒麦芽、炒谷芽各 15 g,甘草 5 g。7 剂,每日 1 剂,水煎服,早晚温服。

● **按语**

患者高热起伏、关节红肿热痛、斑疹隐隐,小便热赤,大便坚涩,一派湿热炽盛、热入营血之象,故治当以清热解毒、利湿通络为主,以白虎汤合宣痹汤加减,以求亟固阴液,退疹解毒,蒲公英、白花蛇舌草等以清热解毒,同时抗炎、抗感染,金银花、连翘、生地黄以透营转气,清体表之热,兼凉血消斑透疹,黄芩、黄柏、白鲜皮以清下焦湿热,泻相火,虚实两清。复诊时患者虽病情以得到控制,但由于大剂量激素冲击治疗,出现了夜间盗汗、大便干等阴虚内热之象,此时需以滋阴清热、健脾利湿为主,在前方基础上,加以青蒿鳖甲汤化裁,以求顾护阴液,扶正祛邪,地骨皮、青蒿、知母等以退骨蒸、清虚热、泄血分火热而不耗气血,为泄热存阴之良药,萹蓄、瞿麦、泽泻等以引热下行,导湿热从小便而去,乃"洁净府"之法,在里之湿宜利下之。

● **数据挖掘**

成人斯蒂尔病是一种自身炎症性疾病,其特征是发热、皮疹、多关节痛、喉咙痛,甚至威胁生命的并发症,如巨噬细胞活化综合征和急性重型肝炎等。通过排除其他疾病才能最终诊断,缺乏典型的血清学和病理学表现,而且在出现严重危及生命的全身表现时,西药常常不能控制病情,中医药在治疗本病中发挥巨大优势。

选取 2012 年 5 月至 2020 年 5 月在安徽中医药大学第一附属医院风湿病科住院的成人斯蒂尔病患者,共计 34 例,其中男性 4 例,女性 30 例,男女比例为 1∶7.5;年龄范围 18~64 岁,平均 41.8 岁。

药物频数分析共涉及 193 张处方、148 味中药,取出现频数前 20 位的药物,可归纳为 4 类:健脾化湿类、活血化瘀类、滋阴清热类和清热解毒类,其中主要以清热解毒类药物居多,以蒲公英、黄芩、金银花为代表药物,见表2-60。

表 2-60 刘健教授治疗成人斯蒂尔病处方中使用频数前 20 位的药物

功效	中药名	使用频数	性味	归经
健脾化湿药	陈皮	112	苦、辛,温	肺、脾
	薏苡仁	106	甘、淡,凉	脾、胃、肺
	茯苓	93	甘、淡,平	心、肺、脾、肾
	泽泻	43	苦、辛,寒	肺、肝、肾
	山药	83	甘,平	肺、脾、肾
清热解毒药	蒲公英	91	苦、甘,寒	肝、胃
	黄芩	44	苦,寒	肺、胆、脾、大肠、小肠
	黄柏	72	苦,寒	肾、膀胱
	金银花	62	甘,寒	肺、胃
	连翘	47	苦,凉	心、肝、胆
	地肤子	43	辛、苦,寒	肾、膀胱
滋阴清热药	白芍	52	苦、酸,微寒	肝、脾
	地骨皮	80	甘,寒	肺、肝、肾
	生地黄	44	甘,寒	心、肝、肾
	青蒿	91	苦、辛,寒	肝、胆
	知母	89	苦,寒	肺、胃、肾
活血化瘀药	牡丹皮	58	苦、辛,微寒	心、肝、肾
	红花	46	辛,温	心、肝
	丹参	102	苦,微寒	心、肝
	桃仁	91	辛,温	心、肝

通过聚类分析可将出现频数前 20 味中药分为四类:丹参、地肤子、金银花为一类,功为清热解毒、活血祛风;地骨皮、黄芩、陈皮、薏苡仁、黄柏、生地黄为一类,功为养阴清热、健脾化湿;桃仁、茯苓、牡丹皮、青蒿、白芍、连翘、知母为一类,功可养阴清热、活血化瘀;蒲公英、泽泻、山药、红花为一类,功可清热活血、健脾化湿(图 2-12)。

对药物的性味归经进行描述性统计后发现,193 张处方用药以寒、温、平为主;药味以甘味为多,其次为苦、辛;归经则以肝经为先,其次为肺、胃经(表 2-61、表 2-62)。

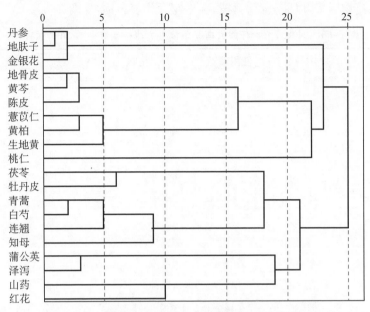

图 2-12 刘健教授治疗成人斯蒂尔病用药的聚类分析

表 2-61 中药性味使用频数表

性味	使用频数	性味	使用频数
寒	38	甘	73
温	36	苦	66
平	34	辛	46
微寒	20	咸	28
微温	15	酸	20

表 2-62 中药归经使用频数表

归经	使用频数	归经	使用频数
肝	73	肾	41
肺	61	心	40
胃	58	膀胱	17
脾	50	大肠	16

对使用频数前 20 位中药和实验室参数用 Apriori 算法进行关联规则分析，中药和免疫炎症指标(hs-CRP、ESR、IgG、WBC、NEU)相关联中，WBC 与青蒿、连翘、白芍、知母、连翘、金银花、红花关联度较高；NEU 与连翘、青蒿、白芍关联度较高。在中药和贫血相关指标(Hb、MCH、MCHC)相关联中，MCH 与红花、

陈皮、地骨皮、生地黄、茯苓、黄芩关联度较高;MCHC 与金银花、生地黄、红花、薏苡仁、茯苓关联度较高;Hb 与红花关联度较高。在中药和铁蛋白关联中,铁蛋白与泽泻、蒲公英、红花、丹参、山药、连翘、金银花关联度较高。在中药和肝功能(LDH)关联中。LDH 与金银花、牡丹皮、连翘、茯苓关联度较高(表 2-63～表 2-66)。

表 2-63 中药和免疫炎症指标的关联规则分析

前项	后项	支持度/%	置信度/%
知母	hs-CRP↓	49.820	83.820
陈皮	hs-CRP↓	48.720	81.200
地骨皮	ESR↓	45.050	91.060
知母	ESR↓	49.820	90.440
丹参	ESR↓	53.850	89.800
山药	ESR↓	73.630	89.550
茯苓	ESR↓	79.850	89.450
地骨皮	IgG↓	45.050	85.370
知母	IgG↓	49.820	83.090
山药	IgG↓	73.630	83.080
甘草	IgG↓	71.060	82.470
连翘	NEU↓	55.882	100.000
青蒿	WBC↓	61.765	100.000
连翘	WBC↓	61.765	100.000
白芍	WBC↓	61.765	95.238
青蒿	NEU↓	55.882	89.474
白芍	NEU↓	55.882	84.211
知母	WBC↓	61.765	80.952
连翘	WBC↓	61.765	80.952
金银花	WBC↓	61.765	80.952
红花	WBC↓	61.765	80.952

表 2-64 中药和贫血相关指标的关联规则分析

前项	后项	支持度/%	置信度/%
生地黄	MCHC↑	50.000	88.235
红花	MCHC↑	50.000	88.235
薏苡仁	MCHC↑	50.000	94.118
红花	Hb↑	85.294	96.552
茯苓	MCHC↑	50.000	100.000

表 2-65　中药和铁蛋白关联规则分析

前项	后项	支持度/%	置信度/%
泽泻	铁蛋白↓	58.824	100
蒲公英	铁蛋白↓	58.824	90
红花	铁蛋白↓	58.824	85
丹参	铁蛋白↓	58.824	80
山药	铁蛋白↓	58.824	80
连翘	铁蛋白↓	58.824	80
金银花	铁蛋白↓	58.824	80

表 2-66　中药和乳酸脱氢酶(LDH)的关联规则分析

前项	后项	支持度/%	置信度/%
金银花	LDH↓	70.588	100.000
连翘	LDH↓	70.588	95.833
茯苓	LDH↓	70.588	87.500
牡丹皮	LDH↓	70.588	87.500

● **临床用药特点**

成人斯蒂尔病是一种罕见的免疫炎症性疾病,通常以高热、关节痛或关节炎、皮疹、白细胞增多和高铁蛋白血症为特征。一般认为与感染、遗传和免疫异常相关。目前研究认为细胞因子的过度产生和激活是成人斯蒂尔病发病机制的基石,因此西医以糖皮质激素、非甾体抗炎药和免疫抑制剂三大类为主要手段,甚至利用 Janus 激酶(JAK)抑制剂等阻断多种细胞因子的促炎作用。祖国医学无本病的记载,但根据其临床特点可将其归属于"温病""热痹""虚劳""内伤发热"等范畴。《温病条辨》云:"湿聚热蒸,蕴于经络,寒战热炽,骨骱烦疼,舌色灰滞,面色萎黄,病名热瘀。"其病机总属脏腑功能失调,以湿热毒邪弥漫三焦为核心。本病不能仅从温病三焦、卫气营血论治,也需结合伤寒六经辨证。有学者根据辨证将其主要分为四种分型:风湿热邪,初犯卫分证;热毒炽盛,气营两燔证;风湿热邪,邪郁少阳证;阴虚血热,余毒未清证。也有学者根据疾病发展分为初、中、后期进行辨治。

观其处方中,陈皮使用频数最高,《神农本草经》云:"主胸中瘕热逆气,利水谷。久服,去臭下气通神。"其次是薏苡仁,薏苡仁具有许多补益作用,已在中药中用于健脾和抑制湿气,《神农本草经》云:"主筋急,拘挛不可屈伸,风湿痹,下气,久服轻身益气。"再次是丹参,丹参是一种传统的草药,广泛用于预防和治疗肝脏疾病、月经和血液循环系统疾病,《神农本草经》云:"治心腹邪气,肠鸣幽幽如走水,寒热积聚,破癥除瘕,止烦满,益气。"

　　患者长时间的高热,伴随明显的 WBC、NEU、转氨酶升高和关节痛,肝脾大等表现。如贫血指标 MCH 与红花、陈皮、地骨皮、生地黄、茯苓、黄芩关联度较高;MCHC 与金银花、生地黄、红花、薏苡仁、茯苓关联度较高;Hb 与红花关联度较高。免疫炎症指标中,WBC 与青蒿、连翘、白芍、知母、连翘、金银花、红花关联度较高;NEU 与连翘、青蒿、白芍关联度较高。铁蛋白与泽泻、蒲公英、红花、丹参、山药、连翘、金银花关联度较高。LDH 与金银花、牡丹皮、连翘、茯苓关联度较高。提示中药在降低疾病活动性指标方面具有强大的作用。

　　成人斯蒂尔病是疑难杂症中的疑难杂症,患者往往在诊治过程中被怀疑甚至被误诊为感染、肿瘤、血液病,并且可以伴发严重的并发症。中医药治疗从症状入手,辨证论治,往往可以获得极大的疗效。刘健教授在治疗成人斯蒂尔病中体现的从脾论治,善用健脾化湿药配合清热解毒药,既顾及脾胃为后天之本,又从症状入手清热,标本兼治,可达良好的临床效果。

第三章

从脾治痹对证方药

第一节

"脾虚致痹"理论的形成

痹证是因风、寒、湿、热等外邪侵袭人体,闭阻经络而导致气血运行不畅的病证。主要表现为肌肉、筋骨、关节等部位酸痛或麻木、重着、屈伸不利,甚或关节肿大灼热等。临床上具有渐进性或反复发作的特点。痹证的发生,与体质的盛衰及气候条件、生活环境有关。痹证初起,不难获愈,晚期病程缠绵。其发病原因与正虚、邪侵有关,而脾虚在痹证的发病、发展、演变过程中占重要作用。

(一) 痹证的病因病机与脾虚有密切的关系

1. 脾胃虚弱,湿浊内生

"湿"是主要致痹之因,素有"无湿不成痹"说。湿者一则外感,二则脾虚湿盛。内湿易招致外湿侵入,外感湿邪可引动内在之湿,内外相引,同气相求。脾胃功能失常,气血化源不足,营卫失养,外邪侵袭,关节易受邪而发病。脾虚运化无力,气血生化之源不足,筋骨血脉失于调养,发为痹证。素体气虚血弱,卫外不固,寒湿之邪乘虚而入,积痰成饮;或恣食肥甘厚腻之味,损伤脾胃,或素有脾胃虚弱,脾失健运,饮水食浆不能化为水谷精微,反而聚为痰饮,注于关节,留于脏腑,浸于经络,致遍身皆痛,发为痹证,呈现关节肿胀、疼痛、晨僵的特点。脾主升清,若脾不升清,水谷不能运化,胃气上逆则呕吐失津,清气下注则泄泻失津而干燥;脾主统血,若脾不统血,血溢脉外,则发生各种出血、失津而致燥。

2. 气血不足,营卫失调

《素问·调经论》言:"血气不和,百病乃变化而生。"倘若气血亏虚,内不能濡养筋骨关节经络,外不能抗病御邪。《灵枢·阴阳二十五人》指出"血气皆少,感于寒湿,则善痹骨痛""血气皆少……善痿厥足痹""粗理肉不坚,善病痹"。这些皆说明气血不足、体质虚弱致皮肉不坚而致痹。风寒湿热之邪只是本病发生的外部条件或因素,脾虚所致的气血不足、营卫失调才是痹证的重要内部原因或根本因素。两者均化生于水谷精微,并将营养物质输转至全身,营卫生成、运行、会合和功能正常,正是脾主运化的具体表现。若"逆其气"则"脉道不利,筋骨肌肉皆无气以生"。痹证在出现关节肿胀、疼痛常伴乏力、面色无华。因此,痹证与脾主运化功能失调,营卫气血生化乏源密切相关。

3. 痰瘀互结,脉络阻滞

当人体脏腑或肌表经络受外邪侵袭,气血痹阻不能畅通,功能障碍而发生病变时,均可发为痹证。说明风寒湿热侵入血脉中,随血脉流窜,阻碍津液气血的运行,经脉瘀阻。本病内外合邪而发病,正虚为本,邪实为标;正虚以脾虚为先,脾虚湿盛,痰浊内生是致病的基础。痰瘀的产生主要责之于内外合邪,正虚为本,邪实为标;外邪以感受风寒湿等邪为主;内虚则以脾虚为主,脾虚湿盛,是痰瘀产生的致病基础。脾失健运,湿浊内生,血滞而为瘀,湿聚而为痰,酿成痰浊瘀血,日久痰可碍血,瘀能化水,痰瘀水湿互结,旧病新邪胶着,深入骨骱,而致病程缠绵,可出现关节刺痛、肿胀、皮肤瘀斑、关节周围结节、屈伸不利等,发为痹证。

(二)痹证的中医证候与脾虚证候有密切的关系

1. 尪痹

脾虚症状贯穿于尪痹始终。尪痹临床上除一般的关节局部症状如关节肿大变形僵硬,皮下结节,肢体麻木,病处固定而拒按,日轻夜重,局部肿胀或有硬结、瘀斑,面色黧黑,肌肤甲错或干燥无光泽,口干不欲饮,舌质紫暗或有瘀斑,舌下静脉迂曲、延长,脉细涩等以外,还常见气血生化乏源而致四肢乏力、肌肉消瘦,甚则肢体痿弱不用,以及脾湿不运,胃失和降而致胃脘痞满,食少纳呆,大便溏泄,舌质淡,苔腻等。尪痹早期,主要表现为对称性小关节肿痛,晨起肌肉关节僵硬,伴食欲不振,疲乏消瘦,若邪郁化热,还会出现关节灼热。晚期类风湿关节炎患者多数关节受累,出现纽扣样、鹅颈样等畸形,活动严重受限,甚至生活不能自理,由于病久长期服药,脾胃受损症状更加显著。

2. 燥痹

脾虚在燥痹发生发展中占重要作用。脾虚生燥是指由于多种原因导致脾气亏虚,从而影响其运化水谷的功能,使精微及津液化生不足,从而出现神疲体倦,纳少腹胀,口眼干涩,大便稀溏,甚或肌肉萎缩及肢体困重,舌苔厚腻,小便清长等。燥邪伤脾,既可以伤及脾气,又可以伤及脾阴,伤及脾气者,不仅影响脾的运化功能,而且更重要的是阻碍脾的升清功能,导致清气不升,浊气不降,出现头晕眼花、周身困重如裹等。伤及脾阴者,可见饥而不欲食,或食入不化,胃中嘈杂,或干呕哕逆,大便干结,舌红少津等。燥痹患者除有口眼干燥等症状外,尚伴有腹胀、纳差、便溏、乏力、头昏重,甚至口苦而黏不欲饮、舌淡胖有齿印、苔白腻或黄腻、脉濡滑等证候,尤其多见于病情反复发作、长期使用非甾体抗炎药或糖皮质激素甚至细胞毒药物的患者及活动期或病情加重的患者。

3. 骨痹

骨痹的发生与脾虚有关。脾胃为后天之本,主消化吸收输布水谷精微,以营养五脏六腑,四肢肌肉,为气血生化之源,脾主肌肉,四肢皆禀气于胃,中老年人脾胃功能逐渐亏虚,气血生化不足,无以营养四肢筋骨、肌肉,不营则痛,不营则痿,则出现膝关节疼痛、酸软,无以濡润关节则会导致膝关节屈伸不利、关节疼痛、肢体麻木、肌肉萎缩、四肢倦怠、痿软不举,甚则变形等。脾虚是骨痹的重要病机。其一是脾虚不润,筋骨不坚,而现膝软酸痛;其二是因旧病不复,或烦劳过度,脾虚失健,气血生化无源,无以充养精血,以致下肢无力,运动受限;其三是脾气不足,气血虚弱,经脉空虚,风寒湿乘虚而入膝部,阻滞经脉,不通则痛,而现膝部疼痛;其四是久病入络,经脉不通,瘀血固着,疼痛难忍。

4. 大偻

大偻的病机之一为中焦脾虚,健运失职,水湿内生,再感外湿,内外相合,发为痹证。湿留关节,则关节肿胀疼痛,晨起僵硬;留于肌表,则肢体浮肿,四肢沉重;留于脾胃,则纳谷不香,呕吐腹胀,舌苔腻。湿邪久羁,化生痰浊,阻滞经络,则关节肿大变形等。湿为阴邪,故阴天、雨季、夜间、潮湿、寒冷等阴盛之时,资助阴邪,更伤阳气,加重病情湿为重着之邪,必依附他物而行,内驻之湿,多可从化,非附于寒热不能肆于里,感于寒则为寒湿,兼有热则为湿热,夹之风则为风湿,故湿邪在本病发生、发展、转归中是一个重要因素。大偻患者有或轻或重的腹痛、腹胀、肠鸣、腹泻、完谷不化或大便黏腻不爽、面色无华、神疲倦怠、纳呆、羸弱等脾胃虚弱症状,并与关节疼痛、僵硬等症状互相影响,缠绵难愈。

(三) 痹证的临床研究成果为脾虚致痹提供临床依据

1. 尪痹临床研究

孙艳秋、董文哲等[1,2]研究发现,尪痹患者除出现关节疼痛、关节肿胀、关节压痛、晨僵等症状外,还出现倦怠乏力、少气懒言、关节重着、食欲减退、食后腹胀、大便稀溏等脾虚症状。实验室指标检测发现,尪痹患者脾虚所致气血亏虚(贫血参数)相关指标血清血红蛋白(Hb)、红细胞计数(RBC)、血清铁(Fe)及转铁蛋白(TF)显著下降;脾虚所致痰浊凝聚(脂代谢参数)前白蛋白(PA)、总蛋白(TP)、白蛋白(ALB)、球蛋白(GLO)显著降低,载脂蛋白 B(ApoB)显著增高;脾虚所致瘀血阻滞(血小板参数)相关指标血小板计数(PLT)、血小板压积(PCT)、血小板平均容积(MPV)、血小板分布宽度(PDW)、CD59 明显升高。以上研究说明脾虚在尪痹中发挥重要作用。

2. 燥痹临床研究

王亚黎、刘健等[3,4]研究发现,燥痹患者除出现口干咽燥、双目干涩症状外,还出现体倦、乏力、食少、纳呆、心悸、胸闷、气短等。相关性分析可知,燥痹患者口干咽燥、双目干涩症状积分与脾虚表现(体倦、乏力、食少、纳呆、气短等积分)呈正相关。燥痹患者血清 Hb、RBC、Fe 显著下降;PA、TP、ALB、GLO 显著降低;PLT、PCT、MPV 明显升高。通过相关性分析可知,实验室指标 Hb、RBC、Fe、TF 与口干咽燥、双目干涩、乏力、食少、纳呆积分呈负相关;PLT、PCT 与口干咽燥、双目干涩积分呈正相关,PLT 还与乏力、食少、纳呆积分呈正相关;且通过相关性分析显示,燥痹患者焦虑自评量表(self-rating anxiety scale,SAS)、抑郁自评量表(self-rating depression scale,SDS)评分与口干咽燥、双目干涩积分呈正相关。以上结果均表明脾虚在燥痹中发挥重要作用。

3. 骨痹临床研究

阮丽萍、贺明玉等[5,6]研究发现,骨痹患者倦怠乏力、少气懒言、关节重着、食欲减退、食后腹胀、大便稀溏等脾虚症状积分明显升高。相关性分析显示,夜间疼痛或不适积分、晨僵或起床后疼痛加重积分、行走时疼痛或不适积分、从坐位站起时疼痛或不适积分、登楼梯/下楼梯/下蹲/弯曲膝关节积分、在不平路面行走积分明显与脾虚症状积分等呈正相关。反映骨破坏指标基质金属蛋白酶(MMP-3)升高,而免疫学指标 $CD4^+CD25^+$ Treg,$CD4^+CD25^+CD127^{low/-}$ Treg 降低,B、T 淋巴细胞衰减因子(BTLA)升高,反映情绪变化指标 SAS、SDS 评分均明显升高。相关性分析显示,脾虚症状积分与 $CD4^+CD25^+$ Treg,$CD4^+CD25^+CD127^{low/-}$ Treg 呈负相关。以上结果均表明脾虚致运化失常,生化乏源,气血不足。

4. 大偻临床研究

黄旦、叶文芳等[7,8]研究发现,大偻患者疼痛视觉模拟评分(VAS)、Bath 强直性脊柱炎功能指数(BASFI)、Bath 强直脊柱炎疾病活动指数(BASDAI)、Bath 强直性脊柱炎整体评价(BAS-G)评分明显升高,且脾虚症状积分亦呈明显升高趋势。相关性分析显示,倦怠乏力、少气懒言、关节重着、食欲减退、食后腹胀、大便稀溏积分与 VAS、BASFI、BASDAI、BAS-G 积分呈正相关。实验室检测发现,反映大偻骨代谢生化指标骨钙素(BGP)、抗酒石酸酸性磷酸酶(TRACP)升高;反映精神情绪变化指标简明健康状况调查问卷表(SF-36)①中生理功能、生理职能、躯

---

① SF-36 量表共包括 8 个维度,即生理功能(physical functioning,PF)、生理职能(role-physical,RP)、躯体疼痛(bodily pain,BP)、总体健康(general health,GH)、活力(vitality,VT)、社会功能(social functioning,SF)、情感职能(role emotional,RE)、精神健康(mental health,MH)。另外,还包括 1 项指标——健康变化(health transition,HT),用于评价过去 1 年内健康改变。

体疼痛、总体健康、活力、社会功能、情感职能、精神健康积分及 SAS、SDS 评分升高。相关性分析表明,大偻患者 BGP 水平与生理功能、生理职能、躯体疼痛、总体健康、活力、社会功能、情感职能、精神健康 8 个维度呈正相关。以上结果均表明脾虚在大偻中发挥重要作用。

(四)痹证实验研究成果为脾虚致痹提供实验依据

1. 尪痹动物模型研究

万磊、刘健等[9,10]应用弗氏完全佐剂(CFA)向大鼠右后足跖皮内注射,复制成佐剂性关节炎(尪痹)大鼠模型,造模后第 3 日起,佐剂性关节炎大鼠出现四肢关节红肿、跖趾溃烂,皮毛干枯、稀疏,蜷缩少动,眯眼、呆滞,反应迟钝,有不同程度的耸毛,体质量下降,饮食饮水量下降。第 8 日后四肢关节红肿明显,毛发失去光泽,竖毛明显,懒动,扎堆,精神倦怠甚至萎靡,体质量明显下降,饮食饮水量明显下降,大便稀溏,偶有呼吸气促现象。说明佐剂性关节炎除出现关节红肿热痛外,尚可出现蜷缩少动、精神萎靡、反应迟钝、体质量下降、饮食饮水量下降等脾虚表现,皮毛干枯、稀疏等气血不足表现。通过超微结构观察发现,尪痹大鼠脾脏淋巴细胞线粒体明显肿胀变性,嵴突破坏,核膜结构不清;胃黏膜细胞线粒体肿胀变性、嵴突破坏。同时,采用健脾化湿通络法治疗佐剂性关节炎大鼠发现,具有健脾化湿通络中药新风胶囊能明显降低佐剂性关节炎大鼠足趾肿胀度和关节炎指数,改善蜷缩少动,精神萎靡,反应迟钝,体质量下降,饮食量下降,皮毛干枯、稀疏等症状,同时超微结构观察发现,新风胶囊组脾脏淋巴细胞线粒体结构完整,嵴突无明显破坏;胃黏膜细胞无明显肿胀变性,线粒体结构完整,嵴突无破坏,粗面内质网可见。以上研究均表明,尪痹的发生与脾虚关系密切。

2. 燥痹动物模型研究

冯云霞、杨佳等[11,12]通过接种病毒、注射抗原或组织匀浆的方法可诱导出免疫性涎腺炎。采用弗氏完全佐剂和同种鼠颌下腺匀浆,对大鼠采用多点注射。动物实验研究发现,正常对照组大鼠的颌下腺腺泡多呈卵圆形,大小均一,无聚集,导管排列整齐,无扩张;干燥综合征模型(燥痹)组可见间质中有中度淋巴细胞浸润,血管周围有中度淋巴细胞浸润,导管壁中有轻度淋巴细胞浸润,腺泡大小不等,部分已破坏、消失,为淋巴网状细胞取代,导管管壁增厚,上皮增生,周围大量淋巴细胞浸润成灶状;颌下腺超微结构显示,正常组颌下腺细胞分界清晰,结构规则,细胞核内染色质分布均匀,线粒体结构完整,粗面内质网无扩张;干燥综合征模型组颌下腺细胞核轮廓不规则,染色质边集,部分线粒体肿胀,嵴断裂,线粒体膜断裂,基质溶解呈空泡状,粗面内质网呈囊状扩张。说明通过复制免疫性颌下腺炎能模拟燥痹的病变发展过程,而脾虚所致的一系列表现均可在干燥综合征模型上显现。而通过健脾祛湿的方法能明显改善颌下腺症状。动物实验研究发现,通过具有健脾祛湿功效的中药新风胶囊干预燥痹大鼠模型,新风胶囊组颌下腺间质中有轻度淋巴细胞浸润,腺泡大小均一,无聚集,导管排列整齐,无扩张,组织学评分降低;超微结构观察,新风胶囊组细胞核整体结构尚完整,大部分嵴突完整,个别线粒体空泡样变。说明脾虚可致燥痹的发生。

3. 骨痹动物模型研究

阮丽萍等[13]采用木瓜蛋白酶溶液与 L-半胱氨酸溶液混合液分别于第1、3、7日向大鼠右后肢膝关节注射,复制成骨关节炎(骨痹)模型。模型复制6 h后,骨关节炎(骨痹)大鼠右膝关节出现明显肿胀,局部伴有溃烂,步态异常,明显跛行,右下肢不着地,自发活动减少,进食时间及进食量减少,大便稀溏,体质量下降;8~12日后,肿胀消退,溃烂愈合,步态基本恢复正常,活动频次较前增多。20~25日可于右膝关节扪及肿胀、骨质增生形成。说明通过造模剂复制骨痹模型后,除出现关节局部病变外,还可出现饮食、体质量及大便现状的改变,上述表现均为脾虚所致。而通过大鼠软骨超微结构观察发现,骨关节炎(骨痹)组细胞呈不规则状,细胞核固缩,甚则消失,胞质内粗面内质网明显增多、扩张,线粒体可见空泡变性,大量脂滴出现,细胞表面微绒毛状突起显著减少,基质原纤维稀疏。上述变化皆为脾虚所引起免疫功能紊乱所致。而通过健脾通络的方法治疗骨痹,能明显改善上述表现。动物实验研究显示,采用健脾通络中药新风胶囊干预骨痹大鼠,新风胶囊组大鼠关节肿胀明显降低,且进食时间及进食量增加,大便稀溏改善,体质量增加。说明脾虚可致骨痹的发生。

综上所述,脾虚是痹证的发病基础,脾虚致湿、痰、瘀,而三者又是痹证的重要病理因素,影响痹证发生、发展,同时湿邪困脾致痹证缠绵难愈。脾虚是痹证的重要病机之一,脾胃虚弱,湿浊内生,气血不足,营卫失调,痰瘀互结,脉络阻滞。尪痹、骨痹、燥痹、大偻等痹证的中医证候与脾虚证候关系密切,痹证动物模型特征亦呈现脾虚的特点。因此,脾虚是痹证发生、发展的关键,贯穿于痹证整个病程的始终。

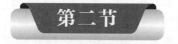

第二节

从脾治痹治则的探索

痹证,也称风湿病,是以脏腑功能失调,正气亏虚,致风、寒、湿、热、燥等外邪侵入机体,痰浊瘀血滞留,引起的痹阻不通,出现肢体关节肌肉的肿痛、畸形或累及脏腑等临床表现。相当于现代医学的类风湿关节炎、骨关节炎、强直性脊柱炎等风湿性疾病。历代医家在《黄帝内经》痹证理论基础上不断充实与发展,对痹证的病名、病因病机、辨证论治进行了大量的论述,在不断的临床治疗中积累了大量治痹经验,并在"从脾治痹"的治则实践中不断探索。

(一) 从脾治痹的理论渊源

《黄帝内经》不仅提出外邪致痹,还指出"两气相感"致痹的观点。强调正虚在痹证中的作用。李东垣倡导百病皆由脾胃衰而生也,认为"脾病体重节痛……为诸湿痹"。在痹证的治疗中,新安医家在长期临证中形成以补益先后天之本,健脾祛湿,祛风除湿,化瘀通络,扶正祛邪并举的特色鲜明、疗效显著的中医痹病理论。新安医学学术流派纷呈,其中著名的以汪机为首的新安固本培元派对中医药治疗痹证产生了深远的影响,强调固本培元,重视调理脾胃、滋养营气。汪机推崇李东垣温补脾胃,并受其父临证思维的影响,在临床中善于使用"参、芪"补益中焦脾胃元气。孙一奎承汪机之学以培脾肾元气并举,逐渐形成了痹证治疗以固本培元为治疗大法的新安痹证理论。汪机在临床实践中善用四君子汤为主加减以补脾胃气虚,善用四物汤加减治血虚。孙一奎在《孙文垣医案》中指出:"阴血虚,……故卫不卫于外。"治疗时以人参、黄芪重扶脾气,以茯苓、薏苡仁、苍术化脾湿,柴胡、升麻升脾阳着手,附子、桂心等温肾健脾。吴楚之地治疗以重剂参芪温补,善用附子、肉桂等辛温燥热之剂,临证擅用人参、黄芪、白术等益气健脾化湿,附子、肉桂等温阳散寒通络。

脾虚运化失调,湿浊内生,不论风寒或风热侵犯机体,都可与湿相兼为患。脾虚寒湿阻滞,阻塞脉络;脾虚湿热煎熬,血液黏稠;脾虚失运,脉络不畅等,皆致血脉瘀滞,停留关节,闭塞不通,因此,脾虚致痰瘀互结,痹证多夹痰瘀。痰瘀阻滞血脉,则关节肿大变形,夜间疼痛加重、痛处相对固定,甚则关节局部皮肤发暗,舌质紫暗、舌下静脉迂曲,脉弦涩,妇女月经色黑有血块。

(二) 从脾治痹的治法研究

在治疗上应扶正与祛邪并举。在祛邪基础上尤重健脾胃、补气血。刘健教授针对本病特点,善用补益脾胃、益气养血之法,常用黄芪、党参、白术、白扁豆、薏苡仁、山药等补益气血,补而不腻。常用蒲公英、白花蛇舌草、桂枝、泽泻、猪苓、车前草等使邪有去路。刘健教授在长期临床实践基础上创立的新风胶囊(XFC),具有健脾化湿通络之功效。

风寒湿型痹证急性活动期仍以标实为主,或由风寒湿邪直接浸淫,或由各种原因导致脾胃虚弱,正气不足,寒湿之邪侵袭机体,闭阻经络,不通则痛。治疗上以祛风寒湿为主,兼以健脾散寒。常用川桂枝、片姜黄、细辛、制附片、苍术、半夏、茯苓、陈皮、藿香、佩兰等配伍。刘健教授根据多年临床实践,研制出治疗风寒型痹证的五味温通除痹胶囊(WWT)。该方具有温通血脉、驱散寒邪、温里止痛的功效,多年来应用于临床。该方对类风湿关节炎、骨关节炎、强直性脊柱炎等寒湿痹阻型所致的关节肿胀、疼痛、畏寒怕冷等症状有较好的疗效。

风湿热型痹证主要由风湿热邪侵袭人体,或由外邪侵日久,郁而化热,或由素体阴虚阳盛,邪从热化所致。刘健教授治疗以健脾化湿、清热通络为主,酌加养阴之品。常用蒲公英、紫花地丁、豨莶草、黄芩、白花蛇舌草、泽泻、茯苓、猪苓利湿以祛邪,佐以地骨皮、青蒿、生石膏、知母、炒栀子等养阴清热以扶正。刘健教授根据多年临床经验研制出治疗风湿热型痹证的黄芩清热除痹胶囊(HQC),具有健脾化湿、清热通络的功效。

(三) 从脾治痹的临床研究

1. 类风湿关节炎的临床研究

根据类风湿关节炎中医证候特点,提出从脾论治,治法为健脾化湿、活血通络。孙玥等[14]研究发现健脾化湿通络中药 XFC 不仅能有效改善类风湿关节炎患者的关节功能,还能够改善患者关节外系统病变,改善 RBC、Hb 实验室指标和面色苍白等贫血症状;能调节细胞因子平衡,改善蛋白质代谢;能改善患者心功能参数,改善心功能;能够显著升高患者肺功能参数,改善肺功能;能够降低患者 SAS、SDS 评分及血清皮质醇水平,改善焦虑抑郁症状;能够显著降低患者血小板参数,改善血小板病变;能够显著改善患者凝血指标,改善血瘀状态。

2. 强直性脊柱炎的临床研究

脾肾亏虚、邪痹经络为强直性脊柱炎的基本病机,治疗上强调以脾论治为主。方妍妍、黄旦等[15,16]研究发现,健脾化湿通络中药 XFC 不仅能够改善强直性脊柱炎患者 ESR、hs-CRP、VAS、Bath 强直性脊柱炎病情活动指数(BASDAI)、Bath 强直性脊柱炎功能指数(BASFI)评分,改善患者关节症状,还能够改善患者系统病变,能够改善外周血调节性 T 细胞的表达频率,调节免疫失衡,能升高 BGP,降低 TRACP,调节骨代谢;能通过减轻氧化损伤,调节细胞因子失衡,减少免疫复合物沉积,提高患者肺功能;能够增强细胞自噬,调节体液免疫;能改善患者凝血指标,改善血瘀状态。健脾化湿清热通络中药 XFC 能显著改善患者氧化损伤,调节细胞因子失衡,改善免疫炎症。

3. 骨关节炎的临床研究

骨关节炎以脾肾亏虚为本,脾虚湿盛、痰瘀痹阻为发病的关键因素,治疗以健脾化湿、祛瘀通络为大法。周巧等[17]研究发现 XFC 能够显著改善骨关节炎患者关节症状,并能够改善关节外系统病变;能明显调节外周血单个核细胞(PBMC)上 CD36 表达,减轻炎症反应和氧化损伤;能明显改善骨关节炎患者倦怠乏力、少气懒言、大便稀溏等脾虚症状;能够明显改善患者凝血指标,改善血瘀状态。

4. 干燥综合征的临床研究

干燥综合征以脾气亏虚、津液不布、痰湿内蕴、血脉瘀阻为基本病机,治疗以健脾化湿、滋阴清热、活血化瘀为基本原则,选方用药强调培土制水,培土生金。刘健等[18]研究发现健脾化湿通络中药 XFC 不仅能明显改善患者口干眼干症状,还能够改善患者关节症状及系统病变,能明显升高 CD3$^+$ BTLA$^+$T 细胞、CD4$^+$ BTLA$^+$T 细胞表达,减轻氧化损伤;能明显降低干燥综合征患者免疫球蛋白水平与中医证候积分,改善倦怠乏力、少气懒言、大便稀溏等脾虚症状;能够明显改善患者凝血指标,改善血瘀状态;能明显降低患者中医证候积分,提高心肺功能;能改善患者凝血指标,改善血瘀状态。

(四) 从脾治痹的实验研究

1. 类风湿关节炎的实验研究

刘健、王亚黎等[19,20]采用健脾化湿通络中药 XFC 能明显降低佐剂性关节炎大鼠足趾肿胀度和关节炎指数,改善脾虚症状。XFC 能够降低胸腺及脾脏指数,减少免疫复合物的沉积,从而改善佐剂性关节炎大鼠的关节病变。XFC 能够通过抑制佐剂性关节炎大鼠下丘脑-垂体-肾上腺甲状腺轴功能亢进,减少促肾上腺皮质激素及皮质醇分泌,减少神经递质 5-羟色胺(5-HT)的释放,改善佐剂性关节炎大鼠神经、内分泌、免疫网络。XFC 能调节 Notch 信号通路,调节 T 细胞免疫应答能力,改善佐剂性关节炎大鼠心、肺功能。XFC 能改善 Atg5、Atg7、Atg12、LC3-Ⅱ、Beclin1 的表达,改善佐剂性关节炎大鼠滑膜自噬。XFC 能改善佐剂性关节炎大鼠踝关节病理组织学损伤程度,还可降低 Bcl-2 的表达,提高 Bax 和 caspase3 的表达水平,促进佐剂性关节炎大鼠滑膜细胞凋亡。XFC 能增加 CD4$^+$ T 细胞及 CD4$^+$/CD8$^+$,降低白细胞介素-1β(IL-1β)、IL-6 水平,减轻炎症反应。姜辉等[21,22]发现 WWT 能降低风寒湿痹阻证模型大鼠继发性足趾肿胀度、多发性关节炎指数、丙二醛(MDA)、NO 水平,升高 SOD 水平,减轻大鼠关节病理损伤程度。WWT 可降低 PI3K、AKT、p-AKT、mTOR、p-mTOR、p70s6、p-p70s6 的水平,上调佐剂性关节炎大鼠滑膜细胞自噬活性,减轻关节软骨损伤。

2. 骨关节炎的实验研究

阮丽萍、程园园等[23,24]采用木瓜蛋白酶溶液与 L-半胱氨酸溶液混合液复制骨关节炎模型。研究发现,XFC 能明显降低大鼠关节肿胀,增加进食时间及进食量,增加体质量;能够降低关节软骨组织 Mankin 评分,调节细胞因子平衡,改善骨关节炎大鼠心肺功能;能降低骨关节炎大鼠血清 IgG1、IgG2α、TNF-α,升高 Atg5、Atg7、Atg12、IL-4 水平,抑制炎症反应,调节大鼠整体自噬水平。

3. 干燥综合征的实验研究

冯云霞、杨佳等[11,12]采用弗氏完全佐剂和同种鼠颌下腺匀浆复制干燥综合征大鼠模型。研究发现,从脾论治能减少干燥综合征大鼠颌下腺间质中淋巴细胞浸润,降低组织学评分,减少大鼠饮水量,增加体质量,并能够改善干燥综合征大鼠肺功能。

综上,多年的理论、临床及实验研究表明,脾虚是痹证的重要病机之一,是痹证发生、发展的关键,从脾治疗贯穿治疗的始终,在改善痹证患者关节症状的同时,还能够改善患者关节外系统病变,从脾治疗的作用机制及其作用环节有待进一步研究证实。

第三节

新安健脾通痹方制备工艺及质量控制研究进展

新安健脾通痹方制剂新风胶囊(又名复方芪薏胶囊,XFC)、五味温通除痹胶囊(WWT)、黄芩清热除痹胶囊(HQC),应用于临床治疗类风湿关节炎 20 余年,疗效确切,受到医生和患者的一致好评。由于中药药效物质基础是影响中药有效性及安全性的关键所在,中药制剂的制备工艺及质量控制是中药制剂有效性和稳定性的主要影响因素,新安健脾通痹方经过多年的制备工艺及质量控制研究,现已形成安全有效、质量稳定可控的中药制剂。本节通过查阅新安健脾通痹方的相关文献,综述了新安健脾通痹系列方的处方工艺及质量控制研究,以期为新安健脾通痹方进一步研究提供参考。

一、 制备工艺研究

(一) 剂型选择

因 XFC、WWT、HQC 各制剂处方药味组成简单,提取出膏率较低,在医疗机构制剂开发及申报注册时,综合稳定性及方便应用等考虑选用胶囊剂作为其剂型。

(二) 提取工艺筛选

目前常见的提取工艺优化法有正交设计法、均匀设计法和响应面优化法。正交设计法适合多因素的实验,多用于中药制剂制备工艺参数的筛选和优化。采用正交设计法优化 XFC 的醇提条件。以 L9(3⁴)实验表安排实验,选择黄芪甲苷和醇溶性浸出物作为评价指标,以加醇量、加醇浓度、提取时间、提取次数为考察因素。优先最佳醇提工艺。姜辉等[25]选用正交设计法优选 WWT 的最佳醇提条件，考察因素为乙醇体积、乙醇浓度、提取次数和提取时间，以干浸膏得率、淫羊藿苷、黄芩苷含量作为评价指标进行综合评分，结果提取参数：70%的乙醇，12 倍量乙醇，提取 3 次，每次 1 h 为最佳组合。

（三）干燥工艺筛选

干燥工艺是中药提取液固化的重要环节，大多数口服固体制剂均需干燥工艺将提取液转化为固态。目前应用于中药制剂生产的干燥技术主要有喷雾干燥、流化床干燥、微波干燥、真空干燥和远红外干燥等。张玉婷等[26]以干浸膏性状、浸膏得率、吸湿性、淫羊藿苷和黄芩苷含量为评价指标，考察了低温真空干燥和微波真空干燥对 WWT 提取液干燥过程的影响。优选出微波干燥较优。

（四）制粒工艺筛选

1. 辅料种类和用量的筛选

湿法制粒过程中常用的辅料为稀释剂、润湿剂、黏合剂和崩解剂，常用的稀释剂有乳糖、糊精、蔗糖、淀粉等。润湿剂和黏合剂分别激发和增加了辅料或药物的黏性而提高其形成颗粒的性能。发挥药效时需增加其崩解和释放速度，故常加入崩解剂。张玉婷等[26]以颗粒性状、成型率及吸湿性作为考察指标，对 WWT 的稀释剂乳糖、糊精和淀粉进行筛选。结果表明以淀粉为辅料制成的软材成型率高，不粘连成块，且干颗粒颜色浅，较松散，易整粒，吸湿率较糊精和乳糖低，最终选用淀粉为稀释剂。

2. 确定制粒方法

制粒工艺是大部分口服固体制剂如胶囊剂、颗粒剂制备的重要中间环节。现今常用的制粒方法有湿法制粒、干法制粒、快速搅拌制粒、一步制粒（又名流化床制粒）等。湿法制粒适用于湿热稳定的药物，中药制剂颗粒的制备广泛采用湿法制粒；干法制粒适合在水中不稳定且对热较敏感的药物，是提高湿敏材料流动性能不可缺少的过程。采用湿法制粒技术制备 XFC，并以成品重量、成型率、吸湿性、流动性及指标成分含量作为评价指标，考察了制粒工艺，优化了工艺参数。

二、质量控制研究

（一）定性鉴别

常规的物理鉴别及显微鉴别方法存在较大的局限性，《中华人民共和国药典》一部中鉴别多采用薄层色谱法。新安健脾通痹方制剂定性鉴别亦采用该方法。

薄层色谱法可通过薄层板直接对中药及中药材多种组分同时进行定性鉴别,并通过扫描图谱对药材进行含量检测。采用薄层色谱法定性鉴别 XFC 组方中黄芪。结果表明,在供试品色谱图中,与黄芪对照药材相同位置上出现了相同颜色的荧光斑点,薄层色谱清晰,分离良好,色带清晰,且阴性对照无干扰。采用薄层色谱法对 WWT 组方中桂枝进行定性鉴别。结果表明,在与对照药材色谱相同的位置,供试品色谱出现相同颜色、清晰的主斑点,分离度和重现性均良好,专属性强,操作简单,阴性对照无干扰。

(二) 含量测定

1. 高效液相色谱法

高效液相色谱法(HPLC)是一种广泛应用于医药、化学、农业及生化等领域的分离分析技术,其操作时外界环境影响因素较小、图谱重现性好、精密度高、稳定性好,广泛应用于中药制剂中指标成分的含量测定。采用 HPLC 测定 WWT 中的淫羊藿苷含量[27]。结果表明,HPLC 测定淫羊藿苷的含量准确度和精密度高、重现性好,该法准确、快速灵敏、简便,可作为 WWT 质量控制方法之一。采用 HPLC 测定 XFC 中芒柄花黄素的含量,结果表明芒柄花黄素在方法学考察中线性关系、稳定性、加样回收率和重复性试验均符合要求,且阴性对照无干扰,含量测定结果准确,可信度高。

2. 薄层扫描法

薄层扫描法既能从定性的角度鉴别药物组分,又能从定量的角度测定组分含量,作为中药制剂中指标成分含量测定时可提供丰富的信息。采用薄层扫描法分别测定 XFC 和雷公藤单煎液中雷公藤甲酯的含量。结果表明,薄层扫描法能准确测定雷公藤甲酯含量,且方法简单,专属性强。

3. 指纹图谱

指纹图谱技术作为一种综合的、可量化的鉴别分析手段,在中药及中药制剂质量控制中具有模糊性和整体性的双重特点。传统的中药质量检测方法,以测定中药中单一组分为主,质量控制不具备整体性。利用中药指纹图谱归属峰的数目和峰面积反映组方中药的种类和含量,可以有效解决上述问题。通过对中药材、制剂中间体及成品制剂的指纹图谱的研究,可控制投料药材及制剂中间体的质量,从而确保中药复方制剂的稳定性。采用薄层扫描法,以黄芩作为参照,通过设置不同极性的展开剂对应不同波长的检测波长,建立 XFC 的薄层色谱检测指纹图谱。结果表明在相同的比移值(R_f 值)上新风胶囊在与黄芪对照药材都出现了对应峰,且两者对应峰峰面积的相对比值均在一定的范围之内;不同极性下的薄层色谱峰均显现出较好的分离度,获得的薄层色谱指纹图谱较理想。

三、 稳定性试验

1. 加速稳定性试验

该试验是通过采用加速药物自身的物理或化学反应变化的方法,研究制剂的稳定性能。方法为取三组同批次的包装完好的样品,分别置于 40℃±2℃温度和相对湿度 75％±5％下保存 6 个月,分别在实验期的第 0、1、2、3、6 个月的月末取样,考察本品的外观性状、成分鉴别、含量测定、粒度、水分、装量差异、崩解时限、微生物限度的变化。对制备的 WWT 进行加速试验,以胶囊内容物的外观性状、鉴别、含量测定、检查(水分、装量差异、崩解时限)和微生物限度作为指标,考察 WWT 的稳定性。结果表明,在规定时间内,三批 WWT 的外观性状、主成分含量均无明显变化;鉴别项中中药成分均能检出;检查项目均符合规定。

2. 长期稳定性试验

该试验是在自然条件下对长期保存的药物制剂进行长期的跟踪检查,以此为制订制剂有效期提供依据。方法:取三组同批次的包装完好的样品,分别置于温度 25℃±2℃和相对湿度 60％±10％条件下保存 24 个月,分别于第 0、3、6、9、12、18、24 个月取样。考察本品的外观性状、成分鉴别、含量测定、粒度、水分、装量差异、崩解时限、微生物限度的变化。在医疗机构制剂注册报批过程中均对 XFC 进行了长期稳定性试验,为其有效期的制订提供了依据。

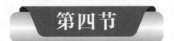

第四节

新安健脾通痹方的药学研究进展

一、 药代动力学研究

中药及其复方的药代动力学,系指依据中医药理论指导,结合动力学原理和数学处理方法,定量描述单味中药、复方中药、中药有效成分或有效部位通过不同用药途径进入人体后的分布、吸收、排泄、代谢等过程的动态变化规律。目前常见的药代动力学研究方法有药物浓度法、生物效应法及药动学-药效学结合模型法,而其中药物浓度法的应用最为广泛。采用超高效液相色谱串联质谱法(UHPLC-MS/MS)同时测定佐剂性关节炎大鼠血浆中 XFC 的 6 种中药成分的含量,建立药代动力学研究模型,从而得到分类整合药动学参数。该法能准确灵敏地测定 XFC 的 6 种主要成分,6 种成分药-时曲线浓度和曲线下面积均有良好的线性关系,精密度高,标准曲线相关系数及回归率、稳定性均良好;方法验证符合规定要求。

二、药效学研究

以类风湿关节炎的药理学研究为例,类风湿关节炎的药理研究一般采用经典的免疫性炎症动物模型佐剂性关节炎大鼠模型。其组织病理学的变化发病机制与人类的类风湿关节炎有相似之处,佐剂性关节炎大鼠模型不仅会引起关节病变,还会引发关节以外病变。

(一) XFC 对佐剂性关节炎大鼠的疗效研究

XFC 以健脾化湿、益气通络诸药合用,方中药物都具有不同程度的抗炎镇痛、消肿止痛之效。Yue 等[28]分析 XFC 对佐剂性关节炎大鼠的关节、滑膜组织影响表明,XFC 可明显降低佐剂性关节炎大鼠滑膜增生程度、减少炎性细胞浸润、减轻软骨损坏、抑制血管翳的形成。通过研究 XFC 对佐剂性关节炎大鼠的疗效及对心功能、心肌细胞超微结构的作用,探讨 XFC 作用的形态学基础。结果表明,XFC 能减轻心肌组织超微结构的损伤程度,从而改善心肌收缩功能。

(二) WWT 对佐剂性关节炎大鼠的疗效研究

WWT 具有温通血脉、驱邪散寒、温里止痛之效,对于类风湿关节炎所致的关节肿痛、畏寒怕冷等症状临床疗效显著。姜辉等[29]通过测量佐剂性关节炎大鼠的继发性足肿胀和对关节炎指数评分变化的研究,探讨 WWT 对佐剂性关节炎大鼠的治疗作用。结果表明,WWT 不仅可以减轻继发性足肿胀度,还可显著降低大鼠的多发性关节炎指数,对佐剂性关节炎大鼠有明显疗效。研究 WWT 对佐剂性关节炎大鼠踝关节病理组织损伤程度的影响。结果表明,WWT 对佐剂性关节炎大鼠关节组织的病理改变均有不同程度的改善作用。

(三) HQC 对佐剂性关节炎大鼠的疗效研究

HQC 具有清热化湿、健脾通络之效,常用于因风寒湿热造成的类风湿关节炎。江莹等[30]通过研究佐剂性关节炎大鼠的体质量、NO、SOD、病理组织等指标变化,探讨 HQC 对类风湿关节炎的治疗作用。结果表明,HQC 能显著减轻大鼠滑膜充血和增生情况,病理状况明显好转。通过观察佐剂性关节炎大鼠继发性足肿胀度和血清细胞因子的变化,探讨 HQC 对类风湿关节炎的治疗作用。结果表明,HQC 组大鼠足趾体积明显减小,血清 IL-1β 和 IL-6 含量明显降低。

三、 药理学研究

刘健教授研究团队以新安医学理论为指导,从整体实验、组织器官、细胞及分子水平,再从机体免疫系统、心功能、细胞凋亡、自噬作用和蛋白质代谢等方面对新安健脾通痹方药理学进行了系统评价。

(一) 对机体细胞免疫状态的影响

类风湿关节炎是一种免疫介导的疾病,其特点是逐渐对称的多发性关节炎,不仅可致关节畸形,还常伴有除关节以外的其他脏器病变。万磊等[31]通过复制佐剂性关节炎大鼠模型,观察新安健脾通痹方 XFC 对佐剂性关节炎大鼠血清中 Th1/Th2 细胞极化及调节性 T 细胞表达的影响。结果表明,与正常组相比,模型组大鼠血清中 Th1/Th2 升高;与模型组比较,治疗组大鼠 Th1/Th2 降低;与 XFC 组比较,阳性对照药雷公藤多苷片组 Th1/Th2 升高。姜辉等[32]研究 WWT 对佐剂性关节炎大鼠细胞因子的调控作用。结果表明,WWT 对佐剂性关节炎大鼠有一定程度的治疗作用,其可能机制与促进抑炎因子并抑制促炎因子的产生、细胞因子网络平衡的调控有关。选用佐剂性关节炎大鼠模型,探讨血清补体在类风湿关节炎发病机制的作用及 XFC 治疗类风湿关节炎的作用机制。结果表明,XFC 治疗类风湿关节炎的部分作用机制可能通过升高体内过低的血清补体水平而调节体内紊乱的免疫反应。

(二) 对细胞凋亡的影响

细胞凋亡障碍会引起关节滑膜细胞的异常增生,在类风湿关节炎疾病的发生、发展过程中起着重要作用。Wang 等[33]选用佐剂性关节炎大鼠,观察 XFC 对滑膜细胞凋亡的影响。结果表明,XFC 可促进滑膜细胞的凋亡并抑制滑膜增生,以消除关节滑膜的肿胀,降低关节炎指数。

(三) 对细胞自噬的影响

自噬是细胞接受自身微环境变化或外界刺激时,产生的"自我消化"过程,参与多种病理生理过程。新安健脾通痹方可以通过调节机体细胞自噬状态,改善类风湿关节炎疾病临床症状与指标。Wang 等[34]研究佐剂性关节炎大鼠滑膜中自噬相关基因的表达水平变化及 XFC 对其的影响。结果表明,佐剂性关节炎大鼠因滑膜细胞自噬水平的下降,导致滑膜细胞过度增生、促炎因子增加和抑炎因子减少,而引起关节肿胀,引发关节的炎症反应。研究 WWT 促进佐剂性关节炎大鼠滑膜组织细胞自噬活性及可能机制。结果表明，WWT 通过抑制信号通路 PI3K/AKT/mTOR 的表达，上调模型大鼠滑膜细胞的自噬活性，达到减轻关节软骨损伤的效果。

（四）对血瘀的影响

现代医学研究认为血瘀证的病理状态伴有血小板活化、动脉粥样硬化、血液流变学、炎症反应等病理基础改变。血小板活化在类风湿关节炎的发病机制中起着重要作用。Zong 等[35]观察 HQC 对佐剂性关节炎大鼠的治疗效果，以明确其作用机制。结果表明，HQC 可抑制佐剂性关节炎大鼠的继发性足肿胀，其作用机制与佐剂性关节炎大鼠血清的 IL-1β、IL-6 含量的降低有关。采用流式细胞仪检测，发现 XFC 可下调大鼠外周血中血小板 GMP-140、CD40L 的表达，抑制血小板活化引起的炎症反应，降低 PLT、PCT，从而改善大鼠的足趾肿胀度和关节炎指数。

（五）对心功能的影响

类风湿关节炎是一种自身免疫性疾病，长期反复发作的免疫炎症反应会使心肌受损，是心脏并发症的易感因素。曹云祥等[36]研究 XFC 对佐剂性关节炎大鼠心功能及调节性 T 细胞、血清细胞因子的影响。结果表明，佐剂性关节炎大鼠具有不同程度的心功能变化，XFC 能改善心功能，其可能机制与 XFC 抑制异常的炎症免疫反应相关。观察 XFC 对佐剂性关节炎大鼠心功能、心肌超微结构变化的影响。结果表明，佐剂性关节炎大鼠存在心功能降低和心肌超微结构被破坏情况，其机制可能为 XFC 可上调血清抑炎因子的表达，下调致炎因子水平，从而保护心肌细胞、改善心肌细胞超微结构有关。

（六）对肺功能的影响

类风湿关节炎患者除了有关节病变外，其肺组织内含有丰富的结缔组织和血管，更易被累及而发生病变。孙玥等[37]采用佐剂性关节炎大鼠模型，检测佐剂性关节炎大鼠肺功能参数，观察佐剂性关节炎大鼠关节及肺组织的病理结构变化。结果表明，佐剂性关节炎大鼠除了关节滑膜病变以外还有肺功能损伤；XFC 能够同时改善关节病变和肺功能，其机制与抑制氧化应激反应、调节异常激活的 Keap1-Nrf2/ARE 通路有关。

（七）对脂蛋白代谢的影响

类风湿关节炎为一种慢性免疫性疾病，常伴有脂蛋白代谢紊乱，此种病变是由类风湿关节炎本身所引起，但具体机制尚不明确，目前此方面相关报道甚少。

孙艳秋等[1]的研究显示活动期与非活动期类风湿关节炎患者相较于正常人群均出现 HDL 的降低。本研究还发现类风湿关节炎患者 HDL、ApoA1 与 ESR、hs-CRP 呈明显负相关，经抗风湿治疗后，如果能有效控制类风湿关节炎，则 hs-CRP 降低，而 HDL、ApoA1 的浓度升高。

四、毒理学研究

XFC 组方药材雷公藤中雷公藤甲素有显著免疫抑制、抗炎活性，但同时也为其主要毒性成分，而 XFC 临床应用多年以来并未发生明显毒性反应，可能是其中一味或几味药物与其产生了配伍减毒的作用。张静[38]为建立更有效的雷公藤中药材质控，通过对 XFC 中雷公藤甲素的含量测定，研究不同配伍间雷公藤甲素的溶出度大小，筛选毒性最小的配伍组方。结果表明，黄芪与雷公藤配伍后，雷公藤甲素溶出度降低，能显著降低其毒性。成遥等[39]分别研究雷公藤和 XFC 对大鼠肝、肾亚急性毒性的影响，结果表明，XFC 组方配伍可明显降低雷公藤所致的肝肾毒性，可安全应用于临床。

五、组学研究

(一) 代谢组学研究

代谢组学的特点与中药的"多组分、多靶点、整体调节、协同作用"的特点相吻合，其技术对于中药复方多靶点、整体性作用机制、复方配伍规律及安全性评价具有重要理论依据和研究价值。代谢组学研究实验通过气相色谱-飞行时间质谱（GC-TOF MS）技术，探讨新安健脾通痹方治疗类风湿关节炎的可能作用机制。Jiang 等[40]的研究表明，XFC 对佐剂性关节炎大鼠具有一定的治疗作用，其代谢组学机制可能与调节紊乱的能量代谢、氨基酸代谢、嘌呤代谢等有关。

(二) 基因组学研究

基因组学系指通过研究基因的调控、修饰及表达，对中药进行多靶点、多组分及多环节的体内研究。基因组学的研究思路与中医学整体观、辨证观有许多异曲同工之处。基因组学多运用基因芯片结合生物信息学技术。Wen 等[41]研究新安健脾通痹方的药效物质基础对佐剂性关节炎大鼠特定 RNA 表达谱的调节作用，以期从 RNA 角度阐明新安健脾通痹方治疗类风湿关节炎的可能机制。

第五节

新安健脾通痹方治疗类风湿关节炎研究

类风湿关节炎是一种临床常见的易引发关节病变的自身免疫性疾病,其特点是滑膜增生,新生血管和白细胞外渗导致关节破坏和功能障碍。本病属中医学"痹证""历节病""尪痹"等范畴。患者以全身多关节疼痛僵硬为主要表现,若本病没有及时医治,可导致关节畸形,甚至终身残疾,还可累及关节外心、肺、肾等多种器官,导致多系统损害。新安地区气候潮湿多雨,痹证发病率居高不下,在新安医籍中关于治疗痹证的立论较众,著作甚丰,特色明显。安徽中医药大学第一附属医院刘健教授在新安医学理论基础上以"脾虚致痹"为指导,遵循健脾益气,化湿通络的治则,创制出新安健脾通痹方制剂 XFC、WWT、HQC,应用于临床治疗类风湿关节炎 20 余年,疗效确切,受到医生和患者的一致好评。

一、 新安健脾通痹方治疗类风湿关节炎理论研究

以新安医学培元理论为指导,刘健教授提出"脾虚致痹"理论,认为气血不足、营卫失调,脾胃虚弱、湿浊内生,痰瘀互结、脉络阻滞是类风湿关节炎发病的重要的中医学病机;同时也提出类风湿关节炎"从脾治痹"的治疗大法,扶助正气、益气养血,健脾益胃、调补后天,急则治标、祛痰化湿是治疗类风湿关节炎基本大法。另外,刘健教授对类风湿关节炎中医学病机的现代分子机制进行了探讨,认为类风湿关节炎患者气血不足、营卫失调的本质是自身免疫紊乱、整体机能下降,脾胃虚弱、湿浊内生的本质是炎症免疫失衡、细胞凋亡逃逸,痰瘀互结,脉络阻滞的本质是凝血因子失衡、血管内皮增生。所以,新安健脾通痹方具有深厚的理论研究基础[42]。

二、 新安健脾通痹方治疗类风湿关节炎药学研究

前期对新安健脾通痹方的制备工艺、质控标准、指纹图谱、药代动力学、药理毒理等进行了系列研究。新安健脾通痹方中药物具有不同程度的抗炎、消肿、止痛功效。研究了 XFC 对佐剂性关节炎大鼠的关节、滑膜组织影响,结果表明,XFC可明显降低佐剂性关节炎大鼠滑膜增生,减少炎性细胞浸润,减轻软骨损坏程度。

通过研究佐剂性关节炎大鼠的体质量、病理组织等指标变化，探讨 HQC 对类风湿关节炎的治疗作用，结果发现，HQC 能显著减轻大鼠滑膜细胞增生及滑膜组织充血水肿症状。研究 WWT 对佐剂性关节炎大鼠的治疗作用，结果表明，WWT 对佐剂性关节炎大鼠有明显疗效，不仅能改善佐剂性关节炎大鼠足跖肿胀度，还可以降低其关节炎指数[29-32]。

三、 新安健脾通痹方治疗类风湿关节炎临床研究

1. 高级别循证医学研究

循证医学的实践既重视个人临床经验又强调采用现有的、最好的研究依据。能依据现有的最好科学依据来指导临床实践。临床证据主要来自大样本的随机对照临床试验（randomized controlled trial，RCT）、系统性评价（systematic review）或荟萃分析（meta-analysis）。

刘健教授采用大样本、多中心、双盲、双模拟的随机对照临床试验，将 304 例类风湿关节炎患者随机分为两组，分为 XFC 组和来氟米特组治疗 12 周，结果表明[43]，两组在改善类风湿关节炎患者 ACR20（美国风湿病学会改善标准，即实现 20% 的疾病缓解率）、ACR50、ACR70 及 28 个关节疾病活动度评分（disease activity score 28，DAS28）、ESR、hs-CRP、RF、健康评估问卷（HAQ）、SAS 等方面无明显差异，XFC 整体疗效不劣于来氟米特，且 XFC 在改善类风湿关节炎患者 SDS 方面显著优于对照组，是有效的高级别临床科研依据。

2. 临床数据挖掘

数据挖掘技术在临床应用中具有重要的价值。董文哲等[44]对 2 221 例类风湿关节炎患者进行研究认为，XFC 对 IgA、IgG、IgM、抗 CCP 抗体、hs-CRP、ESR 等免疫炎症指标改善的关联置信度明显高于雷公藤多苷片组。孙艳秋等[45]对 XFC 联合 HQC 治疗 1 029 例类风湿关节炎湿热证患者进行数据挖掘，XFC 联合 HQC 组在降低 ESR、hs-CRP、RF、IgG、补体 C3、抗 CCP 抗体方面均优于单纯 XFC 组，且与 ESR、IgG 的改善之间存在长程关联。张颖等[46]对 XFC 联合 WWT 治疗 390 例类风湿关节炎寒湿证患者进行挖掘发现，XFC 联合 WWT 对类风湿关节炎寒湿证患者 hs-CRP、RF 等免疫炎症指标的改善有显著关联性。另外，孙艳秋等[47]对 1 141 例类风湿关节炎合并贫血的患者进行挖掘发现，XFC 在改善类风湿关节炎贫血患者的免疫、炎症指标及贫血指标显著优于雷公藤多苷片组，且与指标的改善存在长程关联。

3. 队列研究

队列研究是将某一特定人群按是否暴露于某可疑因素或暴露程度分为不同的亚组，比较各组之间结局发生率的差异，从而判定这些因素与该结局之间有无

因果关联及关联程度的一种观察性研究方法。刘健等[48]对包括类风湿关节炎在内的 3 449 例风湿病患者进行了回顾性研究,发现 XFC、HQC 等中成药使用频率较高,是类风湿关节炎终点事件的保护性因素,能有效减少类风湿关节炎终点事件的发生。文建庭等[49]对 1 468 例类风湿关节炎患者进行队列研究发现,包括 XFC、HQC、WWT 在内的中医药干预是类风湿关节炎患者终点事件发生的相关因素,且干预强度越大,终点事件发生率越低。通过回顾性队列研究也得到类似研究结果。

4. 临床试验研究

(1) 新安健脾通痹方对类风湿关节炎患者免疫炎症的影响:免疫炎症反应是类风湿关节炎疾病的主要发病基础。董文哲、方妍妍等[50,51]将 45 例类风湿关节炎患者随机分为 XFC 组和来氟米特组,连续治疗 12 周,发现 XFC 组在改善 ACR20、ACR50、ACR70、IgG1、B 细胞活化因子受体(BAFF-R)水平方面明显优于对照组。将 62 例类风湿关节炎患者随机分为对照组(口服来氟米特、美洛昔康)与治疗组(加服 XFC 联合 HQC),治疗 3 个月后,发现治疗组在改善类风湿关节炎患者 hs-CRP、ESR 等免疫炎症指标方面显著优于对照组。另一研究将类风湿关节炎患者随机分为清热健脾通络方合 XFC 组和雷公藤多苷片组,研究发现 XFC 改善炎症指标显著优于对照组。将 40 例活动期类风湿关节炎患者随机分为 XFC 组和雷公藤多苷片组,治疗 3 个月后观察发现,XFC 在改善 hs-CRP、RF、细胞因子(IL-1、TNF-α、IL-4、IL-10)等指标方面显著优于 TPT 组。

(2) 新安健脾通痹方对类风湿关节炎患者肺功能的影响:类风湿关节炎可导致肺部病变而使肺功能下降,与细胞因子的失衡、通路的异常活化等因素共同导致的免疫炎症反应有关。章平衡等[52]将 60 例类风湿关节炎患者随机分为 XFC 组和来氟米特组,研究发现,XFC 在改善第 1 秒用力呼气量(FEV_1)/用力肺活量(FVC)、用力呼出 50% 肺活量的呼气流量(FEF_{50})、FEF_{75} 等肺功能指标方面优于对照组。孙玥等[53]将 100 例类风湿关节炎患者随机分为 XFC 组和来氟米特组,XFC 组在改善 FEV_1、最大呼气流量(MEF)、50% 肺活量最大呼气流量(MEF_{50})、$MEF_{25\sim75}$ 和 MEF_{25} 等肺功能指标方面显著优于来氟米特组。将 66 例类风湿关节炎患者随机分为 XFC 组和风湿骨痛组,研究表明,XFC 在改善 FEV_1、MEF、$MEF_{25\sim75}$、MEF_{50} 和 MEF_{25} 等肺功能参数方面显著优于对照组。

(3) 新安健脾通痹方对类风湿关节炎患者心功能的影响:类风湿关节炎心血管事件发生率高于正常人,其本身的免疫失调和炎症反应在心血管病的发展过程中起关键作用。曹云祥等[54]将 60 例活动期类风湿关节炎患者随机分为 XFC 组和甲氨蝶呤组,观察发现 XFC 组在改善类风湿关节炎患者二尖瓣心房收缩期最大血流(A 峰)显著升高、E/A 比值、左心室短轴缩短率等方面优于对照组。孙玥等[55]将 100 例类风湿关节炎患者随机分为 XFC 组和来氟米特组,XFC 组能有效改善心脏射血分数、左心室短轴缩短率、左心室舒张早期最大血流（E峰）、E/A等心功能参数，优于来氟米特组，可能与其提高外周血BTLA表达，抑制B细胞介导的体液免疫，恢复氧化应激平衡，减轻氧化应激损伤，从而改善心功能有关。

（4）新安健脾通痹方对类风湿关节炎患者贫血的影响：类风湿关节炎患者常并发贫血和低蛋白血症，与疾病活动度密切相关。刘健等[56]将60例类风湿关节炎伴有不同程度的贫血患者随机分为XFC组和甲氨蝶呤组，XFC在总体疗效、关节症状，以及对RBC、Hb贫血指标、免疫炎症指标改善方面优于对照组。章平衡等[57]将40例类风湿关节炎贫血患者随机分为XFC组、甲氨蝶呤组和雷公藤多苷片组，治疗1个月，XFC组在改善类风湿关节炎总有效率、关节症状、疾病活动度指标等方面与甲氨蝶呤及雷公藤多苷片治疗组相似，但在改善类风湿关节炎贫血患者全身症状、改善贫血状态、升高红细胞生成素等方面明显优于甲氨蝶呤及雷公藤多苷片治疗组，说明XFC具有缓解类风湿关节炎贫血患者的全身及关节症状，可能与升高血清红细胞生成素的水平、改善铁代谢、调整细胞因子等因素有关。

（5）新安健脾通痹方对类风湿关节炎患者高凝状态和氧化应激的影响：凝血因子失衡和高凝状态是类风湿关节炎患者常见表现，伴随血小板的异常升高。刘健等[58]将60例活动期类风湿关节炎患者随机分为XFC组和正清风痛宁组，发现XFC组对血小板参数、P-选择素和血小板超微结构的改善优于对照组。章平衡等[57]观察54例活动期类风湿关节炎患者，研究发现XFC在显著降低活动期类风湿关节炎患者PLT及PCT的同时，能有效改善类风湿关节炎的关节及全身病变。将60例类风湿关节炎患者随机分为XFC组和来氟米特组，通过研究得到类似的结果，XFC组在改善类风湿关节炎关节症状、D-二聚体、FBG、PLT水平等方面显著优于对照组。

另外，氧化/抗氧化系统失衡也是参与类风湿关节炎发病另一重要病机，多表现为抗氧化酶减少，活性氧簇/活性氮簇清除能力下降，氧化还原产物堆积。孙玥等[55]将100例类风湿关节炎患者随机分为XFC组和来氟米特组，观察发现XFC组在升高外周血SOD、谷胱甘肽（GSH），降低活性氧簇、MDA，减轻氧化应激损伤方面显著优于来氟米特组。

（6）新安健脾通痹方对类风湿关节炎患者凋亡的影响：细胞凋亡是一种高度调控的细胞死亡形式，是免疫稳态和病理的重要环节。滑膜细胞过度增殖，凋亡不足是类风湿关节炎关节局部病变的主要病理基础。Sun等[59]将28例活动期类风湿关节炎患者分为XFC组和来氟米特组，干预3个月后观察发现，XFC上调Fas、FasL、caspase 8、caspase 3促凋亡蛋白表达，下调Bcl-2抑制凋亡蛋白表达，促进异常活化的CD4$^+$T细胞凋亡，改善免疫炎症和滑膜增生，部分效果优于来氟米特组。

（7）新安健脾通痹方对类风湿关节炎患者生活质量的影响：类风湿关节炎患者生活质量降低、患者感受差，易产生焦虑、抑郁等负面情绪。中医药辨证论治能显著提高患者生活质量，改善患者感受。王智华、刘健等[60,61]将 40 例类风湿关节炎患者随机分为 XFC 组和正清风痛宁组，研究发现 XFC 能全面改善类风湿关节炎患者关节局部症状，降低炎症活动性指标，并改善类风湿关节炎患者生活质量，综合作用优于正清风痛宁组。对 66 例类风湿关节炎患者继续观察也得出同样的结论。将 XFC 组和风湿骨痛胶囊对比也得到相同的结论，将 60 例活动期类风湿关节炎患者随机分为 XFC 组和风湿骨痛胶囊组，观察发现，XFC 在改善脾虚症状积分、SDS 评分、生活质量积分方面优于风湿骨痛胶囊对照组。

四、新安健脾通痹方治疗类风湿关节炎实验研究

1. 新安健脾通痹方对免疫炎症的影响

类风湿关节炎是一种免疫介导慢性炎症性疾病。通过复制佐剂性关节炎大鼠模型，观察 XFC 对佐剂性关节炎大鼠血清中 Th1/Th2 细胞极化及调节性 T 细胞表达的影响。结果表明，与 XFC 能显著改善佐剂性关节炎大鼠血清中 Th1/Th2 比例。

2. 新安健脾通痹方对佐剂性关节炎大鼠凋亡自噬的影响

自噬和凋亡都是程序性细胞死亡的一种表现。细胞自噬会导致细胞内一部分受损细胞或多余的老化的蛋白质/细胞器被吞噬和降解，使细胞更利于生存。细胞凋亡是通过细胞内的遗传机制有序地使细胞走向死亡，最终会导致所有细胞成分都会被其他活细胞降解和消化。自噬和凋亡的作用相当复杂，两者间的互作可以保证细胞在应对各种应激刺激时能够完美地实现生与死的平衡。但在免疫炎症、氧化应激等病理状态下，类风湿关节炎关节滑膜细胞中自噬和凋亡存在明显异常，涉及多个信号转导通路。细胞凋亡障碍会引起关节滑膜细胞的异常增生，参与类风湿关节炎发病。观察 XFC 对佐剂性关节炎大鼠滑膜细胞凋亡的影响，结果表明，XFC 可促进滑膜细胞的凋亡并抑制滑膜增生，从而降低佐剂性关节炎大鼠关节炎指数和足跖肿胀。另外，观察以线粒体膜电位（MMP）标记法检测 XFC 对佐剂性关节炎大鼠滑膜及胸腺细胞凋亡的影响，发现 XFC 在促进线粒体膜电位介导的滑膜及胸腺细胞凋亡方面优于甲氨蝶呤和雷公藤多苷片。研究 WWT 促进佐剂性关节炎大鼠滑膜组织细胞自噬活性及可能机制，结果表明，WWT 通过抑制信号通路 PI3K/AKT/mTOR 的表达，上调模型大鼠滑膜细胞的自噬活性，达到减轻关节软骨损伤的目的[32,33]。

3. 新安健脾通痹方对佐剂性关节炎大鼠血小板活化的影响

血小板活化在类风湿关节炎的发病机制中起着重要作用。观察 HQC 对佐剂

性关节炎大鼠的治疗效果,并研究其作用机制,结果表明,HQC可抑制佐剂性关节炎大鼠的继发性足趾肿胀,其作用机制与佐剂性关节炎大鼠血清的IL-1β、IL-6含量降低有关。采用流式细胞仪检测并观察大鼠血小板CD40L的变化,发现XFC可下调大鼠外周血中血小板GMP-140、CD40L的表达,抑制血小板活化引起的炎症反应,降低PLT、PCT,从而改善大鼠的足趾肿胀度和关节炎指数[30,35]。

4. 新安健脾通痹方对佐剂性关节炎大鼠心功能的影响

类风湿关节炎是一种自身免疫性疾病,长期反复发作的免疫炎症反应会使得心肌受损,是心脏并发症的易感因素。研究发现XFC能不同程度改善佐剂性关节炎大鼠心功能及T细胞、血清细胞因子,可能与其抑制异常的炎症免疫反应相关。观察XFC对佐剂性关节炎大鼠心功能、心肌超微结构变化的影响。结果表明,佐剂性关节炎大鼠存在心功能降低和心肌超微结构被破坏情况,其机制可能与XFC上调血清抑炎因子的表达、下调致炎因子水平,从而保护心肌细胞改善心肌细胞超微结构有关。通过佐剂性关节炎大鼠研究发现,XFC能改善大鼠心功能,机制可能与提高心肌细胞抗氧化能力、减轻氧化应激损伤、抑制异常免疫炎症反应、保护心肌细胞有关。上述研究表明XFC能从不同病理角度改善类风湿关节炎心功能[28,34,36]。

5. 新安健脾通痹方对佐剂性关节炎大鼠肺功能的影响

肺组织含有丰富的结缔组织和血管,更易被累及而发生病变。采用佐剂性关节炎大鼠为模型,检测佐剂性关节炎大鼠肺功能参数,观察佐剂性关节炎大鼠关节及肺组织的病理结构变化。结果表明,XFC能够同时改善关节病变和肺功能,其机制与抑制氧化应激反应、调节异常激活的Keap1-Nrf2/ARE通路有关。通过观察佐剂性关节炎大鼠发现,XFC通过调控PKC/NF-κB信号通路改善佐剂性关节炎大鼠肺功能。研究发现,XFC通过调节Notch和PKC/NF-κB信号通路改善调节佐剂性关节炎大鼠肺功能参数。章平衡等亦得到同样的研究,通过研究发现XFC通过调控TGF-G1/Smads和ERK改善佐剂性关节炎大鼠肺功能[31,62,63]。

中药复方制剂的药效发挥存在多途径、多靶点、协同作用的特点,基于新安医学理论所创立的新安健脾通痹方,前期已经开展了一系列的理论研究、药学研究、临床研究和实验研究,研究基础扎实,研究经验丰富。下一步将从表观遗传学角度探讨新安健脾通痹方治疗类风湿关节炎的系列研究,充分挖掘其作用机制和物质基础,将有力促进中医药的实验研究和临床应用推广。

参考文献

[1] 孙艳秋,刘健,忻凌,等.不同年龄段类风湿关节炎贫血患者免疫、炎症、脂代谢的数据挖掘研究[J].中国免疫学杂志,2020,36(10):1229-1234,1239.

［2］董文哲,刘健,忻凌,等.基于关联规则的 1951 例类风湿性关节炎患者血小板参数变化及其相关性研究[J].山西中医学院学报,2018,19(5):12-15,22.

［3］王亚黎,刘健,杨佳,等.新安健脾益气通络法对干燥综合征的疗效、心肺功能影响及免疫学机制研究[J].风湿病与关节炎,2014,3(12):5-9.

［4］刘健,章平衡,万磊,等.干燥综合征患者肺功能与血小板活化之间的关系[J].中国临床保健杂志,2017,20(6):652-655.

［5］阮丽萍,刘健,叶文芳,等.中医健脾单元疗法对膝骨关节炎患者的生活质量、心肺功能的影响及免疫学机制研究[J].风湿病与关节炎,2015,4(3):5-11.

［6］贺明玉,刘健,忻凌,等.717 例骨关节炎患者凝血指标变化及其与免疫、炎症、脂代谢指标的相关性分析[J].甘肃中医药大学学报,2021,38(3):68-73.

［7］黄旦,刘健,万磊,等.中医药从脾论治强直性脊柱炎疗效的系统评价与 Meta 分析[J].风湿病与关节炎,2021,10(7):19-25.

［8］叶文芳,刘健,汪四海,等.强直性脊柱炎患者血清免疫球蛋白亚型、细胞因子的变化及相关性分析[J].免疫学杂志,2015,31(4):362-365.

［9］万磊,刘健,黄传兵,等.新风胶囊对佐剂性关节炎大鼠肺功能、Th 细胞漂移及调节性 T 细胞的影响[J].中国中西医结合杂志,2017,37(2):225-231.

［10］刘健,郑志坚,韩明向,等.新风胶囊对佐剂性关节炎大鼠滑膜细胞及胸腺淋巴细胞超微结构作用的实验研究[J].中国中西医结合急救杂志,2001,8(6):344-346.

［11］冯云霞,刘健,程园园,等.新风胶囊通过抑制 TGF-β1-ERK1 信号通路保护干燥综合症模型大鼠肺功能[J].细胞与分子免疫学杂志,2013,29(2):118-122.

［12］杨佳,刘健,张金山,等.新风胶囊对干燥综合征大鼠 IL-10、TNF-α、IL-17 表达的影响[J].世界中西医结合杂志,2012,7(3):206-209.

［13］阮丽萍,刘健,王亚黎,等.新风胶囊治疗大鼠骨关节炎[J].中成药,2015,37(10):2114-2120.

［14］孙玥,刘健,方利,等.604 例类风湿关节炎患者的焦虑抑郁情绪及相关性研究[J].风湿病与关节炎,2016,5(9):9-15.

［15］方妍妍,刘健,万磊,等.健脾化湿清热通络药对活动期强直性脊柱炎患者血小板参数影响的数据挖掘[J].中国临床保健杂志,2018,21(2):210-213.

［16］黄旦,刘健,万磊,等.黄芩清热除痹胶囊对强直性脊柱炎患者疗效及氧化应激的影响[J].中国免疫学杂志,2019,35(12):1448-1452.

［17］周巧,刘健,宋倩,等.膝骨关节炎患者外周血单个核细胞 CD36 表达与氧化应激的相关性研究[J].风湿病与关节炎,2021,10(3):6-10,27.

［18］刘健,万磊,朱福兵,等.干燥综合征肺功能变化特点及其与 T 细胞亚群 CD3、CD4、CD8、BTLA 的相关性分析[J].风湿病与关节炎,2015,4(2):5-9.

［19］刘健,曹云祥,朱艳.新风胶囊对佐剂性关节炎大鼠心功能及心肌超微结构影响[J].中国中西医结合杂志,2012,32(11):1543-1548.

［20］王亚黎,刘健,万磊,等.新风胶囊对佐剂性关节炎大鼠 Beclin1/PI3K-AKT-mTor 的影响[J].中国中西医结合杂志,2017,37(4):464-469.

［21］姜辉,刘健,高家荣,等.新风胶囊上调佐剂性关节炎大鼠滑膜组织 Bax 和 caspase-3 表达并下调 Bcl-2 表达[J].细胞与分子免疫学杂志,2016,32(4):457-461.

［22］姜辉,秦秀娟,万磊,等.五味温通除痹胶囊对佐剂性关节炎大鼠自噬蛋白 Beclin-1、LC3-Ⅱ表达的影响[J].中成药,2017,39(8):1566-1572.

[23] 阮丽萍,刘健,葛瑶,等.骨关节炎大鼠软骨 PI3K/Akt-mTOR 及 Beclin-1 自噬通路的表达及相关性分析[J].华中科技大学学报(医学版),2015,44(4):429-433,439.

[24] 程园园,刘健,冯云霞,等.新风胶囊通过 BTLA-HVEM 诱导 Treg 免疫耐受改善膝骨关节炎大鼠心肺功能[J].细胞与分子免疫学杂志,2012,28(11):1133-1137.

[25] 姜辉,王婷,刘健,等.正交试验结合 UPLC 法优选五味温通除痹胶囊醇提工艺[J].辽宁中医药大学学报,2016,18(9):57-59.

[26] 张玉婷.五味温通除痹胶囊制备工艺和质量控制研究[D].合肥:安徽中医药大学,2016.

[27] 张玉婷,高家荣,刘健,等.超高效液相色谱法测定五味温通除痹胶囊淫羊藿苷含量[J].中医药临床杂志,2016,28(4):559-561.

[28] Yue S, Jian L, Lei W, et al. Improving effects of astragalus polysaccharides on cardiac function via Keap1/Nrf2-ARE signal pathway in adjuvant arthritis rats[J]. Chinese Herbal Medicines, 2016,8(2):143-153.

[29] 姜辉,刘健,高家荣,等.五味温通除痹胶囊对类风湿关节炎风寒湿痹阻证模型大鼠的治疗作用[J].风湿病与关节炎,2012,1(6):23-27.

[30] 江莹,张静,孟楣,等.黄芩清热除痹胶囊对佐剂性关节炎大鼠的抗炎作用[J].华西药学杂志,2015,30(2):178-180.

[31] 万磊,刘健,黄传兵,等.Foxp[3+] Treg,Th 细胞迁移及 ET-1 与佐剂关节炎大鼠模型肺功能的关系[J].中国免疫学杂志,2014,30(1):93-99.

[32] 姜辉,刘晓闯,秦秀娟,等.五味温通除痹胶囊促进佐剂性关节炎大鼠滑膜组织细胞自噬活性及机制[J].细胞与分子免疫学杂志,2017,33(5):586-590.

[33] Wang Y L, Liu J, Wan L, et al. Effect of xinfeng capsule on Beclin1/PI3K-AKT-mTOR of adjuvant arthritis rats[J]. Zhongguo Zhong Xi Yi Jie He Za Zhi, 2017, 37(4): 464-469.

[34] Wang Y, Liu J, Huang C, et al. Mechanism studies of Xinfeng capsule on improving cardiovascular function though toll-like receptor 4/nuclear factor kappa B pathway in a rat model of adjuvant arthritis[J]. Journal of Traditional Chinese Medicine, 2017,37(1): 116-123.

[35] Zong R K, Liu J. Effects of xinfeng capsule on the expression of platelet derived growth factor in synovium of adjuvant arthritis rats[J]. Chinese Journal of Integrative Medicine, 2014, 20(9): 688-694.

[36] 曹云祥,刘健,朱艳.新风胶囊对佐剂性关节炎大鼠心功能及血清细胞因子、调节 T 细胞的影响[J].中国临床保健杂志,2010,13(5):503-506.

[37] 孙玥,刘健,万磊,等.新风胶囊通过调节 Keap1-Nrf2/ARE 信号通路改善佐剂型关节炎大鼠肺功能研究[J].中华中医药杂志,2016,31(5):1971-1978.

[38] 张静.基于"化学成分"探讨新风胶囊方中雷公藤配伍减毒作用[D].合肥:安徽中医药大学,2016.

[39] 成遥,张贺,孟楣,等.新风胶囊肝肾亚急性毒性实验研究[J].安徽医药,2015,19(8):1450-1453.

[40] Jiang H, Liu J, Wang T, et al. Urinary metabolite profiling provides potential differentiation to explore the mechanisms of adjuvant-induced arthritis in rats[J]. Biomed Chromatogr, 2016, 30(9): 1397-1405.

[41] Wen J T, Liu J, Zhang P H, et al. RNA-seq reveals the circular RNA and miRNA

expression profile of peripheral blood mononuclear cells in patients with rheumatoid arthritis [J]. Biosci Rep, 2020, 40(4):BSR20193160.

[42] 刘健,万磊,黄传兵.脾虚致痹探讨[J].中华中医药杂志,2017,32(6):2440-2444.

[43] Liu J, Wang Y, Huang C B, et al. Efficacy and safety of Xinfeng capsule in patients with rheumatoid arthritis: a multi-center parallel-group double-blind randomized controlled trial [J]. J Tradit Chin Med,2015,35(5):487-498.

[44] 董文哲,刘健,忻凌,等.雷公藤不同剂型改善类风湿关节炎患者免疫炎症指标的数据挖掘分析[J].免疫学杂志,2018,34(10):894-899.

[45] 孙艳秋,刘健,忻凌,等.黄芩清热除痹胶囊联合新风胶囊改善类风湿关节炎湿热证患者免疫炎症指标的数据挖掘研究[J].风湿病与关节炎,2020,9(1):5-9.

[46] 张颖,刘健,姜辉,等.基于关联规则研究五味温通除痹胶囊对类风湿关节炎寒湿证患者的影响[J].风湿病与关节炎,2020,9(2):7-11.

[47] 孙艳秋,刘健,忻凌,等.基于数据挖掘研究单味与复方雷公藤制剂对类风湿关节炎贫血患者免疫、炎症、肝肾功能的影响[J].中国免疫学杂志,2020,36(7):804-809.

[48] 刘健,方妍妍,董文哲,等.健脾化湿通络方药对 3 449 例风湿病患者终点事件影响的队列研究[J].安徽中医药大学学报,2019,38(6):6-9.

[49] 文建庭,刘健,万磊,等.1 468 例类风湿关节炎患者终点事件发生情况队列研究[J].安徽中医药大学学报,2017,36(5):13-17.

[50] 董文哲,刘健,万磊,等.中医药治疗类风湿关节炎患者随访期间终点事件发生情况的队列研究[J].风湿病与关节炎,2018,7(3):18-22.

[51] 方妍妍,刘健,万磊,等.类风湿关节炎患者健脾化湿通络方药应用的队列研究[J].中国临床保健杂志,2018,21(4):505-509.

[52] 章平衡,刘健,纵瑞凯,等.基于 miR-155/NF-κB 信号通路探讨新风胶囊改善类风湿关节炎血瘀证患者肺功能的机制[J].中华中医药杂志,2018,3(24):5609-5615.

[53] 孙玥,刘健,万磊.新风胶囊对类风湿关节炎患者肺功能的影响[J].中国中西医结合杂志,2016,36(7):814-820.

[54] 曹云祥,刘健,黄传兵,等.新风胶囊可以调节类风湿性关节炎患者的免疫功能和改善心功能[J].细胞与分子免疫学杂志,2015,31(3):394-396.

[55] 孙玥,刘健,万磊,等.新风胶囊改善类风湿性关节炎患者心功能的机制[J].细胞与分子免疫学杂志,2015,8(1):93-96.

[56] 刘健,陈瑞莲,潘喻珍,等.新风胶囊对类风湿关节炎活动期伴贫血患者外周血 CD4+ CD25+ CD127lo 调节性 T 细胞的影响[J].山东中医药大学学报,2009,33(6):480-483.

[57] 章平衡,刘健,谈冰,等.新风胶囊通过调节 NF-κB 通路改善类风湿关节炎患者高凝状态[J].免疫学杂志,2016,32(1):49-55.

[58] 刘健,纵瑞凯,余学芳,等.新风胶囊对活动期类风湿关节炎患者 P-选择素、血小板参数及超微结构的影响[J].中国中医药信息杂志,2008(9):5-7.

[59] Sun Y, Cao Y H. Effects of Xinfeng capsule on the Fas/FasL-mediated apoptotic pathway in patients with rheumatoid arthritis[J]. Traditional Chinese Medicine, 2018, 38(4): 601-609.

[60] 王智华,刘健,郭雯,等.健脾化湿通络法对类风湿关节炎患者生活质量的影响[J].中国临床保健杂志,2007(6):586-588.

［61］刘健,余学芳,纵瑞凯,等.新风胶囊对活动期类风湿关节炎的疗效及其对抑郁情绪的影响[J].福建中医学院学报,2008(4):33-37.

［62］万磊,刘健,黄传兵,等.新风胶囊通过抑制 PKC/NF-κB 通路改善佐剂性关节炎大鼠的肺功能[J].细胞与分子免疫学杂志,2018,34(7):589-594.

［63］文建庭,刘健,万磊,等.基于 Notch 和 PKC/NF-κB 通路串话研究新风胶囊改善佐剂性关节炎大鼠肺功能机制[J].免疫学杂志,2018,34(7):553-561.

第四章

探究脾虚致痹"病根"

随着人类基因组计划的完成,我们发现人类的蛋白质编码基因总数小于 20 000。非编码 RNA 是指一组未翻译成蛋白质的 RNA,包括微小 RNA(micro RNA,miRNA)和长链非编码 RNA(long non-coding RNA,lncRNA)。这些非编码 RNA 在表观遗传学、转录和转录后水平上操纵基因表达,它们也参与几乎所有的生理和病理过程。

环状 RNA(circular RNA,circRNA)是广泛存在的一类重要的内源性非编码 RNA,可能通过调控基因的转录、剪接和翻译等过程在疾病中发挥重要作用。近年来,越来越多的证据表明,circRNA 在哺乳动物中非常丰富,并作为靶 miRNA 的分子海绵来调节基因表达。circRNA 能有效地结合和阻止 miRNA 转录,进一步影响下游 mRNA 的表达,从而参与各种疾病。越来越多的证据表明,一些 circRNA 在自身免疫性疾病的调节中起着重要作用,导致异常的基因表达,这可能导致包括类风湿关节炎、系统性红斑狼疮等在内的自身免疫性疾病的进展。虽然 lncRNA、circRNA 作为疾病发病潜在的"病根"可能是了解基因调控和相关疾病发病机制的重要生物分子,但对于这些 lncRNA、circRNA 是否也可以作为类风湿关节炎等风湿病诊断和医疗保健的生物标志物,甚至作为干预靶点的研究却很少,因此深入研究具有重要意义和价值。

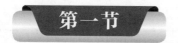

第一节

类风湿关节炎的脾虚"病根"

一、RNA-seq 揭示类风湿关节炎患者 PBMC circRNA 和 miRNA 表达谱

利用 RNA-seq 鉴定类风湿关节炎与健康人之间差异表达的 circRNA 和

miRNA。通过比较模型组的外周血单个核细胞(PBMC)和健康人的 PBMC 样本，描述了类风湿关节炎患者的 circRNA 表达谱，并用实时荧光定量聚合酶链反应(real time quantitative polymerase chain reaction，RT-qPCR)评估了鉴定的 circRNA 的表达。最后将 circRNA 与类风湿关节炎疾病活动性指标、DAS28 和 SF-36 评分进行相关分析。结果不仅揭示了类风湿关节炎发病的潜在分子机制，而且表明差异表达的 circRNA 可能为类风湿关节炎的治疗提供了新的分子靶点。

1. 纳入个体的临床和生化特征

类风湿关节炎患者(试验组)在性别和年龄上与健康人群(对照组)无明显差异。两组基线一致，具有可比性(表 4-1)。

表 4-1　研究人群的临床特征

指标	试验组	对照组	P
性别比(男/女)	1:9	1:9	1.000
年龄/岁	44.4±10.73	43.9±10.49	0.922
病程/年	3.23±3.10	NA	NA
ESR/(mm/h)	41.40±26.51	NA	NA
hs-CRP/(mg/L)	23.34±15.96	NA	NA
RF/(IU/mL)	112.49±79.77	NA	NA
抗 CCP 抗体/(IU/mL)	92.30±67.91	NA	NA
IgA/(g/L)	2.64±0.60	NA	NA
IgG/(g/L)	13.78±3.43	NA	NA
IgM/(g/L)	1.61±0.56	NA	NA
C3/(g/L)	1.33±0.24	NA	NA
C4/(g/L)	0.33±0.24	NA	NA
DAS28 评分	6.77±0.93	NA	NA
VAS 评分	6.94±0.94	NA	NA
SAS 评分	56.43±4.87	NA	NA
SDS 评分	56.35±5.77	NA	NA
SF-36 评分	130.21±14.99	NA	NA

注:NA 表示正常范围或无统计学意义。

2. 类风湿关节炎患者和健康受试者中差异表达的 circRNA 和 miRNA 的鉴定

为了鉴定类风湿关节炎中差异表达的 circRNA 和 miRNA，对 3 例类风湿关节炎患者和 3 例健康人 PBMC 中的 circRNA 和 miRNA 进行了序列分析。将原始数据标准化后，对两组间差异表达的 circRNA 和 miRNA 进行鉴定。通过筛选以差异倍数大于 1 和 $P<0.05$ 为条件，确定了 165 个 circRNA(109 个上调和 56 个下调)和 63 个 miRNA(51 个上调和 12 个下调)，这两个群体之间存在差异

表达(图 4-1A~B)。miRNA 和 miRNA-1C 组的 miRNA-1C 的表达水平见图
4-1C~D。

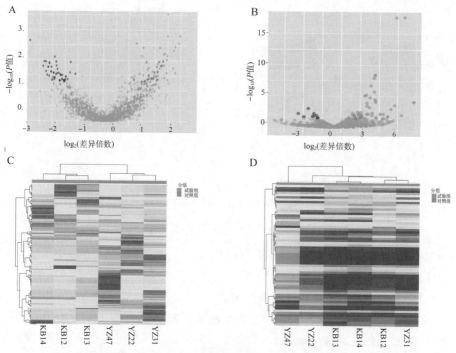

图 4-1 二维码

图 4-1 类风湿关节炎患者和健康对照者的 circRNA 和 miRNA 表达谱

A. 两组差异表达 circRNA 的火山图:每个圆圈代表差异倍数为 1.5 左右的 circRNA。B. 两组差异表达 miRNA 的火山图:每个圆圈代表差异倍数为 1.5 左右的 miRNA。A、B 中红色代表上调,蓝色代表下调,灰色代表无差异。C. 两组差异表达 circRNA 的热图:每列代表一份样本,每行代表每个基因。D. 两组差异表达 miRNA 的热图:每列代表一份样本,每行代表每个基因。C、D 中红色代表相对高表达,绿色代表相对低表达;KB12~KB14 代表对照组,YZ22、YZ31、YZ47 代表试验组

3. 差异表达 circRNA 的 GO 富集分析和 KEGG 途径分析

本体论涵盖了生物过程(biological process,BP)、细胞成分(cell component,CC)和分子功能(molecular function,MF)三个领域。为了研究这些环的生物学功能,我们用 GO 分析和 KEGG 途径分析来探讨它们的生物学功能。GO 富集分析表明,差异表达 circRNA 主要参与的生物学过程包括细胞蛋白修饰过程和细胞代谢过程,如细胞器组织、蛋白质修饰过程和细胞信号转导;细胞成分,如核腔、核部分和细胞;分子功能,如催化活性、ATP 结合和蛋白激酶活性(图 4-2A)。KEGG 途径分析表明,与差异表达的 circRNA 相关的基因主要涉及 ErbB、TNF、TGF-β 信号通路和 FoxO 信号通路的差异最为显著(图 4-2B)。

图 4-2 二维码

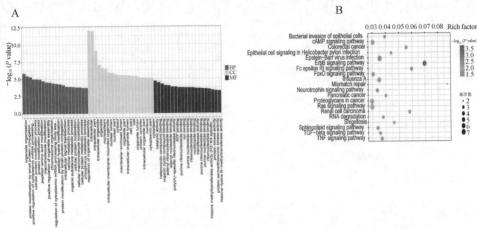

图 4-2　差异表达 circRNA 的 GO 分析和 KEGG 途径注释

A. GO 富集分析结果。从左向右依次：1～20 列为生物过程（BP）分析结果；21～40 列为细胞成分（CC）分析结果；41～60 列为分子功能（MF）分析结果。B. KEGG 途径分析结果。圆圈代表基因与通路之间的关系，圆圈越大则基因与通路之间的关系越强

4. circRNA-miRNA 共表达网络的构建

据现有研究所知，circRNA 可通过多种机制发挥重要的生物学作用，包括染色质修饰、剪接等。此外，越来越多的证据表明，circRNA 可能通过共表达网络在类风湿关节炎中发挥重要的调控功能。因此，我们构建了一个 circRNA-miRNA 共表达网络来识别与类风湿关节炎相关的 circRNA。

使用 CircInteractiome 数据库（https://circinteractome. nia. nih. gov/）我们预测了差异表达的 miRNA 与差异表达的 circRNA 之间的结合位点关系。为了确定 circRNA 的可能调节机制，利用 Cytoscape 软件构建了 circRNA-miRNA 共表达网络分析（图 4-3）。这个过程产生了一个复杂的 circRNA 靶网络，由 228 对匹配的 circRNA-miRNA 组成，其中包括 165 个差异表达的 circRNA 和 63 个差异表达的 miRNA。我们选择了 6 个显著改变的细胞进行进一步的研究，包括 3 个上调的 *hsa* 基因（0001200、0001566 和 0003972）和 3 个下调的 *hsa* 基因（0008360、0000734 和 0001402）。通过生物信息学分析，这些基因与细胞凋亡、自噬、免疫、炎症和氧化应激有关。这些过程与类风湿关节炎密切相关。表 4-2 列出了 6 个基因的基本特性。这些 circRNA 的基本结构模式见图 4-4。

图 4-3 二维码

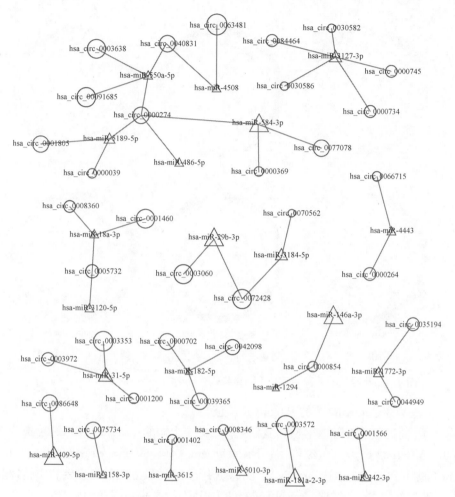

图 4-3　circRNA-miRNA 共表达网络

圆和三角形分别代表 circRNA 和 miRNA。红色和蓝色分别代表上调和下调(二维码);圆和三角形的大小代表 P 的大小,节点越大,P 越小

表 4-2　6 种不同表达 circRNA 的基本特性

circRNA	基因位置	P	差异倍数	变化趋势	基因代码
hsa_circ_0001200	chr21:46275124—46281186	0.014 6	2.26	上调	*PTTG1IP*
hsa_circ_0001566	chr5:179688683—179707608	0.014 6	2.26	上调	*MAPK9*
hsa_circ_0003972	chr9:96238537—96261168	0.023 9	2.10	上调	*FAM120A*
hsa_circ_0008360	chr22:41277773—41278181	0.016 8	−2.16	下调	*XPNPEP3*
hsa_circ_0000734	chr17:1746096—1756483	0.019 7	−1.80	下调	*RPA1*
hsa_circ_0001402	chr4:38091552—38104778	0.011 6	−1.28	下调	*TBC1D1*

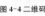
图 4-4 二维码

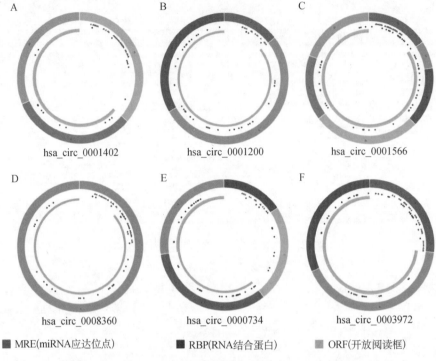

A hsa_circ_0001402 B hsa_circ_0001200 C hsa_circ_0001566

D hsa_circ_0008360 E hsa_circ_0000734 F hsa_circ_0003972

■ MRE(miRNA应达位点)　　■ RBP(RNA结合蛋白)　　■ ORF(开放阅读框)

图 4-4　特异性的 6 种 circRNA 的结构模式（http://gb. whu. edu. cn/CSCD/）

5. 差异表达 circRNA 的 RT-qPCR 验证

为了验证测序数据的可靠性，我们选择了 3 个上调的（hsa_circ_0001200、hsa_circ_0001566 和 hsa_circ_0003972）和 3 个下调（hsa_circ_0008360、hsa_circ_0000734 和 hsa_circ_0001402）的作为候选 circRNA。我们使用 10 例类风湿关节炎患者和 10 名健康人的独立样本对 6 个候选 circRNA 进行 RT-qPCR。这些基因在细胞凋亡、自噬、免疫、炎症和氧化应激等与类风湿关节炎发生密切相关的途径中都很丰富。因此，我们发现，与健康受试者（对照组）相比，类风湿关节炎患者（试验组）hsa_circ_0001200、hsa_circ_0001566 和 hsa_circ_0003972 确实上调，而类风湿关节炎患者 hsa_circ_0008360 确实下调。这些结果与测序结果一致（图 4-5）。

6. 类风湿关节炎患者 PBMC 临床变量与 circRNA 的 Spearman 相关检验

为了确定类风湿关节炎患者中显著和差异表达的 circRNA 是否为类风湿关节炎疾病活动性的相关生物标志物，我们进行了 Spearman 相关检验，以评估类风湿关节炎临床特征（ESR、hs-CRP、RF、CCP、IgA、IgG、IgM、C3、C4、DAS28、VAS、SAS、SDS 等）和 circRNA（hsa_circ_0001200、hsa_circ_0001566、hsa_circ_0003972 和 hsa_circ_0008360）水平。我们发现，类风湿关节炎患者的 hsa_circ_0001200 水平与晨僵时间和抗 CCP 抗体水平呈正相关（图 4-6A、E），hsa_circ_

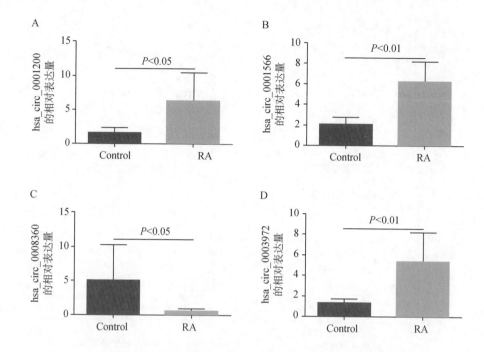

图 4-5　RT-qPCR 测定 10 例类风湿关节炎患者和 10 例健康受试者 PBMC 中 circRNA 的相对表达水平

Control 代表对照组，RA 代表试验组；hsa_circ_0001200、hsa_circ_0001566 和 hsa_circ_0003972 与测序结果（A、B、D）呈相同的上升趋势，hsa_circ_0008360 与测序结果（C）呈相同的下降趋势

0001566 水平与抗 CCP 抗体水平呈正相关（图 4-6B），与 IgA 水平呈负相关（图 4-6F）；hsa_circ_0003972 水平与类风湿关节炎患者的 DAS28 评分和关节压痛数呈正相关（图 4-6C、G），hsa_circ_0008360 水平与关节晨僵时间和抗 CCP 抗体评分呈负相关（图 4-6D、H）。最近的一项研究表明，PBMC 中的 hsa_circ_0044235 可能是类风湿关节炎患者的潜在生物标志物。另一项研究表明，类风湿关节炎患者 PBMC 中 circRNA_104871、circRNA_003524、circRNA_101873 和 circRNA_103047 的表达增加可能是类风湿关节炎患者诊断的潜在生物标志物。

　　类风湿关节炎是一种病因不明的系统性自身免疫性疾病。在过去的几十年里，人们对类风湿关节炎的分子机制进行了大量的研究，但是大多数的研究都集中在蛋白质编码基因上。迅速积累的证据表明，尽管非编码 RNA 不直接编码蛋白质，但它们在蛋白质编码基因的转录和翻译中起着调节作用。已有许多研究表明 lncRNA 参与类风湿关节炎的发病机制，可作为类风湿关节炎诊断的生物标志物。近年来，越来越多的证据表明，circRNA 广泛参与各种生理和病理过程，包括

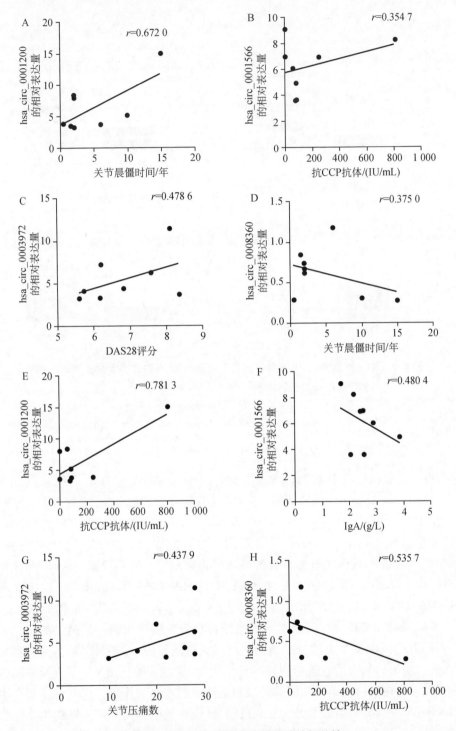

图 4-6　circRNA 与临床疾病活动的相关性

许多疾病的发生和发展,如肺癌、肝癌、妇科疾病等。

关于 circRNA 在类风湿关节炎中作用的研究很少。最近的几项研究表明,PBMC 中的 hsa_circ_0044235、hsa_circ_104871 和 hsa_circ_003524 参与了类风湿关节炎的发病机制,并可作为类风湿关节炎的潜在生物标志物。本研究利用测序技术成功地探索了类风湿关节炎患者和健康人 PBMC 中 circRNA 和 miRNA 的表达谱,并对类风湿关节炎患者的 circRNA 表达和 circRNA-miRNA 共表达进行了评价。我们发现存在大量差异表达的 circRNA 和 miRNA,这些可能与类风湿关节炎的发病过程相关。本研究结果可丰富类风湿关节炎发病机制的研究,为深入探讨 circRNA 在类风湿关节炎中的作用提供理论依据。

二、网络分析和转录组分析揭示类风湿关节炎患者 PBMC 的生物标志物

类风湿关节炎是人体的一种自体免疫性疾病,拥有属性逐渐破坏周围关节及其周围组织。全球类风湿关节炎发病率为 $0.5\% \sim 1\%$。类风湿关节炎的发病机制很复杂。因此,探讨类风湿关节炎的发病机制,寻找降低类风湿关节炎致残率和提高患者生活质量的生物标志物和治疗靶点具有重要意义。目前对于 lncRNA 在类风湿关节炎发生发展过程中的功能和调控机制的认识仍然有限,特别是对于类风湿关节炎患者 PBMC 中 lncRNA、mRNA 表达的异常,以及 lncRNA 与临床指标/患者感受之间的关系仍有待探讨。本研究通过比较 3 名类风湿关节炎患者和 3 名健康对照者 PBMC lncRNA 表达谱的影响,并进一步选择 10 名类风湿关节炎患者和 10 名健康对照者外周血样本,用 RT-qPCR 方法检测 lncRNA 的表达情况,分析 lncRNA 与类风湿关节炎疾病活动指数、疾病活动评分(包括 DAS28 评分和 SF-36 评分)的相关性。

1. 纳入患者的临床和生化特征

类风湿关节炎患者与健康人群在性别、年龄方面无明显差异(表 4-3)。两组的基线一致且具有可比性。

表 4-3　类风湿关节炎患者与健康人群的临床特征

指标	类风湿关节炎组	健康对照组	P
性别比(男/女)	1:9	1:9	1
年龄/岁	45.9 ± 11.80	43.7 ± 7.99	0.637
ESR/(mm/h)	38 ± 27.48	NA	NA
hs-CRP/(mg/L)	23.40 ± 16.40	NA	NA
RF/(IU/mL)	109.48 ± 82.34	NA	NA

续　表

指标	类风湿关节炎组	健康对照组	P
抗 CCP 抗体/(IU/mL)	226.34±164.75	NA	NA
IgA/(g/L)	2.53±0.57	NA	NA
IgG/(g/L)	13.88±3.40	NA	NA
IgM/(g/L)	1.48±0.61	NA	NA
C3/(g/L)	1.23±0.27	NA	NA
C4/(g/L)	0.34±0.23	NA	NA
DAS28 评分	6.80±0.98	NA	NA
VAS 评分	6.95±0.94	NA	NA
SAS 评分	56.40±4.88	NA	NA
SDS 评分	56.60±6.07	NA	NA
SF-36 评分	130.21±14.99	NA	NA

注:NA 表示正常范围或无统计学意义。

2. 类风湿关节炎患者 lncRNA 表达谱

在我们的研究中,与健康对照组相比,类风湿关节炎患者中有 231 个 lncRNA 表达上调,110 个 lncRNA 表达下调。前 3 个上调与前 3 个下调的 lncRNA 的信息见表 4-4。

表 4-4　RNA-seq 分析显示类风湿关节炎患者外周血差异表达的 lncRNA

lncRNA	P	差异倍数	变化	基因代码
ENSG00000246430	0.001366	2.747691448	上调	LINC00968
ENSG00000223749	0.002933	2.532423677	上调	MIR503HG
ENSG00000225434	0.000301	−3.210084216	下调	LINC01504
ENSG00000223839	0.002506	−2.536755148	下调	FAM95B1
ENSG00000180422	0.003974	−2.794683328	下调	LINC00304
ENSG00000258867	0.004095	−2.478197951	下调	LINC01146

3. 分析差异表达的 lncRNA 和 mRNA

从 lncRNA 表达谱可以看出,按我们的过滤标准,类风湿关节炎组和健康对照组之间存在差异表达的 lncRNA 共有 341 个,其中表现为上调的有 231 个,表现为下调的有 110 个($P \leqslant 0.05$,差异系数$\geqslant 2$)。利用散点图(图 4-7A、B)和火山图(图 4-7C、D)实现基于样本 lncRNA 表达水平之间比较的可视化。同时,应用分层聚类分析进一步揭示两组间 lncRNA 表达间的差异性(图 4-7E、F)。

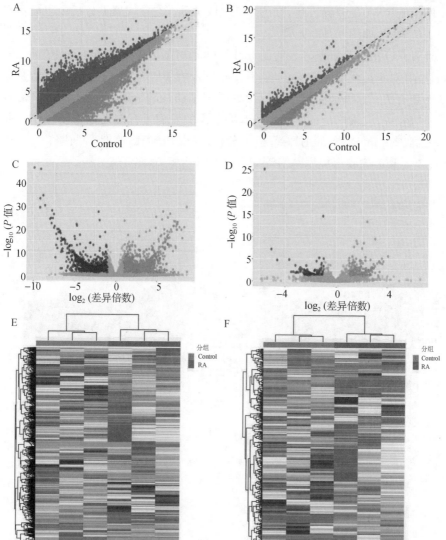

图 4-7 二维码

图 4-7 测定 3 例类风湿关节炎患者和 3 例健康对照者的 lncRNA 和 mRNA 表达谱

Control 代表健康对照组,RA 代表类风湿关节炎组。A. 两组差异表达 mRNA 的散点图:每个圆圈代表差异倍数>2.0 的 mRNA。B. 两组差异表达 lncRNA 的散点图:每个圆圈代表差异倍数>2.0 的 lncRNA。A、B 中红色代表上调、绿色代表下调、灰色代表无差异(二维码)。C. 两组差异表达 mRNA 的火山图:每个圆圈代表差异倍数>2.0 的 mRNA。D. 两组差异表达 lncRNA 的火山图:每个圆圈代表差异倍数>2.0 的 lncRNA。C、D 中紫色代表上调、蓝色代表下调、灰色代表无差异(二维码)。E. 两组差异表达 mRNA 的热图:每列代表一份样本,每行代表每个基因。F. 两组差异表达 lncRNA 的热图:每列代表一份样本,每行代表每个基因。E、F 中红色代表相对高表达、蓝色代表相对低表达(二维码);从左向右,1~3 列代表健康对照组,4~6 列代表类风湿关节炎组

　　另外,类风湿关节炎组和健康对照组间差异表达 mRNA 为 7 895 个,按照我们的筛选标准,其中上调 4 916 个,下调 2 934 个。并通过散点图和火山图分析来

表示两组 mRNA 的差异表达,如图 4-7B、D 所示。在层次聚类分析中也显示出不同的表达模式,如图 4-7F 所示。

通过 GO 富集分析差异表达的 lncRNA,通过 KEGG 途径分析 mRNA。分析结果显示,对于类风湿关节炎患者,其 lncRNA 在 PBMC 中表达谱的显著变化可能与炎症有关。这些通路与 TGF、TNF 信号通路,ErbB 信号通路,cAMP 信号通路等基因相关,已被广泛证实在类风湿关节炎的发病过程中发挥重要作用。通过对这些高表达 lncRNA 的 KEGG 途径分析,发现其与 IL-17 信号通路、TNF 信号通路、产生 IgA 的肠道免疫网络等信号通路密切相关(图 4-8)。

图 4-8 二维码

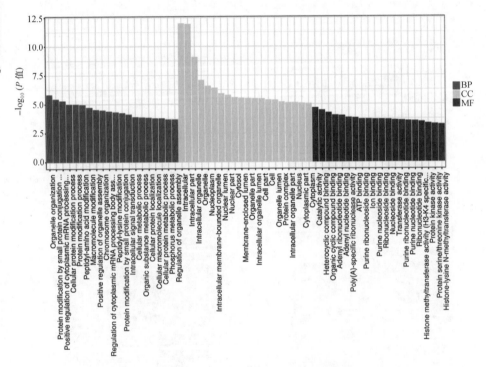

图 4-8　lncRNA-mRNA 共表达网络

从左向右依次:1～20 列代表生物过程(BP)结果;21～40 列代表细胞成分(CC)结果;41～60 列代表分子功能(MF)结果。柱的垂直长度表示富集程度,越长表示富集程度越高

最后,为了识别 mRNA 和 lncRNA 之间的相互作用,我们构建了基因共表达网络,根据单位基因的归一化信号强度建立共表达网络。数据采用同一编码基因表达的所有转录本的中位基因表达值进行归一化,不额外处理 lncRNA 的表达值。我们从观察列表中筛选出差异表达的 lncRNA 和 mRNA。对于分析的每个基因,我们计算皮尔逊相关性,选择相关显著的对(仅 lncRNA-mRNA 对)构建网络,使用 Cytoscape 绘制共表达网络(图 4-9)。

图 4-9 二维码

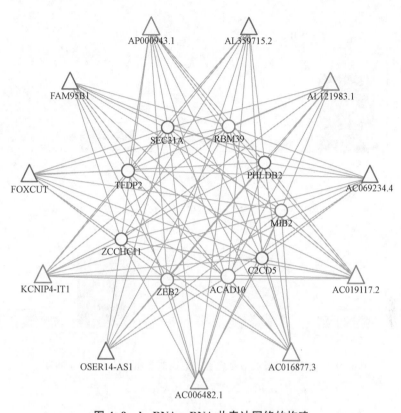

图 4-9　lncRNA-mRNA 共表达网络的构建

三角代表 lncRNA，圆代表 mRNA。红色和蓝色分别代表上下调节（二维码）。
三角和圆的大小代表 lncRNA 和 mRNA 的折叠变化，尺寸越大，折叠变化越大

4. 差异表达 lncRNA 的验证

然后，我们选择了 6 个差异表达的 lncRNA 进行 RT-qPCR 验证。类风湿关节炎组中 LINC00304、LINC01504 的相对表达明显低于健康对照组，MIR503HG、FAM95B1 在类风湿关节炎组中的相对表达明显高于健康对照组，与测序结果一致（图 4-10）。研究还首次分析了类风湿关节炎中差异表达基因与患者感受之间的相关性，我们发现 lncRNA 与临床实验室指标及患者感受均存在强相关性。此外，我们观察了 LINC00304、LINC01504、FAM95B1 和 MIR503HG 的表达与临床实验室指标及患者感受之间的相关性。结果表明，FAM95B1 水平与 IgG、C4 呈正相关，LINC00304 水平与 IgG、关节肿胀数呈正相关，MIR503HG 水平与关节肿胀数、关节压痛数呈正相关，LINC01504 水平与病程呈正相关，LINC01504 水平与 RF 水平呈负相关（图 4-11）。这些结果表明，LINC00304、LINC01504、FAM95B1、MIR503HG 可能在类风湿关节炎的发病机制中发挥重要作用。

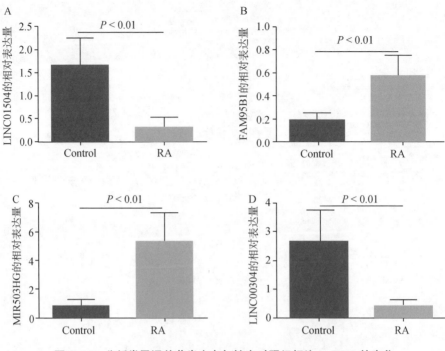

图 4-10　分析类风湿关节炎患者与健康对照组相比 lncRNA 的变化

Control 代表健康对照组,RA 代表类风湿关节炎组

　　类风湿关节炎是一种慢性自身免疫性关节病,其持续炎症影响骨形成和骨重塑,导致骨逐渐破坏。其发病率高,发病机制尚不清楚,至今尚无法根治。目前,临床诊断也很困难。常用的影像学和血清学检测缺乏特异性。因此,寻找特异性的、早期诊断的分子标志物对类风湿关节炎的早期诊断和治疗具有重要意义。lncRNA 在类风湿关节炎的发生发展过程中的转录调控具有高度的特异性,这可能是独立预测生物学指标的重要特征。

　　肿瘤坏死因子受体相关因子 1(TRAF-1)和 TRAF1-C5 是类风湿关节炎发病的易感基因。类风湿关节炎患者急性期关节 TRAF1-C5 水平明显升高。另外,在 TRAF1-C5 缺陷小鼠的关节炎模型中,关节炎的发展是延迟的。我们发现一种新型的 TRAF1-C5T1 lncRNA 主要在细胞核中表达,在类风湿关节炎患者中 TRAF1 和 TRAF1-C5 基因之间存在转录关系。类风湿关节炎患者滑膜成纤维细胞和 PBMC 中 TRAF1-C5T1 lncRNA 与 TRAF1-C5 的表达呈正相关。TRAF1-C5T1 lncRNA 可以通过调控在同一基因组区域的 TRAF1-C5 基因的转录,参与类风湿关节炎的发病。

　　总的来说,类风湿关节炎作为一种慢性疾病,其表现和病程因人而异。在最

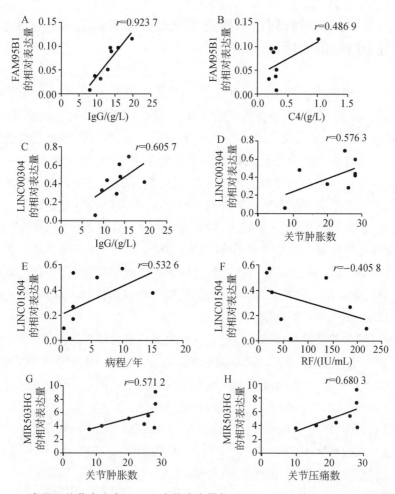

图 4-11　类风湿关节炎患者 PBMC 中临床变量与差异 lncRNA 的 Spearman 相关性检验

近的研究中,研究者经常讨论类风湿关节炎的基因检测,但很少将基因检测结果与临床指标及患者生活质量结合起来。通过高通量测序和生物信息学分析,结合 RT-qPCR 验证和相关分析,筛选出类风湿关节炎患者与健康对照者差异表达的 lncRNA。且差异表达的基因可能参与了类风湿关节炎的发病机制,有望成为类风湿关节炎诊断和预后的新的生物标志物。但在本研究中,由于样本数量的限制,仍存在一些缺陷,我们将在接下来的研究中用更大样本量、更具有包容性的实验来验证当前的发现,并阐明 lncRNA 在类风湿关节炎患者中发挥作用的调节机制。

三、基于蛋白微阵列技术筛选类风湿关节炎患者湿热证炎症免疫相关差异蛋白质的表达

湿热证是类风湿关节炎的重要证型,现代医学研究表明,类风湿关节炎在发病中伴随促炎因子的升高、抑炎因子的下降、大量炎性细胞的过度增殖,免疫炎症反应亢进,这也是类风湿关节炎关节肿痛、系统病变、生活质量下降及致残的重要因素,因此,减轻炎症反应是延缓类风湿关节炎病情进展的重要机制之一。寻找类风湿关节炎炎症免疫相关的生物学标志物,可能为类风湿关节炎湿热证的诊治和预后带来重大意义。蛋白质组学技术的出现,为类风湿关节炎的研究提供新的手段,能定量考察类风湿关节炎发生、发展过程中蛋白质种类及数量的改变,能筛选诊治和预后的特异性生物学标志物,也为药物的治疗提供评价手段。团队利用蛋白微阵列技术,筛选类风湿关节炎湿热证患者炎症免疫相关蛋白质,并分析其与患者感受、临床指标的关系,探索证候的微观物质基础机制,为揭示类风湿关节炎湿热证的发病机制提供依据。

1. 类风湿关节炎湿热证患者炎症免疫相关差异蛋白质表达谱

蛋白芯片共检测 17 例标本:10 例正常人血清,男性 2 例、女性 8 例,平均年龄(52.45±8.91)岁;7 例类风湿关节炎湿热证患者血清,男性 2 例,女性 5 例,平均年龄(53.07±7.32)岁。两组基线一致,具有可比性。

酶联免疫吸附测定(enzyme linked immunosorbent assay,ELISA)共验证 60 例标本:30 例正常人,男性 8 人、女性 22 人,平均年龄(55.50±9.60)岁;30 例类风湿关节炎湿热证患者,男性 7 人,女性 23 人,平均年龄(54.54±10.98)岁。两组基线一致,具有可比性。

对正常人和类风湿关节炎湿热证患者的血清进行蛋白微阵列检测后,共得到 30 个有意义的蛋白质(18 个下调,12 个上调);共得到 3 个炎症免疫相关差异蛋白质(IL-8、IL-17、PD-L2);构建了一个热图,根据它们在样本中的表达水平对与炎症免疫相关蛋白质进行分组;同时对两组炎症免疫相关蛋白质的主要成分进行了分析(图 4-12)。

2. 类风湿关节炎湿热证患者炎症免疫相关差异蛋白质的 GO 富集和 KEGG 途径分析

GO 富集分析结果显示,炎症免疫相关差异蛋白质的生物过程主要涉及滑膜细胞、IL-1 应答、IL-17 信号通路等 20 个方面(图 4-13A);炎症免疫相关差异蛋白质的细胞成分仅涉及质膜外侧 1 个方面(图 4-13B);炎症免疫相关差异蛋白

质分子功能涉及 G 蛋白偶联受体、细胞因子活性、受体配体活性等 6 个方面(图 4-13C)。KEGG 共富集到 3 条重要的通路,包括 IL-17 信号通路、细胞因子受体通路及类风湿关节炎相关通路(图 4-13D)。

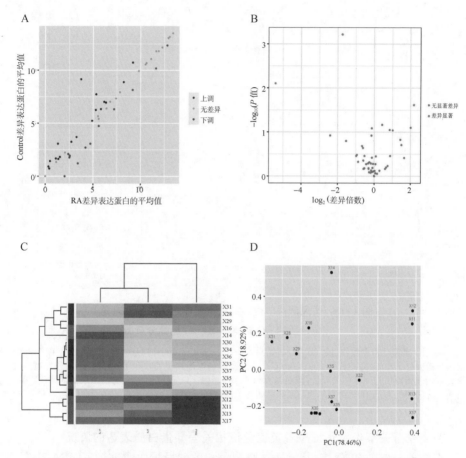

图 4-12 二维码

图 4-12 类风湿关节炎湿热证患者炎症免疫相关差异蛋白质表达谱的表达

A. 炎症免疫相关差异蛋白质的散点图:每个圆圈代表差异倍数为 1.5 左右的蛋白质;Control 代表正常人,RA 代表类风湿关节炎患者。B. 炎症免疫相关差异蛋白质的火山图:每个圆圈代表差异倍数为 1.5 左右的蛋白质。C. 炎症免疫相关差异蛋白质的热图,每个圆圈代表差异倍数为 1.5 左右的蛋白质,红色代表上调的蛋白质,蓝色代表下调的蛋白质(二维码)。X11~X17、X28~X30 代表正常人,X31~X37 代表类风湿关节炎湿热证患者。D. 炎症免疫相关差异蛋白质主成分分析(PCA)图:红色代表正常人,蓝色代表类风湿关节炎患者(二维码)

图 4-13 二维码

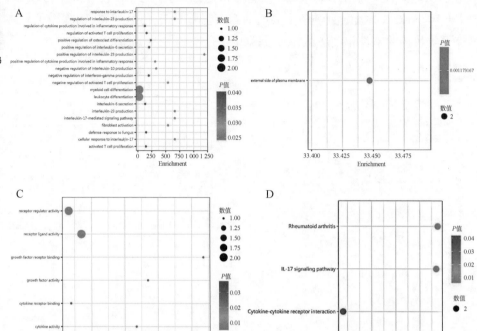

图 4-13　类风湿关节炎湿热证患者炎症免疫相关差异
蛋白质的 GO 富集和 KEGG 途径分析图

A. GO 富集分析中生物过程(BP)分析结果。B. GO 富集分析中细胞成分(CC)分析结果。C. GO 富集分析中分子功能(MF)分析结果。A~C 图中圆圈颜色深浅代表关联性,颜色越深则关联性越大;圆圈大小代表蛋白质与通路的关联性,圆圈越大则关联性越强。D. KEGG 途径分析结果。圆圈代表基因与通路之间的关系,圆圈越大则基因与通路之间的关系越强

3. 类风湿关节炎湿热证患者炎症免疫相关差异蛋白质表达的情况

根据差异倍数和 P 值,共挑选 3 个凋亡相关差异蛋白质进行 ELISA 验证,包括 1 个上调(IL-17),2 个下调(IL-8、PD-L2)。ELISA 验证结果显示,与正常人相比,类风湿关节炎患者湿热证患者 IL-17、IL-8、程序性死亡配体 2(PD-L2)的表达显著升高(图 4-14)。

4. 类风湿关节炎湿热证患者炎症免疫相关差异蛋白质的 ROC 曲线

对 3 个炎症免疫相关差异蛋白质进行受试者操作特征曲线(简称 ROC 曲线)分析,结果显示,IL-17 的曲线下面积(AUC)= 0.930 9、PD-L2 的 AUC= 0.702 3,IL-8 的 AUC= 0.521 4,说明 IL-17 和 PD-L2 可作为类风湿关节炎湿热证患者炎症免疫相关蛋白质的分子诊断标志物。

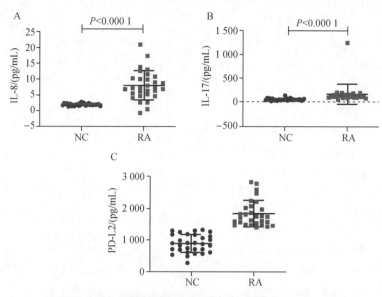

图 4-14　3 个炎症免疫相关差异蛋白质的 ELISA 验证

NC 为正常人，RA 为类风湿关节炎湿热证患者

5. 类风湿关节炎湿热证患者炎症免疫相关差异蛋白质与患者感受、临床指标的相关性分析

Spearman 相关性分析结果显示，IL-17 与年龄、病程呈负相关，PD-L2 与 SDS 评分呈负相关，IL-8 与 RF 呈正相关（图 4-15）。IL-8 是非特异性炎性趋化因子，是 CXCR3 的重要配体，具有促炎和促血管生成作用，能使局部血管通透性增强，增强中性粒细胞的趋化、黏附，聚集到炎症部位，参与炎症反应。有研究检测到 IL-8 在类风湿关节炎血清、滑膜细胞中的表达显著升高。IL-17 是一种由辅助性 T 细胞 17（Th17）所分泌的促炎因子，是 Th17 发挥免疫调节作用的主要效应因子，具有强大的致炎作用，可诱导多种细胞因子和趋化因子的表达，导致类风湿关节炎骨与关节的破坏。研究表明，类风湿关节炎患者的外周血中 IL-17 表达水平显著升高，与 ESR、hs-CRP、RF 及 DAS28 等呈显著相关性。PD-L2 是程序性死亡受体 1（programmed cell death protein 1，PD-1）的配体，是 CD28 家族成员之一，通过 Th2 相关的细胞因子诱导，具有重要诱导炎症免疫反应的作用。研究证实，PD-L2 在类风湿关节炎湿热证患者 PBMC 中表达升高，与 DAS28、IL-17、TNF-α、IFN-γ 水平呈正相关，可作为类风湿关节炎诊断和病情评估的分子标志物之一。

目前公认的类风湿关节炎的诊断标志物包括 RF、抗 CCP 抗体等，但是类风湿关节炎的特异性诊断标志物，尤其是不同证型类风湿关节炎的诊断标志物仍然在探索中。患者感受作为类风湿关节炎的重要结局指标，国际健康结果测量联合会推荐各种反映患者感受的评分量表来对患者治疗前后生活质量的变化进行评分，

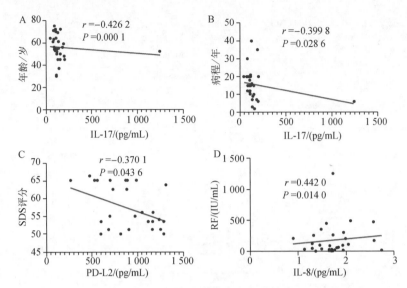

图 4-15　炎症免疫相关蛋白质与患者感受、临床指标的相关性分析

包括焦虑抑郁量表(SAS、SDS)、SF-36 等,患者感受在临床受到越来越多的重视,与类风湿关节炎诊断标志物之间有重要联系。研究证明,患者感受与类风湿关节炎凋亡关键基因密切相关。

前期有很多研究利用蛋白质组学技术筛选出诊断类风湿关节炎的标志物,但是均未对类风湿关节炎湿热证的生物学标志物进行探索。已有学者采用了蛋白微阵列技术用于早期类风湿关节炎的诊断,确定多个蛋白质相互作用参与类风湿关节炎的发病。但是均未对不同证型类风湿关节炎患者的蛋白质组学进行分析研究。基于蛋白质微阵列技术,共得到 3 个炎症免疫相关差异蛋白质(IL-8、IL-17、PD-L2)在类风湿关节炎湿热证患者中表达异常,GO 富集和 KEGG 途径分析这些蛋白质均参与炎症免疫反应过程,可作为类风湿关节炎湿热证的血清学标志物。

四、基于蛋白微阵列技术筛选类风湿关节炎患者寒湿证凋亡相关差异蛋白质的表达

寒湿证是类风湿关节炎临床常见的又一重要证型,严重影响患者生活质量,降低患者感受。现代医学研究表明,类风湿关节炎在发病中伴随大量炎症细胞的过度增殖,这也是致残重要因素,因此,促进细胞凋亡是延缓类风湿关节炎病情进展的重要机制之一。寻找类风湿关节炎凋亡相关的生物学标志物,可能为类风湿关节炎寒湿证的诊治和预后带来重大意义。本研究是利用蛋白微阵列技术,筛选类风湿关节炎寒湿证患者凋亡相关蛋白质,并分析其与患者感受、临床指标的关系,探索证候的微观物质基础机制,为揭示类风湿关节炎寒湿证的发病机制提供依据。

1. 类风湿关节炎寒湿证患者凋亡相关差异蛋白质表达谱

蛋白芯片共检测 9 例标本：4 例正常人 PBMC，男性 1 例，女性 3 例，平均年龄（51.50±9.91）岁；5 例类风湿关节炎患者 PBMC，男性 2 例，女性 4 例，平均年龄（52.07±10.32）岁。两组基线一致，具有可比性。

ELISA 共验证 60 例标本：30 例正常人，男性 8 人、女性 22 人，平均年龄（56.50±6.60）岁；30 例类风湿关节炎寒湿证患者，男性 7 人、女性 23 人，平均年龄（57.54±4.98）岁。两组基线一致，具有可比性。

对正常人和类风湿关节炎寒湿证患者的 PBMC 进行蛋白微阵列检测后，共得到 25 个有意义的蛋白（13 个下调，12 个上调）；得到 6 个凋亡相关差异蛋白质（sTNFR2、sTNFR1、IGFBP-1、Hsp27、TRAILR-3、IGFBP-6）；构建了一个热图，根据它们在样本中的表达水平对凋亡相关蛋白质进行分组；同时对两组凋亡相关蛋白质的主要成分进行了分析（图 4-16）。

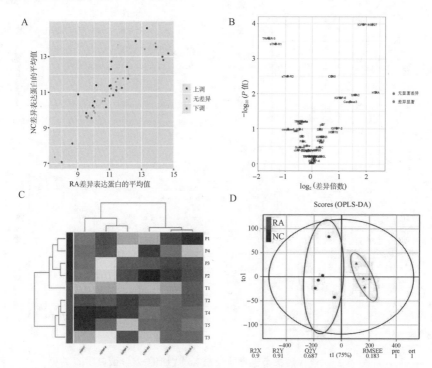

图 4-16 二维码

图 4-16　类风湿关节炎寒湿证患者凋亡相关差异蛋白质表达谱的表达

A. 炎症免疫相关差异蛋白质的散点图；每个圆圈代表差异倍数为 1.5 左右的蛋白质。B. 炎症免疫相关差异蛋白质的火山图；每个圆圈代表差异倍数为 1.5 左右的蛋白质。A、B 中红色代表上调；蓝色代表下调；灰色代表无差异（二维码）。C. 凋亡相关差异蛋白质的热图，每个圆圈代表差异倍数为 1.5 左右的蛋白质，红色代表上调的蛋白质，蓝色代表下调的蛋白质（二维码）。P1~P4 代表类风湿关节炎寒湿证患者，T1~T5 代表正常人。D. 凋亡相关差异蛋白质正交偏最小二乘法判别（OPLS-DA）分析。A、D 中 NC 代表正常人，RA 代表类风湿关节炎寒湿证患者

2. 类风湿关节炎寒湿证患者凋亡相关差异蛋白质的 GO 富集分析和 KEGG 途径分析

GO 富集分析结果显示,凋亡相关差异蛋白质的生物过程主要涉及细胞外基质成分分泌凋亡过程、参与形态发生凋亡过程、凋亡通路等 20 个方面(图 4-17A);凋亡相关差异蛋白质的细胞成分涉及胰岛素样生长因子、结合蛋白复合体生长因子等 8 个方面(图 4-17B);凋亡相关差异蛋白质的分子功能涉及泛素结合泛素样、蛋白质结合肿瘤或坏死因子依赖性受体活性等 16 个方面(图 4-17C)。KEGG 共富集到 7 条重要的通路,包括 TNF 信号通路、MAPK 信号通路和细胞因子通路等(图 4-17D)。

图 4-17 二维码

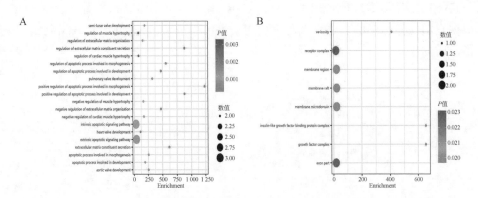

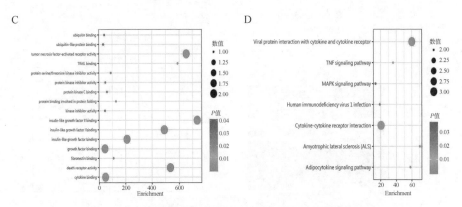

图 4-17 类风湿关节炎寒湿证患者凋亡相关差异蛋白质的
GO 富集分析和 KEGG 途径分析图

A. GO 富集分析中生物过程(BP)分析结果。B. GO 富集分析中细胞成分(CC)分析结果。C. GO 富集分析中分子功能(MF)分析结果。A~C 图中圆圈颜色深浅代表关联性,颜色越深则关联性越大(二维码);圆圈大小代表蛋白质与通路的关联性,圆圈越大则关联性越强。D. KEGG 途径分析结果。圆圈代表基因与通路之间的关系,圆圈越大则基因与通路之间的关系越强

3. 类风湿关节炎寒湿证患者凋亡相关差异蛋白质表达的情况

根据差异倍数和 P 值,共挑选 6 个凋亡相关差异蛋白质进行 ELISA 验证,包括 3 个上调,3 个下调(表 4-5)。ELISA 验证结果显示,与正常人相比,类风湿关节炎寒湿证患者 IGFBP-1、Hsp27、TRAILR-3、IGFBP-6、sTNFR1、sTNFR2 的表达显著升高(图 4-18);与正常人相比,类风湿关节炎寒湿证患者 DAS28、VAS、SAS、SDS、ESR、hs-CRP、RF、IgA 表达显著升高,PF、BP、GH、VT、SF、MH 评分均显著降低。

表 4-5 6 个凋亡相关差异蛋白质的一般情况

蛋白质	$\log_2$(差异倍数)	P	差异倍数	变化
sTNFR2	1.469	0.000 2	2.768	上调
sTNFR1	1.534	0.000 4	2.897	上调
IGFBP-1	−1.618	0.000 4	0.325	下调
Hsp27	−1.867	0.000 8	0.274	下调
TRAILR-3	1.285	0.003 4	2.438	上调
IGFBP-6	−1.209	0.010 5	0.432	下调

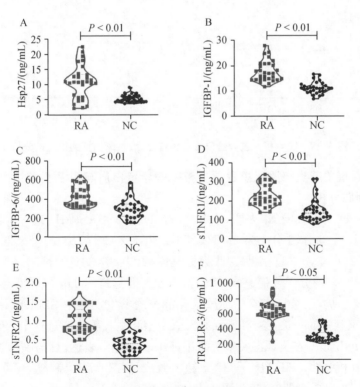

图 4-18 6 个凋亡相关差异蛋白质的 ELISA 验证

NC 代表正常人,RA 代表类风湿关节炎寒湿证患者

4. 类风湿关节炎寒湿证患者凋亡相关差异蛋白质的 ROC 曲线

对 6 个凋亡相关差异蛋白质进行 ROC 曲线分析,结果显示,Hsp27 的 AUC=0.522、IGFBP-1 的 AUC=0.944、IGFBP-6 的 AUC=0.844、TRAILR-3 的 AUC=0.956,说明这四个蛋白质均可作为类风湿关节炎寒湿证患者的分子诊断标志物。

5. 类风湿关节炎寒湿证患者凋亡相关差异蛋白质与患者感受、临床指标的相关性分析

Spearman 相关性分析结果显示,Hsp27 与 RF、抗 CCP 抗体呈正相关,IGFBP-1 与 IgA 呈正相关,TRAILR-3 与 RE 评分呈负相关(图 4-19)。

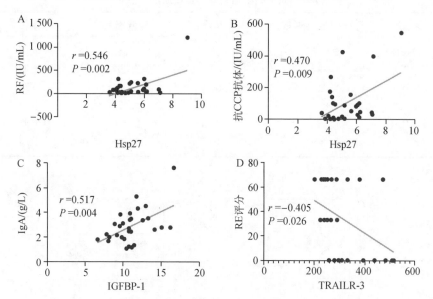

图 4-19　凋亡相关差异蛋白质与患者感受、临床指标的相关性分析

6. 类风湿关节炎寒湿证患者凋亡相关差异蛋白质与患者感受、临床指标的 Logistic 回归分析

Logistic 回归分析结果表明,ESR、抗 CCP 抗体、SAS、MH 对 Hsp27 有显著性影响,HR 及 95%CI 分别为 2.51(0.56,2.78)、2.89(0.84,5.88)、3.09(2.84,7.74)、2.73(1.63,5.78),说明这些指标是影响 Hsp27 的危险因素。热休克蛋白是一种高度保守的分子伴侣家族,能够阻止肿瘤细胞凋亡,Hsp27 是小热休克蛋白家族的重要一员,已被证实参与类风湿关节炎的发生发展。IGFBP-1、IGFBP-6 是 IGFBP 超家族中的一员,参与细胞的分化、增殖和生长等代谢过程中。研究表明,IGFBP-1、IGFBP-6 在类风湿关节炎寒湿证患者中异常表达,且与临床指标、疾病活动度具有相关性。TRAIL 是 TNF 超家族成员,其作用机制复杂,可以引起特异的细胞凋亡已成为研究热点(图 4-20)。

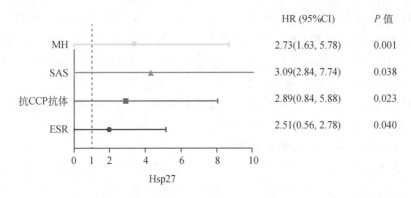

	HR (95%CI)	P 值
MH	2.73(1.63, 5.78)	0.001
SAS	3.09(2.84, 7.74)	0.038
抗CCP抗体	2.89(0.84, 5.88)	0.023
ESR	2.51(0.56, 2.78)	0.040

图 4-20　凋亡相关差异蛋白质与患者感受、临床指标的 Logistic 回归分析

　　前期有很多研究利用蛋白质组学技术筛选出诊断类风湿关节炎的标志物,但是均未对类风湿关节炎寒湿证的生物学标志物进行探索。已有学者在类风湿关节炎患者 PBMC 中鉴定出差异蛋白,包括 HSPA5 precursor、Hsp60 等;或采用蛋白微阵列技术用于早期类风湿关节炎的诊断,确定多个蛋白质相互作用参与类风湿关节炎的发病。但是均未对不同证型类风湿关节炎患者的蛋白质组学进行分析研究。最新有研究基于 iTRAQ 蛋白质组学技术,对类风湿关节炎湿热瘀阻证患者血清蛋白进行了筛选,发现富亮氨酸 α2 糖蛋白(LRG1)在类风湿关节炎湿热瘀阻证患者中表达异常,可作为类风湿关节炎湿热瘀阻证血清学标志物。本研究基于蛋白质微阵列技术,共得到 6 个凋亡相关差异蛋白质(sTNFR2、sTNFR1、IGFBP-1、Hsp27、TRAILR-3、IGFBP-6)在类风湿关节炎寒湿证患者中表达异常,GO 富集和 KEGG 途径分析这些蛋白质均参与凋亡活动。

　　本研究通过对类风湿关节炎寒湿证患者凋亡相关蛋白质进行筛选及验证,得出 4 个凋亡相关差异蛋白质(IGFBP-1、Hsp27、TRAILR-3、IGFBP-6)可作为类风湿关节炎寒湿证的潜在诊断标志物,且这些蛋白质与患者感受、临床指标具有显著相关性,这也对进一步探讨中医方药干预及对疾病中蛋白质表达的影响都具有重要的意义。

第二节

强直性脊柱炎的脾虚"病根"

　　强直性脊柱炎是一种常见的血清阴性脊柱关节炎、慢性炎症和自身免疫性疾病。以往的研究表明,许多细胞因子,如 TNF-α、IL-6 被报道参与。多种类型的

T 细胞,包括外周血 Th2 细胞、Th17 细胞、CD4$^+$ T 细胞和 CD8$^+$ T 细胞,在强直性脊柱炎的病理过程中起着重要作用。许多免疫介质,如 TNF-α、IFN-γ、TGF-β、IL-6、IL-15、IL-17 和 MHC I 链相关分子 A(MHC class I chain-related gene A,MICA),它们的表达水平或遗传多态性都与强直性脊柱炎有关。因此需要测定强直性脊柱炎患者血清蛋白标志物水平,并探讨血清蛋白标志物与强直性脊柱炎炎症标志物及患者感受的相关性。

1. 差异表达的 mRNA 的筛选结果

强直性脊柱炎组和健康对照组共鉴定出 973 个差异表达的 mRNA,其中 644 个上调、329 个下调。这些差异基因分别用图 4-21A 和图 4-21B 中的火山图和散点图表示。图 4-21C 显示了差异基因的聚类分析图。表 4-6 显示了前 10 个表达上调和前 10 个表达下调的 mRNA。

图 4-21 二维码

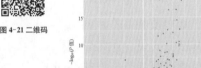
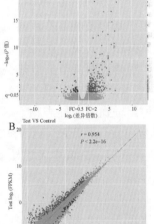
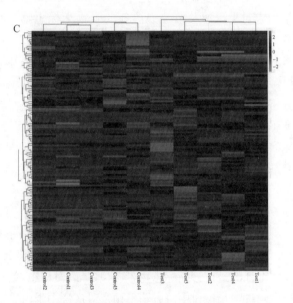

图 4-21　强直性脊柱炎患者和健康对照者差异 mRNA 表达

Test 代表强直性脊柱炎组,Control 代表健康对照组。A. 火山图上蓝色和红色分别表示在强直性脊柱炎中的表达下调和上调,灰色表示无显著性差异(二维码);B. 散点图上蓝色和红色分别表示在强直性脊柱炎患者中的表达下调和上调,灰色表示无显著性差异(二维码);C. 聚类分析图

表 4-6　强直性脊柱炎患者 PBMC 中前 10 个表达上调与前 10 个表达下调的 mRNA 信息

基因名称	统计检测	对照	差异倍数	P	变化
ESRP1	0.167880977	0.005006537	5.067482003	0.000538598	上调
EFEMP1	0.146708860	0.004273296	5.101462972	0.000252917	上调

续　表

基因名称	统计检测	对照	差异倍数	P	变化
GPRC5A	0.080655708	0.002331394	5.112511817	0.014372502	上调
TENM3	0.050467249	0.001415242	5.156226587	0.003731361	上调
SYT7	0.084086967	0.002342832	5.165557022	0.002997249	上调
TBX2	0.064190330	0.001648608	5.283036021	0.010270635	上调
ACOD1	0.207837546	0.004784204	5.441033669	0.000270923	上调
KRT18	4.672652849	0.102993604	5.503615208	0.000401352	上调
CYP24A1	0.106997570	0.002094784	5.674632992	0.033808927	上调
SLC7A2	0.091208901	0.001686833	5.756785350	0.026239610	上调
MYOM2	0.083396198	2.342960807	−4.812207394	0.000393523	下调
CCL14	0.007205480	0.153612496	−4.414057235	0.000259966	下调
PPARGC1A	0.000951005	0.017674014	−4.216033153	0.001331584	下调
LUM	0.003716002	0.067922087	−4.192057583	0.009079935	下调
FABP4	0.011695583	0.173777145	−3.893202651	0.001508377	下调
SMIM17	0.013930292	0.201150581	−3.851978548	0.035328047	下调
FUT2	0.002487863	0.035674354	−3.841908383	0.019476857	下调
GPR20	0.019006288	0.264915922	−3.800985884	0.000574724	下调
HCRT	0.029753156	0.396891741	−3.737630912	0.025207490	下调
COL1A2	0.001038445	0.013406383	−3.690423438	0.007386025	下调

2. 强直性脊柱炎患者与健康对照者 circRNA 概况

从强直性脊柱炎患者和健康对照者中总共鉴定出 10 441 种不同的 circRNA 候选基因。在本研究中已知的 circRNA 约为 5 917 个(56.7%),其中 4 524 个(43.3%)circRNA 在人类中是新的。其中,强直性脊柱炎组仅鉴定出 3 432 个 circRNA,健康对照组仅鉴定出 2 562 个 circRNA,强直性脊柱炎组和健康对照组均鉴定出 4 447 个 circRNA。在 10 441 个 circRNA 中,内含子产生 circRNA 883 个(8.46%),单个蛋白编码基因外显子产生 circRNA 9 303 个(89.1%),基因间区产生 circRNA 255 个(2.44%)。总体来说,3 968 个亲本基因共产生了 10 186 个 circRNA。我们观察到,大约 1 920 个亲本基因(48.4%)只能产生 1 个 circRNA,而 2 048 个亲本基因(51.4%)可以产生 1 个以上的 circRNA。特别是,磷脂酰肌醇结合网格蛋白组装蛋白(PICALM)产生了超过 32 个 circRNA。染色体分布分析显示,大部分 circRNA 来自染色体 1,其次是染色体 2 和染色体 3。

3. 强直性脊柱炎差异表达的 circRNA

使用差异基因表达提取软件(EDGE R)来识别强直性脊柱炎组和健康对照组之间的差异表达 circRNA。以差异倍数>2 且 $P<0.05$ 筛选强直性脊柱炎组和

健康对照组中 circRNA 差异显著,结果显示,与健康对照组相比,强直性脊柱炎组有 131 个 circRNA 出现显著变化,其中强直性脊柱炎组有 89 个 circRNA 表达上调、42 个 circRNA 表达下调(图 4-22)。

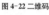

图 4-22 二维码

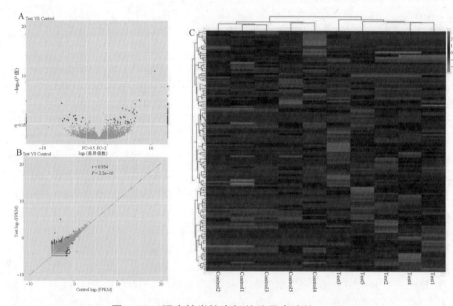

图 4-22 强直性脊柱炎相关差异表达的 circRNA

Test 代表强直性脊柱炎组,Control 代表健康对照组。A. 火山图上蓝色和红色分别表示在强直性脊柱炎中的表达下调和上调,灰色表示无显著性差异(二维码);B. 散点图上蓝色和红色分别表示在强直性脊柱炎患者中的表达下调和上调,灰色表示无显著性差异(二维码);C. 聚类分析图

使用 EDGE R 来识别强直性脊柱炎组和对照组之间的差异 lncRNA。根据火山图(图 4-23A)和散点图(图 4-23B)说明 lncRNA 表达的变化。分层聚类图分析显示样本中 lncRNA 表达谱不同(图 4-23C)。这些结果表明,在 PBMC 中,强直性脊柱炎和健康对照组的 lncRNA 表达谱具有明显的差异。其中,强直性脊柱炎组中有 270 个较健康对照组有显著变化,其中强直性脊柱炎组上调 200 个,下调 70 个。

4. GO 富集分析和 KEGG 途径分析

GO 富集分析显示,鉴定出的差异表达 mRNA 主要与一系列生物过程相关,包括正调控表皮生长因子激活的受体活性、正调控 ERBB 信号通路、滋养细胞巨细胞分化和氧转运。在细胞成分方面,NF-κB 复合物占主导地位。在分子功能方面,我们的分析确定了表皮生长因子受体结合和 CXCR 趋化因子受体结合。KEGG 途径分析显示与差异表达 mRNA 关系最密切的通路是 TNF 信号通路、PI3K-Akt 信号通路、细胞因子-细胞因子受体相互作用和 NF-κB 信号通路(图 4-24)。

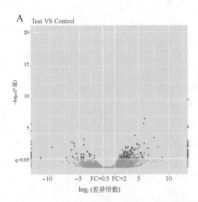
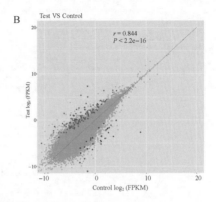

图 4-23 二维码

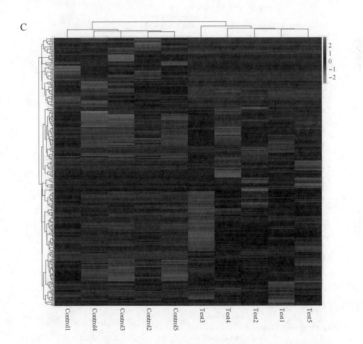

图 4-23 强直性脊柱炎患者和对照组中 lncRNA 表达差异

Test 代表强直性脊柱炎组,Control 代表健康对照组。A. 火山图上蓝色和红色分别表示在强直性脊柱炎中的表达下调和上调,灰色表示无显著性差异(二维码);B. 散点图上蓝色和红色分别表示在强直性脊柱炎患者中的表达下调和上调,灰色表示无显著性差异(二维码);C. 聚类分析图

图 4-24 二维码

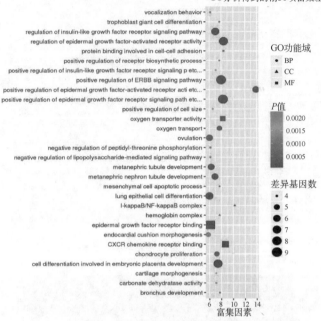

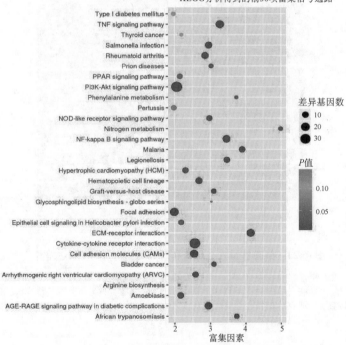

图 4-24　GO 富集分析和 KEGG 途径分析

5. PPI 网络分析

然后使用我们分析中识别的差异基因构建一个基于基因串数据库的蛋白质互作网络(PPI)网络(图 4-25A)。PPI 网络由 768 个节点和 3 824 条边组成。网络分析显示,数百个基因能够与另外 10 个基因相互作用。特别是,IL-6、EGF 和 CDH1 被证明与 100 多个基因相互作用;节点分布见图 4-25。MCODE 共识别出 29 个模块,按默认标准运行。按 MCODE 评分降序列出了这些模块。我们选择了 MCODE 评分为 3 和 10 个节点的 5 个模块(模块 1、模块 2、模块 3、模块 4 和模块 5)进行模块网络可视化(图 4-25)。

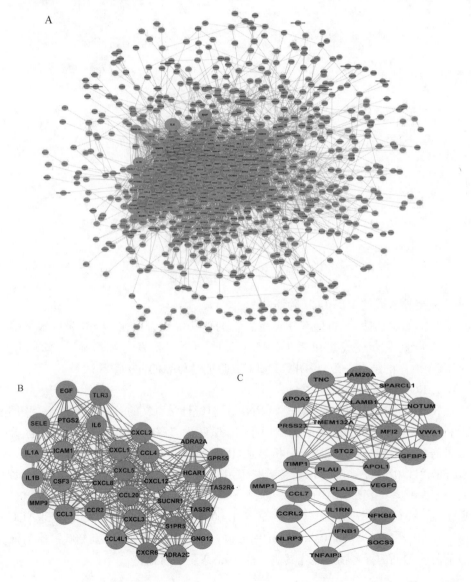

图 4-25 二维码

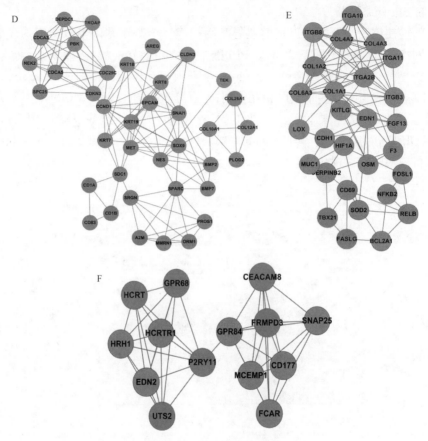

图 4-25　PPI 网络分析图

6. 差异基因的 RT-qPCR 验证

与对照组相比,强直性脊柱炎组患者的 TGFAIP3、IL-1β、IL-6 表达水平明显升高。强直性脊柱炎组患者 GPR55、CCR2、CXCL5 表达水平显著降低,这与 mRNA 测序的结果一致,说明 RT-qPCR 验证是可靠的(图 4-26)。

7. ROC 曲线分析

ROC 曲线分析评估差异表达 mRNA 具有统计学意义的潜在诊断价值。我们的分析显示,TGFAIP3、IL-1β 的抑制因子、IL-6、GPR55 和 CXCL5 的水平可以区分强直性脊柱炎组和健康对照组。分析显示,IL-6 的 AUC 最高[AUC=0.953 3;95%CI(0.887 2,1.019);$P<0.000 1$],接着是 IL-1β[AUC=0.92;95%CI(0.823 1,1.017);$P<0.000 1$]、GPR55[AUC=0.908 9;95%CI(0.804 1,1.014);$P=0.000 1$]、CXCL5[AUC=0.877 8;95%CI(0.750 8,1.005);$P=0.000 4$]和 TGFAIP3[AUC=0.751 1;95%CI(0.573 1,0.929 1);$P=0.019 1$]。因此,IL-6($P<0.000 1$)作为强直性脊柱炎诊断的标志物可能比其他 4 种 mRNA 更有价值。

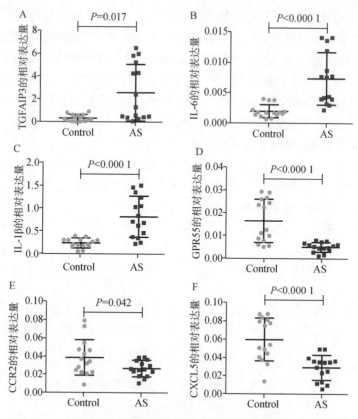

图 4-26 六个差异表达基因的 RT-qPCR 验证

Control 代表对照组,AS 代表强直性脊柱炎组

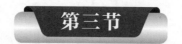

骨关节炎的脾虚"病根"

关节软骨的破坏和锻炼关节软骨最突出的特征包括滑膜、Ⅱ型胶原、聚集蛋白聚糖、软骨下骨和关节周围软组织,以及相关的关节功能障碍。骨关节炎主要表现为膝关节疼痛、肿胀、压痛、僵硬、剧烈活动肿胀,甚至不能活动。患者自我分离的概念非常广泛。除了关注疾病之外,还需要关注与疾病相关的生理、心理和社会互动。与其他慢性病相比,骨关节炎患者的自我感知能力相对较低。骨关节炎不仅给患者带来痛苦,而且对自身的社会交往也有很大的影响,会产生负面情

绪,导致患者情绪低落。骨关节炎患者通过减少疼痛、活动能力和残疾来提高他们的生活质量。研究还发现,动脉粥样硬化是伴随疾病发病率较高的疾病之一,动脉粥样硬化患者比其他患者更容易患高血压、冠心病和其他心血管疾病。采用 Ray Biotech 抗体芯片检测心功能改变患者免疫炎症相关蛋白质的变化,采用 ELISA 进行验证,探讨关键蛋白质与生化指标、患者感受和心功能参数之间的关系,从而更好地发现和改进骨关节炎患者的治疗途径。

1. 识别骨关节炎的潜在生物标志物

火山图(图 4-27A)和散点图(图 4-27B)显示,与对照组相比,骨关节炎组血清蛋白的表达与对照组相比有显著差异。尤其是骨关节炎组的 3 种蛋白质与对照组相比有明显变化,骨关节炎组的 B7-1、T 细胞可诱导共刺激分子(ICOS)和 PD-L2 均被下调。

图 4-27 二维码

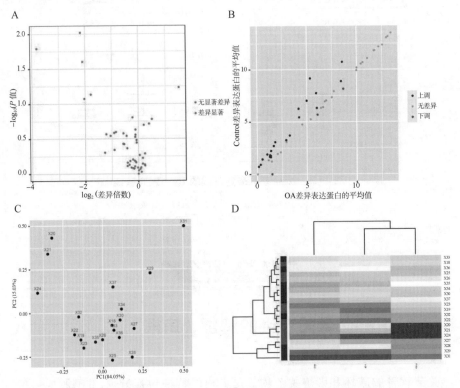

图 4-27 骨关节炎患者外周血 PBMC 中差异蛋白质表达谱的分析

A. 炎症免疫相关差异蛋白质的火山图。B. 炎症免疫相关差异蛋白质的散点图:Control 代表对照组,OA 代表骨关节炎组。C. 炎症免疫相关差异蛋白质主成分分析(PCA)图:红色代表对照组,蓝色代表骨关节炎组(二维码)。D. 差异蛋白质聚类分析的热图:红色代表上调的蛋白质,蓝色代表下调的蛋白质(二维码)。C、D 中 X18~X27 代表骨关节炎组,X28~X37 代表对照组

2. 主成分分析和热图

利用主成分分析(principal component analysis,PCA)进行蛋白质组数据的差异分析,并确定两组之间的蛋白质组数据的差异富集分析 R 包(DEP)。DEP 为蛋白质组数据分析提供了可靠的分析流程。每个样品的前两个主要成分(PC1 和 PC2)的图形显示,总变异性为 84.05%和 15.03%(图 4-27C)。这些结果表明,骨关节炎组和对照组之间蛋白质表达模式存在差异。将样本分为 4 个主要组:第 1 个主要组包含 3 个骨关节炎患者和 6 个对照者;第 2 个主要组包含 3 个骨关节炎患者和 1 个对照者;第 3 个主要组仅包含 3 个骨关节炎患者;第 4 个主要组包含 1 个骨关节炎患者和 3 个对照者。

3. DEP 亲本蛋白的特征

进行 GO 富集和 KEGG 途径分析以研究骨关节炎患者 DEP 的富集功能和途径。GO 富集分析表明,有 25 个重要的功能项涉及生物过程类别中的 20 个,分子功能类别中的 3 个和细胞成分类型中的 2 个(图 4-28A～C)。KEGG 途径分析表明 DEP 在 12 条途径中显著富集(图 4-28D)。这些丰富的功能术语和信号转导途径可能反映了骨关节炎的发病机制。

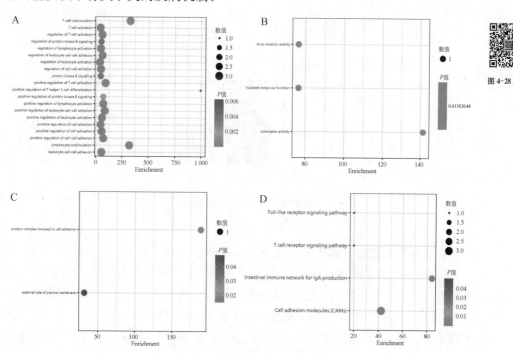

图 4-28 二维码

图 4-28 DEP 亲本蛋白的特征

A. GO 富集分析中生物过程(BP)分析结果。B. GO 富集分析中细胞成分(CC)分析结果。C. GO 富集分析中分子功能(MF)分析结果。A～C 图中圆圈颜色深浅代表关联性,颜色越深则关联性越大(二维码);圆圈大小代表蛋白质与通路的关联性,圆圈越大则关联性越强。D. KEGG 途径分析结果。圆圈代表基因与通路之间的关系,圆圈越大则基因与通路之间的关系越强

4. 蛋白质组数据的差异富集分析 DEP 的 ELISA 验证

结合经验贝叶斯统计的蛋白质线性模型用于差异富集分析(或差异表达分析)。样本(列)的聚类可表示为更密切相关的样本,蛋白质(行)的聚类可表示为行为更相似的蛋白质。显著下调的蛋白质包括 B7-1、ICOS 和 PD-L2(图 4-29)。ELISA 结果与微阵列分析结果吻合,表明微阵列分析结果稳定可靠。

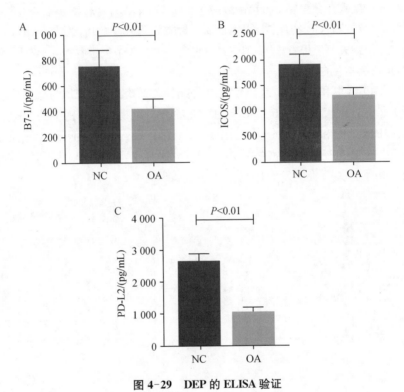

图 4-29 DEP 的 ELISA 验证

NC 代表对照组,OA 代表骨关节炎组

5. 骨关节炎患者蛋白质与生化指标、患者感受的关系

Spearman 相关性测试评估生化测量值(ESR、hs-CRP、补体 C3、补体 C4)和蛋白质(B7-1、ICOS、PD-L2)之间的相关性。结果显示,只有 ICOS 与 ESR、hs-CRP、补体 C3、补体 C4 呈显著负相关(图 4-30)。我们发现 ICOS 与 FS 呈显著正相关,与 BP 呈负相关;B7-1 与 SAS、VAS 呈显著正相关,与 MH 呈负相关(图 4-31)。

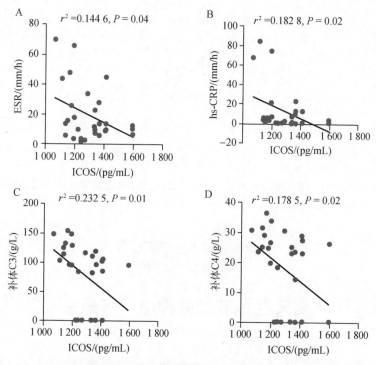

图4-30 骨关节炎差异蛋白质与生化指标间的相关性分析

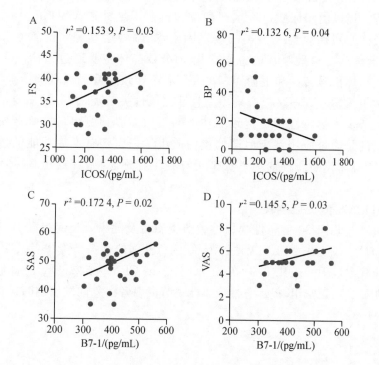

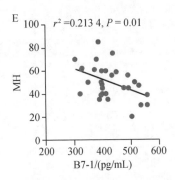

图 4-31　骨关节炎差异蛋白质与心功能指标、患者感受指标间的相关性分析

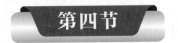

痛风性关节炎的脾虚"病根"

急性痛风性关节炎(acute gouty arthritis,AGA)是一种关节疾病,其特征是尿酸单钠(monosodium urate,MSU)晶体在关节及其周围组织中积聚,属于代谢性风湿病。痛风由于尿酸过度生产和(或)排泄不足导致 MSU 沉积,引起炎症性关节炎。剧烈痛风性关节炎的诱发因素,如剧烈运动、感冒、酗酒和暴饮暴食,可引起体内三磷酸腺苷的急剧变化。MSU 晶体主要通过激活 Toll 样受体和含炎性小体信号转导和下游 IL-1β 的产生而导致急性痛风性关节炎的发作。由于仅凭组织学外观不足以准确预测急性痛风性关节炎,新方法需要定义急性痛风性关节炎生物特性中负责致炎功能的蛋白质以预测事件的临床价值。本研究的目的是通过应用基于血清的蛋白质组学来识别有炎症功能的蛋白质信号,以期为临床诊断急性痛风性关节炎寻找生物标志物,并通过临床数据进行验证。

1. ELISA 检测炎症参数

通过观察临床 30 例急性痛风性关节炎患者及健康人炎症参数 IL-1β、IL-6、TNF-α、TGF-β1。通过 ELISA 法检测 30 例急性痛风性关节炎患者及 30 例正常健康人炎症参数 IL-1β、IL-6、TNF-α、TGF-β1、hs-CRP。结果显示,急性痛风性关节炎组明显高于正常组,提示急性痛风性关节炎患者在急性发作期明显具有炎症状态(图 4-32)。

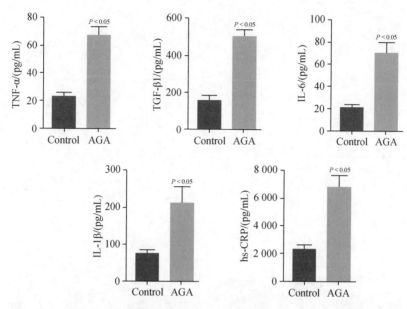

图 4-32 ELISA 法检测两组血清中 TNF-α、TGF-β1、IL-6、IL-1β、hs-CRP 水平

Control 代表正常组，AGA 代表急性痛风性关节炎组

2. 筛选急性痛风性关节炎的差异表达蛋白质

利用 Ray Biotech 细胞因子抗体芯片测量 10 例急性痛风性关节炎患者和 10 例正常人血清中 50 种蛋白质的浓度，其中 22 个蛋白质被上调，28 个蛋白质被下调。描绘蛋白质表达水平的火山图显示，急性痛风性关节炎组中有 8 种蛋白质显著上调，4 种蛋白质显著下调。上调包括血小板衍生生长因子(PDGF)-BB、调节激活正常 T 细胞表达分泌因子(RANTES)、IL-6R、MIP-1β、TIMP-2、TNFR2 和 IL-8，而巨噬细胞集落刺激因子(GM-CSF)、PD-L2、IL-4 和 B7-H1 显著下调(差异倍数>1.2，P<0.05)(图 4-33A、B)。分层聚类算法用于基于蛋白质表达模式对样品和差异表达的蛋白质进行聚类(图 4-33C)。样本分为三个主要类别，其中 GM-CSF 和 IL-8 聚为一类，MIP-1β 和 TNFR2 各自聚为一类。尽管是初步的，但这些数据表明可以使用抗体阵列和无监督聚类将急性痛风性关节炎组和正常组进行区分。主成分分析确定了在两组中差异表达的两个主成分蛋白质。每个样品的前两个主要成分(PC1 和 PC2)的图分别显示出 58.97% 和 26.76% 的总变异性(图 4-33D)，这表明急性痛风性关节炎患者和正常健康人的蛋白质表达模式确实不同。

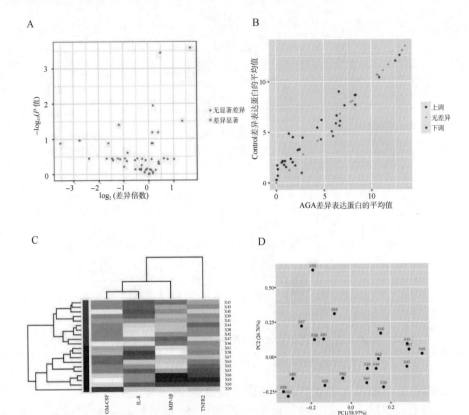

图 4-33　通过芯片检测急性痛风性关节炎组和正常组中的蛋白质表达谱

A. 炎症免疫相关差异蛋白质的火山图。B. 炎症免疫相关差异蛋白质的散点图：Control 代表正常组，AGA 代表急性痛风性关节炎组。C. 差异蛋白质聚类分析的热图：红色代表上调 的蛋白质，蓝色代表下调的蛋白质（二维码）；X58～X67 代表急性痛风性关节炎组，X38～ X47 代表正常组。D. 炎症免疫相关差异蛋白主成分分析（PCA）图：红色代表正常组，蓝色 代表急性痛风性关节炎组（二维码）

3. 进行 GO 富集和 KEGG 途径分析

利用 GO 富集分析差异表达的蛋白质，并进一步鉴定其相应的功能。其中，生物过程分析显示：上调的差异蛋白质主要功能是参与代谢反应，在急性痛风性关节炎的发病机制中充当重要角色；下调的差异蛋白质大多数富集于炎症反应的调节。分子功能分析涉及 20 项重要分子功能，细胞成分分析涉及 12 项重要的细胞成分。KEGG 途径分析显示，主要富集于细胞因子-受体相互作用通路（cytokine-cytokine receptor interaction）和病毒蛋白与细胞因子和细胞因子受体的相互作用抗病毒相关通路（viral protein interaction with cytokine and cytokine receptor）等方面，提示存在显著的研究潜力。这些丰富的功能富集和信号通路可能反映了急性特发性关节炎发病的潜在机制（图 4-34）。

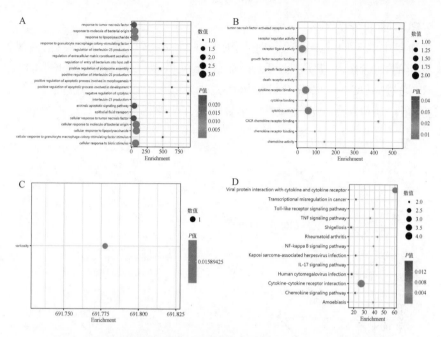

图4-34 二维码

图4-34　用微阵列检测的急性痛风性关节炎患者和正常组中不同蛋白质表达水平的生物信息学分析

A. GO富集分析中生物过程(BP)分析结果。B. GO富集分析中细胞成分(CC)分析结果。C. GO富集分析中分子功能(MF)分析结果。A～C图中圆圈颜色深浅代表关联性,颜色越深则关联性越大(二维码);圆圈大小代表蛋白质与通路的关联性,圆圈越大则关联性越强。D. KEGG途径分析结果。圆圈代表基因与通路之间的关系,圆圈越大则基因与通路之间的关系越强

4. ELISA 验证结果

为了进一步验证芯片的抗体筛选结果,选择四种最显著差异表达的蛋白质GM-CSF、IL-8、MIP-1β和TNFR2进行ELISA验证。对60例正常人和60例急性痛风性关节炎患者进行血清样本检测发现其表达与抗体芯片结果相符,与正常组相比,急性痛风性关节炎组患者GM-CSF低表达,IL-8、MIP-1β和TNFR2高表达($P<0.001$)(图4-35)。

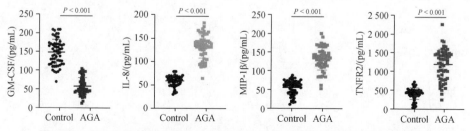

图4-35　ELISA 法检测血清 GM-CSF、IL-8、MIP-1β 和 TNFR2 蛋白质表达水平

Control 代表正常组,AGA 代表急性痛风性关节炎组

5. ROC 曲线分析

为血清中的 4 种差异表达蛋白质构建 ROC 曲线，以确定其对急性痛风性关节炎诊断的敏感性和特异性。ROC 曲线分析显示，GM-CSF、IL-8、MIP-1β 和 TNFR2 通过 AUC>0.90 将急性痛风性关节炎组与正常组区分开（图 4-36）。因此，这些蛋白质可用作急性痛风性关节炎的潜在生物标志物。

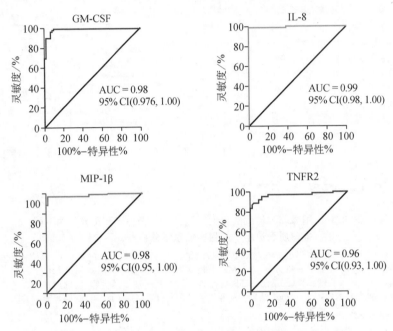

图 4-36　急性痛风性关节炎组和正常组之间差异表达的蛋白质的 ROC 曲线分析

6. 4 种差异表达蛋白质和实验室参数相关性分析

相关性分析显示，尿酸（UA）与 MIP-1β、TNFR2 呈负相关（表 4-7）。

表 4-7　4 种差异表达蛋白质和实验室参数相关性分析

		WBC/ (10^9/L)	NEUT/ (10^9/L)	hs-CRP/ (mg/L)	TG/ (g/L)	TC/ (mmol/L)	UA/ (mmol/L)	LDL-C/ (mmol/L)	HDL-C/ (mmol/L)	IgA/ (g/L)	IgG/ (g/L)	IgM/ (g/L)
GM-CSF	r	−0.01	−0.01	0.15	−0.07	0.11	0.11	−0.06	0.08	−0.08	−0.25	−0.04
	P	0.97	0.96	0.43	0.70	0.57	0.57	0.75	0.66	0.69	0.18	0.85
MIP-1β	r	0.20	0.29	−0.03	0.21	0.26	−0.54	−0.06	0.17	−0.10	−0.22	−0.33
	P	0.30	0.12	0.87	0.27	0.16	0.00	0.75	0.38	0.60	0.24	0.07
TNFR2	r	0.14	0.14	−0.36	0.18	0.12	−0.44	−0.05	0.13	0.09	0.08	−0.33
	P	0.48	0.47	0.05	0.34	0.53	0.02	0.79	0.48	0.65	0.68	0.07
IL-8	r	0.29	0.33	0.11	−0.08	0.17	−0.19	−0.15	−0.16	−0.09	0.08	−0.27
	P	0.12	0.08	0.56	0.68	0.36	0.31	0.44	0.40	0.65	0.68	0.16

痛风的实际概念既包括嘌呤代谢紊乱的传统代谢理论和外部介质的影响，又包括免疫炎症、遗传和蛋白质组学因素。蛋白质组作为基因组的功能翻译是触发致病作用的基因组机制的直接表示。蛋白质组学在痛风中的运用有利于确定疾病发展的机制，筛选可以早期诊断的生物标志物，为个性化治疗提供新的治疗靶标。

利用 Ray Biotech 抗体阵列筛选出 GM-CSF、IL-8、MIP-1β 和 TNFR2 四种表达差异显著的蛋白质。其中 GM-CSF 在自身免疫性疾病中的重要性日益明显，GM-CSF 治疗可改善外周血白细胞数量和外周细胞因子反应。此外，在炎症性关节炎期间，细胞因子诱导的蛋白质在限制 GM-CSF 信号转导中至关重要，为通过 GM-CSF 受体的信号转导提供了关键的调控作用。因此，滑膜巨噬细胞、NK 细胞和中性粒细胞的细胞级联通过产生 IL-8 和 GM-CSF 介导持续的关节炎。

急性痛风性关节炎是由尿酸盐结晶等诱导 IL-8 表达，IL-8 介导的中性粒细胞流入关节引起的关节和关节周围组织的炎症。有研究表明在急性痛风性关节炎炎性环境中可能导致中性粒细胞产生 IL-8 并提高其存活性，而患有慢性无症状性高尿酸血症的个体中与中性粒细胞功能降低无关，而且在晶体诱发的炎症过程中，TNF-α 和 GM-CSF 均可刺激 IL-8 的产生。

蛋白质组学分析是在没有经验假设的情况下进行的，因此有助于潜在的生物标志物候选的发现。在临床的研究中验证了所识别的蛋白质组特征，从而确定其作用。我们研究的一个局限性是样本量小且识别出的蛋白质列表并不是针对所有可能参与急性痛风性关节炎发生的蛋白质。此外，虽然有强有力的间接证据表明，血清中识别的标志物水平确实反映了急性痛风性关节炎炎症的发作，但对这一概念的直接支持仍然有限。本研究只包括中国汉族的个体，因此研究结果只能推广到这个种族。总之，我们能够揭示一个蛋白质组特征，该特征能够预测一般人群中急性痛风性关节炎事件的发生。

这项研究的结果有助于确定潜在机制和生物标志物，并且通过 ROC 曲线分析其敏感性和特异性。从而可以在蛋白质组学水平上为急性痛风性关节炎发病机制提供新的见解，制订更合适的治疗方案，并阐明涉及的分子途径。并且本文根据 GO 富集和 KEGG 途径分析，证实了蛋白质参与了与急性痛风性关节炎有关的途径，为后期深入研究做准备。

第五章

破解从脾治痹"密码"

第一节

治疗类风湿关节炎的"密码"

类风湿关节炎炎症免疫反应是发病的主要原因,患者感受是评价类风湿关节炎结局的重要指标,类风湿关节炎炎症免疫反应会导致患者感受降低,严重影响患者生活质量。本团队利用蛋白微阵列技术,筛选类风湿关节炎炎症免疫相关蛋白质,并分析其与患者感受、免疫炎症指标的关系,也为新风胶囊治疗类风湿关节炎提供有效的评价手段。

1. 患者感受量表收集

患者感受量表包括 28 个关节疾病活动度评分(DAS28)、视觉模拟量表(VAS)、抑郁自评量表(SDS)、焦虑自评量表(SAS)和简明健康状况调查问卷表(SF-36)。其中 SF-36 共 8 个维度,分别是生理功能(PF)、生理职能(RP)、躯体疼痛(BP)、一般健康状况(GH)、活力(VT)、社会功能(SF)、情感职能(RE)、精神健康(MH)。采用量表填写的方式,在征得研究对象同意后,由受过培训的医务人员对研究对象进行治疗前后量表填写指导,并收回。

2. 一般临床资料比较

蛋白微阵列技术检测 20 例标本:正常组 10 例,男性 2 例、女性 8 例,平均年龄(53.50±5.60)岁;类风湿关节炎组 10 例,男性 2 例、女性 8 例,平均年龄(50.50±9.91)岁。ELISA 验证 90 例标本,30 例正常人血清(男性 7 人、女性 23 人),平均年龄(54.64±8.65)岁,60 例新风胶囊治疗前后类风湿关节炎患者血清(男性 18 人、女性 42 人),平均年龄(56.50±6.61)岁。两组患者基线一致,具有可比性。

3. 类风湿关节炎炎症免疫相关差异蛋白质表达谱的筛选

对类风湿关节炎患者血清进行蛋白质微阵列检测后,初步筛选出 33 个有意义的蛋白质,9 个下调,24 个上调(图 5-1A)。进一步构建热图,根据它们在样本中的表达水平对与炎症免疫相关蛋白质进行分组(图 5-1B)。

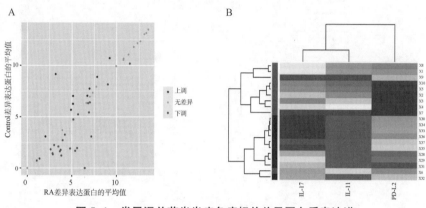

图 5-1　类风湿关节炎炎症免疫相关差异蛋白质表达谱

A. 炎症免疫相关差异蛋白的散点图;Control 代表正常人,RA 代表类风湿关节炎患者。B. 差异蛋白聚类分析的热图;红色代表上调的蛋白,蓝色代表下调的蛋白(二维码);X1～X10 代表类风湿关节炎患者,X28～X37 代表正常人

4. 类风湿关节炎炎症免疫相关差异蛋白质的 GO 富集和 KEGG 途径分析

GO 富集分析结果显示,炎症免疫相关差异蛋白的生物过程主要涉及细胞增殖、细胞迁移及 T 细胞分化等方面(图 5-2A);细胞成分主要涉及受体调节活性、受体配体活性、生长因子受体结合、细胞因子受体结合等方面(图 5-2B);分子功能主要以细胞因子与细胞因子受体间的互作为主(图 5-2C);KEGG 共富集到 20 条重要的通路,包括 NF-κB 信号通路、JAK/STAT 信号通路和 IL-17 信号通路等(图 5-2D)。

5. 类风湿关节炎炎症免疫相关差异蛋白质与患者感受及免疫炎症指标的相关性

根据差异倍数和 P 值,筛选 3 个炎症免疫相关差异蛋白质进行 ELISA 验证,包括 2 个上调(IL-11、IL-17),1 个下调(PD-L2)。ELISA 验证结果显示,与正常组相比,类风湿关节炎组 IL-11、IL-17 表达显著升高,PD-L2 表达显著降低(图 5-3);ROC 曲线结果显示,IL-11 的 AUC=0.996($P<0.001$),IL-17 的 AUC=0.954($P<0.001$),PD-L2 的 AUC=1.000($P<1.000$),说明 IL-11、IL-17、PD-L2 均可作为类风湿关节炎诊断标志物。Spearman 相关分析结果表明,IL-11 与 ESR、RF 呈正相关,与 MH 评分呈负相关,IL-17 与抗 CCP 抗体呈正相关,与 PF、GH 评分呈负相关,PD-L2 与 ESR 呈负相关,与 SF、SAS 评分呈正相关(图 5-4)。

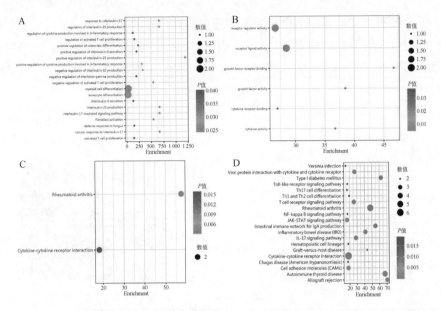

图 5-2 类风湿关节炎炎症免疫相关差异蛋白质的 GO 富集和 KEGG 途径分析图

A. GO 富集分析中生物过程(BP)分析结果。B. GO 富集分析中细胞成分(CC)分析结果。C. GO 富集分析中分子功能(MF)分析结果。A～C 图中圆圈颜色深浅代表关联性,颜色越深则关联性越大(二维码);圆圈大小代表蛋白与通路的关联性,圆圈越大则关联性越强。D. KEGG 途径分析结果。圆圈代表基因与通路之间的关系,圆圈越大则基因与通路之间的关系越强

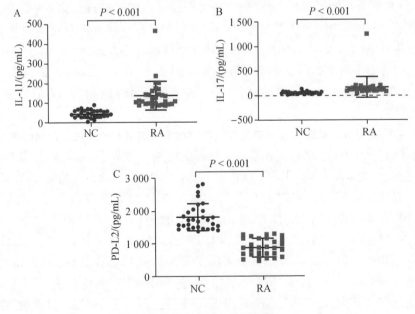

图 5-3 ELISA 验证结果

NC 代表正常组,RA 代表类风湿关节炎组

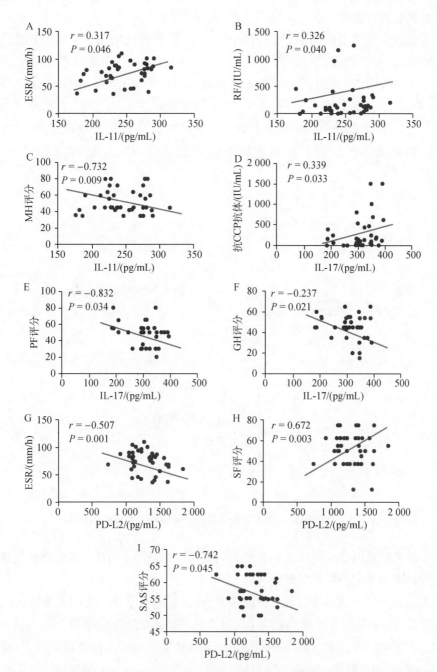

图 5-4　类风湿关节炎炎症免疫相关差异蛋白质与患者感受及免疫炎症指标的相关性

6. 类风湿关节炎炎症免疫相关差异蛋白质、患者感受及免疫炎症指标变化及新风胶囊对其的影响

与类风湿关节炎组患者治疗前相比,新风胶囊治疗后 IL-11、IL-17 的表达显著降低,PD-L2 的表达显著升高(图 5-5);与正常组相比,类风湿关节炎组患者 DAS28、VAS、SAS、SDS、BP 评分均显著升高,PF、RP、GH、MH 评分显著降低,新风胶囊干预后,DAS28、VAS、SAS、SDS、BP 评分均显著降低,PF、RP、GH、MH 评分显著升高;与正常组相比,类风湿关节炎组患者 ESR、hs-CRP、RF、抗 CCP 抗体显著升高,新风胶囊干预后,ESR、hs-CRP、RF、抗 CCP 抗体显著降低。

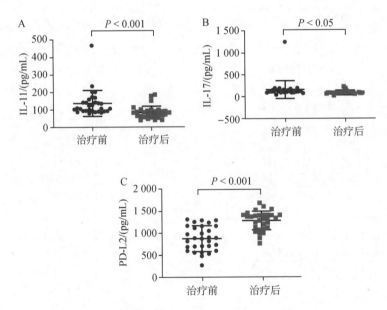

图 5-5　新风胶囊对类风湿关节炎炎症免疫相关蛋白质的影响

7. 新风胶囊治疗与类风湿关节炎炎症免疫相关差异蛋白质、患者感受及免疫炎症指标改善之间的关联规则分析

为说明新风胶囊治疗与炎症免疫相关蛋白质、患者感受及免疫炎症指标改善间的关系,我们进行了关联规则分析,结果表明,新风胶囊治疗与 IL-11、IL-17、PD-L2、DAS28、SF、GH、PF、ESR、RF、抗 CCP 抗体的改善支持度均>30%,置信度均>90%,提升度均>1(表 5-1)。

表 5-1　新风胶囊治疗与类风湿关节炎炎症免疫相关蛋白质、患者感受及免疫炎症指标
　　　　改善之间的关联规则分析

前项	后项	支持度/%	置信度/%	提升度
新风胶囊	IL-11↓	42.30	100.00	1.26
新风胶囊	IL-17↓	41.46	98.78	1.20
新风胶囊	PD-L2↑	40.34	98.78	1.23
新风胶囊	DAS28↓	39.72	94.45	1.09
新风胶囊	SF↑	39.72	94.45	1.03
新风胶囊	GH↑	38.46	93.83	1.15
新风胶囊	PF↑	38.46	92.64	1.17
新风胶囊	ESR↓	42.73	96.67	1.12
新风胶囊	RF↓	42.73	96.67	1.03
新风胶囊	抗CCP抗体↓	40.34	95.33	1.04

　　综上,利用蛋白质微阵列技术可筛选出类风湿关节炎患者外周血 3 个差异表达的炎症免疫相关蛋白质(2 个上调、1 个调),分别为 IL-11、IL-17、PD-L2。通过对类风湿关节炎炎症免疫相关差异蛋白质进行 GO 富集和 KEGG 途径分析发现,这些蛋白质的生物功能主要涉及细胞增殖、细胞迁移及 T 细胞分化等方面,KEGG 共富集到 20 条重要的通路,包括 NF-κB 信号通路、JAK/STAT 信号通路和 IL-17 通路等。说明炎症免疫相关蛋白质 IL-11、IL-17、PDL-2 可作为类风湿关节炎的潜在诊断标志物。

　　为了进一步验证 IL-11、IL-17、PDL-2 在类风湿关节炎的表达以及新风胶囊对其的影响,ROC 曲线结果与 Spearman 相关分析结果表明,这些蛋白质与类风湿关节炎患者感受、免疫炎症指标密切相关,值得进一步研究。前期有很多研究利用蛋白质组学技术筛选出诊断类风湿关节炎的标志物,但是均未针对中医药对其的改善作用进行探索。这些蛋白组学研究对类风湿关节炎诊断及治疗均具有重要价值。

　　应用蛋白质微阵列技术分析得出类风湿关节炎炎症免疫相关差异蛋白质为 IL-11、IL-17、PD-L2,与患者感受、免疫炎症指标具有显著相关性,新风胶囊可显著改善类风湿关节炎炎症免疫相关蛋白质、患者感受、免疫炎症指标,说明新风胶囊可能通过调控类风湿关节炎炎症免疫相关蛋白质,从而改善患者感受及免疫炎症指标,但其机制有待进一步探究。

治疗强直性脊柱炎的"密码"

强直性脊柱炎可导致结构和功能障碍以及生活质量下降,常伴有葡萄膜炎,心脏瓣膜病变,肺部、肠道等病变。有研究表明,可以通过理疗来改善脊柱关节炎的腰背痛分数,影响血清蛋白的表达。本研究利用蛋白质微阵列技术,筛选强直性脊柱炎免疫炎症相关蛋白质,然后观察新风胶囊对强直性脊柱炎患者相关蛋白质的改善。

1. 参与者数量分析

参与筛选的强直性脊柱炎患者男性为 9 例,女性 1 例,强直性脊柱炎组平均年龄为(42.50 ± 9.91)岁,正常组平均年龄为(43.50 ± 5.60)岁,两组年龄、性别基线差异无意义($P > 0.05$),有可比性。另选择 30 例强直性脊柱炎患者采集外周血进行差异蛋白质验证。其中男性为 24 例,女性 6 例,平均年龄为(43.07 ± 12.84)岁。

2. 筛选强直性脊柱炎患者的差异蛋白质

为了找出差异表达的蛋白质,用抗体芯片检测 50 种与免疫炎症相关蛋白质的表达水平(表 5-2),芯片扫描得到的原始数据经 Ray Biotech 软件进行芯片背景去除、芯片间归一化处理后,根据各蛋白质的标准曲线计算出各样品中各蛋白质的浓度值。结果发现,上调的蛋白质有 20 种,下调的蛋白质有 8 种,其余无意义。随后对数据进行矫正 t 检验分析,并绘制散点图及聚类图,发现强直性脊柱炎患者与正常人的差异蛋白质。IL-17、IL-8、B7-H3、PDGF-BB、PD-1 五种蛋白质表达具有显著差异($P < 0.05$)。然后对样本进行主成分分析鉴定了两组间差异表达的蛋白质。每个样本的前两个主成分(PC1 和 PC2)的曲线图分别显示了 69.84% 和 20.21% 的总变异性(图 5-6),这意味着强直性脊柱炎患者与正常人的蛋白质表达模式确实存在一定的差异。

表 5-2 抗体芯片检测的 50 种与免疫炎症相关蛋白质

蛋白质名称
PD-1,B7-H3,IL-17,B7-1,B7-H1,BLC,IL-4,IL-11,IL-15,B7-H2,ICOS,G-CSF,IL-5,MIG,IL-12 p70,TNFRI,MIP-1α,CD28,PD-L2,Eotaxin,IFN-g,IL-1β,IL-1Rα,IL-2,IL-6R,TIMP-1,Eotaxin-2,IL-10,TNF-α,ICAM-1,IL-7,IL-8,PDGF-BB,TIMP-2,MIP-1δ,RANTES,IL-12 p40,MIP-1β,IL-16,GM-CSF,B7-2,CTLA4,IL-1α,MCP-1,MCSF,TNFR2,IL-6,TNF-β,I-309/CCL1,IL-13

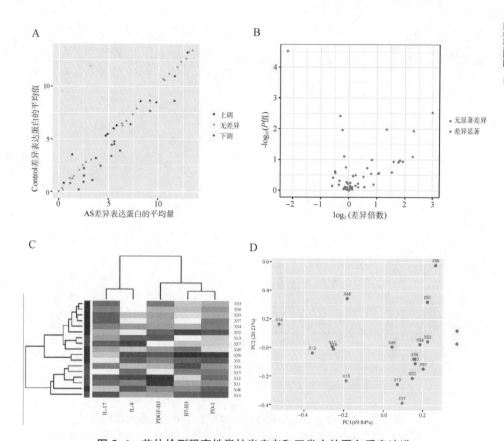

图 5-6　芯片检测强直性脊柱炎患者和正常人的蛋白质表达谱

A. 炎症免疫相关差异蛋白质的散点图:Control 代表正常人,AS 代表强直性脊柱炎患者。B. 炎症免疫相关差异蛋白质的火山图。C. 差异蛋白质聚类分析的热图:红色代表上调的蛋白质,蓝色代表下调的蛋白质(二维码);X11~X17 代表强直性脊柱炎患者,X48~X57 代表正常人。D. 炎症免疫相关差异蛋白质主成分分析(PCA)图:红色代表正常人,蓝色代表强直性脊柱炎患者(二维码)

3. 生物信息学分析

通过 GO 富集和 KEGG 途径分析,探讨强直性脊柱炎患者差异表达蛋白质的富集功能和途径。采取的方法是 fisher 精确检验、R 语言数据包 clusterProfiler、修正 t 检验。差异表达蛋白质定义为 $P < 0.05$、差异倍数 > 1.2 或 < 0.83 [$\log_2$(差异倍数)的绝对值 > 0.263]的蛋白质,按照计数降序排列,取前 20 位结果。涉及生物过程方面共富集到 20 项,细胞成分方面共富集到 20 项,分子功能方面共富集到 18 项(图 5-7A、B、C)。KEGG 途径分析结果共富集到 3 条信号通路(图 5-7D)。

图 5-7 二维码

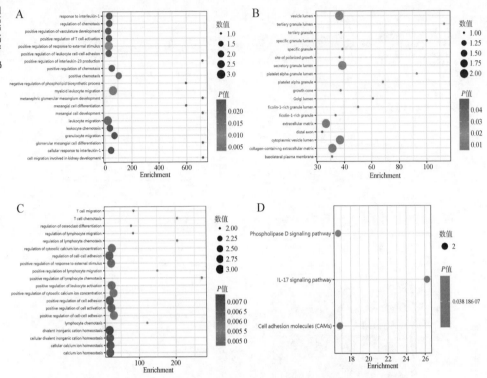

图 5-7　芯片检测强直性脊柱炎患者和治疗中的差异蛋白质
表达水平的生物信息学分析

　　A. GO 富集分析中生物过程（BP）分析结果。B. GO 富集分析中细胞成分（CC）分析结果。
C. GO 富集分析中分子功能（MF）分析结果。A～C 图中圆圈颜色深浅代表关联性,颜色越深则关联性
越大(二维码);圆圈大小代表蛋白质与通路的关联性,圆圈越大则关联性越强。D. KEGG 途径分析结
果。圆圈代表基因与通路之间的关系,圆圈越大则基因与通路之间的关系越强

4. 治疗前后差异蛋白质及实验室指标的变化

　　选择四种显著差异表达的蛋白质 IL-8、IL-17、PD-1 和 PDGF-BB 进行 ELISA
检测,对治疗前后的 30 例强直性脊柱炎患者进行检测血清样本发现 IL-8、IL-17、
PD-1、PDGF-BB 治疗前与治疗后相比 $P<0.001$。差异蛋白质与临床指标的相关
性分析显示:IL-8 与 ESR,SDS;IL-17 与 hs-CRP,IgG 相关性分析 $P<0.01$。治疗后
临床指标改善,ESR、补体 C4、BP,三个指标有显著改善($P<0.05$),SAS 评分改善不
明显(图 5-8～图 5-10)。

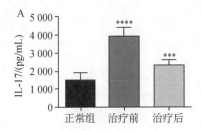
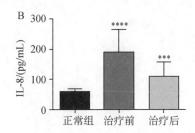
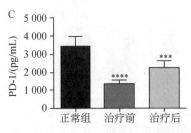
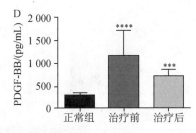

图 5-8 治疗前后差异蛋白质变化

＊＊＊＊与正常组比较，$P<0.001$；＊＊＊与治疗前比较，$P<0.01$

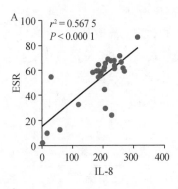
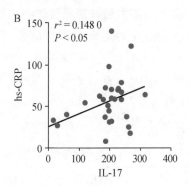
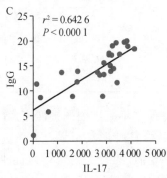
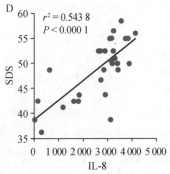

图 5-9 差异蛋白质与临床指标的相关性分析

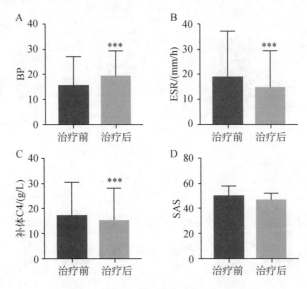

图 5-10　临床指标治疗前后的比较

*** 与治疗前比较，$P<0.05$

5. 患者差异蛋白质与新风胶囊的关联规则分析

新风胶囊治疗后指标改善取值定为"T"，未改善取值定为"F"。使用 SPSS Clementine 11.1 对新风胶囊和指标进行关联规则分析，设定最小支持度为 30%，最小置信度为 70%。通过关联规则分析得出，新风胶囊对改善 IL-8、IL-17、PD-1、PDGF-BB 有明显关联性。以上关联规则支持度均>50%，置信度均>70%，提升度均>1；其余未出现关联结果（表 5-3）。

表 5-3　强直性脊柱炎患者差异蛋白质与新风胶囊的关联性

前项	后项	支持度/%	置信度/%	提升度
新风胶囊	IL-8	59.537	91.000	1.228
新风胶囊	IL-17	59.537	95.434	1.108
新风胶囊	PD-1	59.537	90.637	1.074
新风胶囊	PDGF-BB	59.537	74.513	1.139

强直性脊柱炎是一种以炎性腰背痛为特征并不断进展的慢性疾病，常伴有外周关节炎、肌腱端炎和虹膜炎等，严重者可致脊柱畸形甚至强直。强直性脊柱炎在中国人群中的发病率与欧洲白人的发病率相似，约为 0.24%。强直性脊柱炎患者发病 5 年后，约有 4% 患者丧失部分劳动能力，而发病 45 年后约达 50% 患者丧失劳动能力。强直性脊柱炎是一个具有复杂遗传背景的免疫性疾病，因此本研究

从蛋白质表达来探究强直性脊柱炎患者免疫炎症相关蛋白质的变化。

HLA-B27 仍然被认为在发病机制中起重要作用,HLA-B27 游离重链可能通过 T 细胞、NK 细胞和髓系细胞诱导炎症。目前可用于治疗强直性脊柱炎的选择仅限于使用非甾体抗炎药、慢作用抗风湿药、物理治疗和患者沟通,但这些治疗往往效果欠佳。蛋白质组作为基因组的功能翻译是触发致病作用的基因组机制的直接表示。蛋白质组学在强直性脊柱炎中的运用有利于确定疾病发展的机制,筛选出可以早期诊断的生物标志物,为个性化治疗提供新的治疗靶标。

使用蛋白芯片来分析强直性脊柱炎患者和对照组血清中关键免疫炎性蛋白的表达谱,获得 5 个差异蛋白质并进行相关蛋白质分析。GO 富集和 KEGG 途径分析表明,免疫炎症的关键蛋白在强直性脊柱炎的发生中起关键作用。蛋白芯片筛选结果显示,与强直性脊柱炎相关的关键蛋白为 IL-8、IL-17、PD-1 和 PDGF-BB,经 ELISA 验证,其表达较正常人有明显差异。相关性分析显示,IL-8 与 ESR、SDS;IL-17 与 hs-CRP、IgG 呈显著相关性。并且治疗后临床指标改善,ESR,补体 C4、BP,三个指标有显著改善。

新风胶囊延续新安医学思想从脾论治强直性脊柱炎,其在对免疫炎症实验室指标的改善上同样发挥着重要的调节作用。

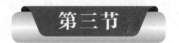

第三节

治疗骨关节炎的"密码"

骨关节炎是关节疾病中较常见的,全球约有 2.5 亿人,占所有关节疾病的 40% 左右。近年来,骨关节炎的发病率和负担大大增加,而生活水平的提高、人口老龄化和肥胖人口的增加也成为发病率增高的因素。关节软骨的破坏是骨关节炎最显著的特征,包括滑膜、Ⅱ 型胶原蛋白、聚集的蛋白多糖、软骨下骨和关节周围软组织,并伴有关节功能障碍。采用 Ray Biotech 抗体芯片检测骨关节炎患者体内与免疫炎症相关蛋白质的变化情况,探究骨关节炎患者免疫炎症相关蛋白质的表达变化及中医药对差异蛋白质和实验室指标的影响,将为改善骨关节炎的作用机制提供新的理论依据。

1. 一般情况

(1) 蛋白芯片筛选骨关节炎免疫炎症相关蛋白质:选取骨关节炎患者 10 例,男性 1 例,女性 9 例,平均年龄 55.5 岁(53～66.25 岁);健康对照者 10 例,女性

2 例,男性 8 例,平均年龄 56 岁(55～62.25 岁)。两组年龄、性别基线差异具有统计学意义($P<0.05$)。

(2) ELISA 验证骨关节炎免疫炎症相关蛋白质:选取骨关节炎患者 30 例,分为治疗前、治疗后两组,女性 24 例,男性 6 例,平均年龄 61.5 岁(55～71 岁);对照组 30 例,女性 26 例,男性 4 例,平均年龄 57 岁(52.5～68 岁)。两组年龄、性别基线差异无统计学意义($P>0.05$)。

2. 抗体芯片检测骨关节炎患者血清蛋白表达谱

(1) 骨关节炎潜在生物标志物的鉴定:通过火山图和散点图对骨关节炎组的蛋白质与健康对照组的蛋白质比较,结果表明,骨关节炎组血清蛋白表达与对照组有显著差异。其中骨关节炎组 3 个蛋白质较健康对照组有显著变化,骨关节炎组 B7-1、ICOS、PD-L2 均下调。

(2) 骨关节炎患者血清蛋白表达谱:为了找出差异表达的蛋白质,设计抗体芯片检测 50 种与免疫炎症相关蛋白质的表达水平,芯片扫描得到的原始数据经 Ray Biotech 软件进行芯片背景去除、芯片间归一化处理后,根据各蛋白质的标准曲线计算出各样品中各蛋白质的浓度值(图 4-27)。

3. 生物信息学分析

通过 GO 富集和 KEGG 途径分析,探讨骨关节炎相关的差异表达蛋白质富集功能和通路。通过 GO 富集分析显示,有显著功能项 25 个,其中生物过程项 20 个,分子功能项 3 个,细胞成分项 2 个。KEGG 途径分析显示,差异表达蛋白质在 12 个途径中显著富集。这些富集的信息和信号通路可能反映了骨关节炎的发病机制(图 4-28)。

4. 关键蛋白验证

选取 30 例治疗前后骨关节炎患者,通过 ELISA 对芯片筛选出的 3 个与骨关节炎免疫验证相关的蛋白质进行验证,结果显示,骨关节炎组与对照组相比较,B7-1、ICOS、PD-L2 三个蛋白质显著下调(图 5-11)。

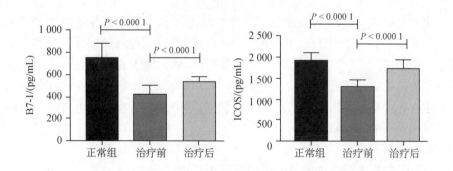

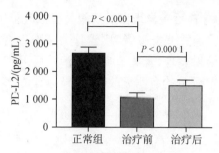

图 5-11 差异蛋白的 ELISA 验证

5. 骨关节炎患者治疗前关键蛋白与相关指标的相关性分析

利用 Spearman 相关性检验,分析关键蛋白与相关指标之间的相关性。结果显示,ICOS 与 ESR、hs-CRP、补体 C3、补体 C4 及 BP 评分呈显著负相关,B7-1 与 SAS 评分呈显著正相关(图 5-12)。

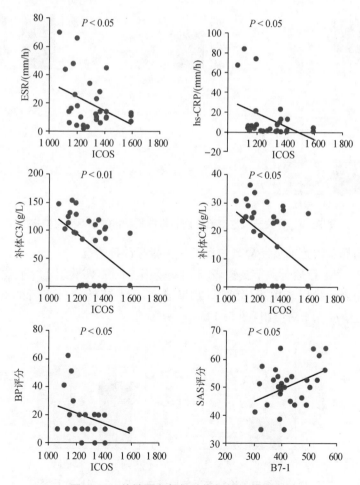

图 5-12 关键蛋白与相关指标的相关性分析

6. 骨关节炎患者治疗前后差异蛋白质及相关指标改善情况

选取 30 例治疗前后骨关节炎患者,比较骨关节炎患者治疗前后差异蛋白质及相关指标改善情况,结果发现,骨关节炎患者治疗后 B7-1、ICOS、PD-L2、ESR、补体 C4、SAS 评分和 BP 评分均有明显改善,差异具有统计学意义(图 5-13)。

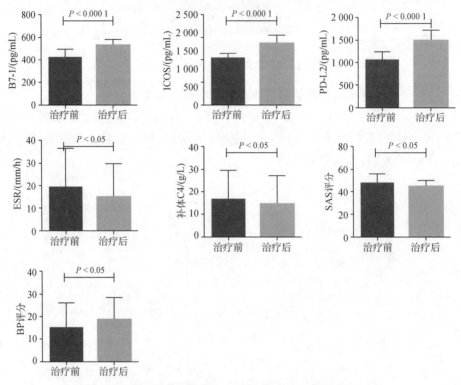

图 5-13　骨关节炎患者治疗前后蛋白质及相关指标变化情况

7. 两组患者治疗前后差异蛋白质及相关指标改善情况

选取 30 例治疗后骨关节炎患者,其中对照组 19 例,实验组 11 例,比较对照组和实验组患者治疗后相关指标情况,结果显示,实验组治疗后患者的 hs-CRP 和 IgA 的改善情况优于对照组(图 5-14)。

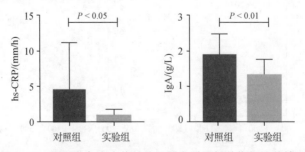

图 5-14　两组患者治疗前后差异蛋白质及相关指标改善情况

8. 中药与患者实验室指标及其他相关指标的关联规则分析

选取 30 例骨关节炎患者,调取患者使用中药情况,设定前项为单味中药,设定后项为免疫炎症相关差异蛋白质和免疫炎症实验室指标,设置最小支持度为 50%,最低置信度为 90%,经 Apriori 模块分析,差异蛋白质 B7-1 的上升与陈皮、蒲公英有强关联;ICOS 的上升与牡丹皮、蒲公英、丹参有强关联;PD-L2 的上升与桃仁、山药和薏苡仁有强关联,以上结果支持度均≥50%,置信度>90%,提升度>1(表 5-4)。

表 5-4 对照组与差异蛋白质的关联规则分析

前项	后项	支持度/%	置信度/%	提升度
陈皮	B7-1↑	63.333	94.73	1.053
蒲公英	B7-1↑	60.000	94.444	1.049
牡丹皮	ICOS↑	50.000	100.000	1.034
桃仁	PD-L2↑	53.333	100.000	1.034
蒲公英	ICOS↑	60.000	100.000	1.034
山药	PD-L2↑	66.667	100.000	1.034
丹参	ICOS↑	70.000	100.000	1.034
薏苡仁	PD-L2↑	80.000	100.000	1.034

设定前项为新风胶囊联合中药,设定后项为免疫炎症相关差异蛋白质和免疫炎症实验室指标,设置最小支持度为 30%,最低置信度为 70%,经 Apriori 模块分析,IgA、IgG、ESR 和 hs-CRP 的下降及差异蛋白质 ICOS、PD-L2 的上升均与新风胶囊联合山药有强关联,以上结果支持度均=30%,置信度>70%,提升度>1(表 5-5)。

表 5-5 实验组与差异蛋白质及免疫炎症实验室指标的关联规则分析

前项	后项	支持度/%	置信度/%	提升度
新风胶囊与山药	IgA↓	30	100.000	2.500
新风胶囊与山药	IgG↓	30	77.778	2.333
新风胶囊与山药	ESR↓	30	77.778	1.667
新风胶囊与山药	hs-CRP↓	30	77.778	1.667
新风胶囊与山药	ICOS↑	30	100.000	1.034
新风胶囊与山药	PD-L2↑	30	100.000	1.034

骨关节炎是一种退行性骨关节疾病,以慢性滑膜炎、关节软骨变性和软骨下骨重塑为特征。ESR 和 hs-CRP 是能在实验室中显著反映炎症变化的指标。hs-CRP 和 ESR 浓度是诊断膝关节疼痛(包括并发症)的重要诊断方法。另外补体系统是一个先天免疫的重要组成部分,在骨关节炎患者滑膜和滑膜组织中可以检测得到。

使用蛋白芯片分析骨关节炎患者和健康对照者血清中关键免疫炎症蛋白质的表达,共获得三个差异蛋白质并进行相关蛋白质分析。GO 富集和 KEGG 途径分析表明,免疫炎症的关键蛋白在骨关节炎的发生中起关键作用。蛋白芯片筛选结果显示,与骨关节炎相关的关键蛋白为 ICOS、B7-1 和 PD-L2,经 ELISA 验证,其表达较对照组下调。相关性分析显示,ICOS 与 ESR、hs-CRP、补体 C3、补体 C4 及 BP 评分呈显著负相关,B7-1 与 SAS 评分呈显著正相关,与临床实际相符合;骨关节炎患者治疗后 B7-1、ICOS、PD-L2、ESR、补体 C4、SAS 评分和 BP 评分均有明显改善;比较单纯中药组和中药联合新风胶囊组患者治疗后相关指标情况,结果显示,使用中药联合新风胶囊治疗后患者的 hs-CRP 和 IgA 的情况较使用单纯中药治疗后改善较好;通过中药与相关指标进行关联规则分析,结果显示,差异蛋白质 B7-1 的上升与陈皮、蒲公英有强关联;ICOS 的上升与牡丹皮、蒲公英、丹参有强关联;PD-L2 的上升与桃仁、山药和薏苡仁有强关联,IgA、IgG、ESR 和 hs-CRP 的下降及差异蛋白质 ICOS,PD-L2 的上升均与新风胶囊联合山药有强关联。研究表明,陈皮、蒲公英、丹参、桃仁和山药等有抗炎、抗菌、调节免疫的作用,对调节差异蛋白质有着重要的作用。

新风胶囊是延续新安思想从脾论治痹证的基础上研制的中成药,通过关联规则分析可知,新风胶囊与山药联合使用可以对免疫炎症指标及关键蛋白的调节有重要的作用,这与新风胶囊的药物组成可能有密切的联系。应用蛋白芯片检测骨关节炎患者血清中与免疫炎症相关的蛋白质表达情况,进一步明确类风湿关节炎的发病机制,以发现新的诊断标志物。

中医药治疗骨关节炎时改善其关键蛋白的表达有重要的作用,尤其是新风胶囊联合中药不仅在改善关键蛋白上有明显作用,在对免疫炎症实验室指标的改善上同样发挥着重要的调节作用。由于骨关节炎的蛋白质表达研究相对较少,其机制还需进一步研究验证。

第四节

治疗痛风性关节炎的"密码"

痛风性关节炎是一种关节疾病,其特征是 MSU 晶体在关节及其周围组织中积聚,属于代谢性的风湿病。有研究表明,MSU 晶体主要通过激活 Toll 样受体和含炎性小体信号转导导致急性痛风性关节炎的发作。通过筛选和鉴定活化疾病中差异表达的蛋白质,蛋白质组学已帮助研究人员提供了许多潜在的生物标志物,可用于疾病发生发展的预测和诊断。黄芩清热除痹胶囊具有清热利湿、通络止痛之功,是健脾化湿清热法具体体现的代表方剂,有前期研究表明黄芩清热除痹胶囊内服配合芙蓉膏外敷治疗急性痛风性关节炎疗效显著,而且能够通过

AMPK-FoxO3a-MnSOD信号通路改善氧化应激状态,通过应用基于血清的蛋白质组学来识别痛风性关节炎外周血与免疫炎症相关的差异蛋白质,观察健脾化湿清热法对痛风性关节炎患者的疗效,将为探究其作用机制提供新的思路。

1. 筛选痛风性关节炎的差异蛋白质

利用 Ray Biotech 细胞因子抗体芯片测量 10 位痛风性关节炎患者和 10 位正常健康人血清中 50 种蛋白质的浓度,其中 22 种蛋白质被上调,28 种蛋白质被下调,其中 GM-CSF、IL-8、MIP-1β 和 TNFR2 差异最显著。根据 $\log_2$(差异倍数)的绝对值 > 0.263 选择四种显著差异表达的蛋白质,即 GM-CSF、IL-8、MIP-1β 和 TNFR2,绘制火山图及散点图。分层聚类分析,样本分为三个主要类别,其中 GM-CSF 和 IL-8 聚为一类,MIP-1β 和 TNFR2 各自聚为一类。主成分分析确定了在两组中差异表达的两个主成分蛋白质。每个样品的前两个主要成分(PC1 和 PC2)的图分别显示出 58.97% 和 26.76% 的总变异性,这表明远离大多数样本点的离群点,即正常组与痛风性关节炎组无相关性(图 5-15)。

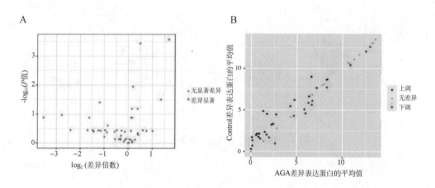

图 5-15 二维码

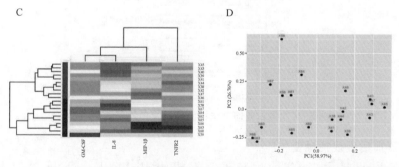

图 5-15 通过芯片检测痛风性关节炎组和正常组中的蛋白质表达谱

A. 炎症免疫相关差异蛋白质的火山图。B. 炎症免疫相关差异蛋白质的散点图:Control 代表正常组,AGA 代表痛风性关节炎组。C. 差异蛋白质聚类分析的热图:红色代表上调的蛋白质,蓝色代表下调的蛋白质(二维码);X38~X47 代表痛风性关节炎组,X58~X67 代表正常组。D. 炎症免疫相关差异蛋白质主成分分析(PCA)图:红色代表正常组,蓝色代表痛风性关节炎组(二维码)

2. 治疗前后差异蛋白质变化

选择四种最显著差异表达的蛋白质 GM-CSF、IL-8、MIP-1β 和 TNFR2 进行 ELISA 检测,运用 ELISA 对治疗前后的 60 例正常人和 60 例急性痛风性关节炎患者进行检测,发现 GM-CSF、IL-8、MIP-1β 和 TNFR2 治疗前与治疗后相比,结果具有统计学意义($P < 0.05$)。蛋白质印迹法检测也能明显反映出正常组与患者治疗前后的差异(图 5-16、图 5-17)。

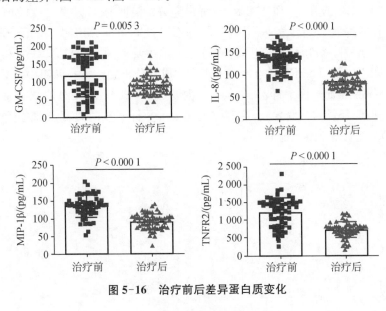

图 5-16 治疗前后差异蛋白质变化

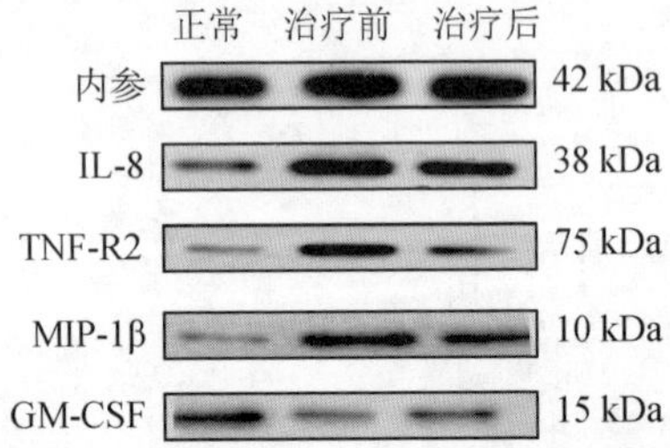

图 5-17 蛋白质印迹法检测差异蛋白质表达

3. 治疗前后炎症指标变化

ELISA 结果显示,治疗前后与正常组相比 IL-1β、IL-6、TNF-α、TGF-β、hs-CRP 差异具有统计学意义($P < 0.0001$);治疗后低于治疗前(图 5-18)。

急性痛风性关节炎的实际概念既包括嘌呤代谢紊乱的传统代谢理论和外部介质的影响,又包括免疫炎症、遗传和蛋白质组学因素。蛋白质组作为基因组的功能翻译是触发致病作用的基因组机制的直接表示。蛋白质组学在急性痛风性

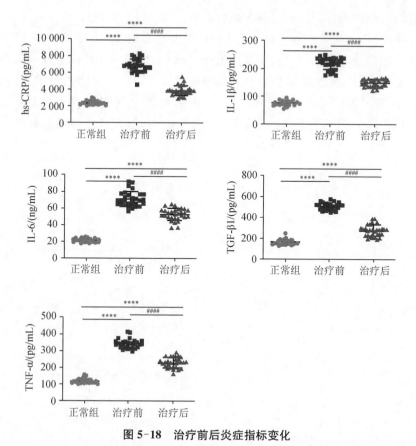

图 5-18　治疗前后炎症指标变化

**** 与正常组比较，$P<0.000\ 1$；#### 与治疗前比较，$P<0.000\ 1$

关节炎中的运用有利于确定疾病发展的机制，筛选出可以早期诊断的生物标志物，为个性化治疗提供新的治疗靶标。利用 Ray Biotech 抗体阵列筛选出 GM-CSF、IL-8、MIP-1β 和 TNFR2 四种表达差异显著的蛋白质，研究表明这四种蛋白质都在急性痛风性关节炎发生发展过程中起重要作用。急性痛风性关节炎是由 MSU 引起的关节和关节周围组织的炎症，炎症部位主要聚集中性粒细胞。在大量研究中这四种蛋白都可以刺激中性粒细胞从而导致急性痛风性关节炎的发生。

黄芩清热除痹胶囊由黄芩、薏苡仁、桃仁、栀子、威灵仙五味药物组成，具有健脾化湿、清热除痹之功。黄芩清热除痹胶囊所含成分共同预测靶点信息有 21 个，即具有 21 个相同有效成分，可以多靶点治疗急性痛风性关节炎。黄芩清热除痹胶囊治疗后，差异蛋白质 GM-CSF、IL-8、MIP-1β 和 TNFR2 的表达明显低于治疗前，可以预测黄芩清热除痹胶囊可能改善差异蛋白质从而缓解急性痛风性关节炎的症状。ELISA 结果显示在急性痛风性关节炎发生发展过程中 IL-1β、IL-6、TNF-α、TGF-β、hs-CRP 治疗后明显低于治疗前，差异具有统计学意义，说明黄芩清热除痹胶囊的治疗可以明显改善急性痛风性关节炎的症状。

综上所述,本研究尚存在样本量较小、代表性不足及应结合网络药理学共同研究差异蛋白质等缺陷。但首次运用 Ray Biotech 细胞因子抗体芯片筛选蛋白质组学的差异表达,观察到黄芩清热除痹胶囊可以改善筛选出来的差异蛋白质,可改善急性痛风性关节炎患者炎症状态,机制可能是通过改善 GM-CSF、IL-8、MIP-1β 和 TNFR2 等炎症蛋白,提高机体抗炎能力,但其具体的机制有待进一步研究。